T. Brandhuber, B. Eschler

Allgemeinmedizin
in Frage und Antwort

Fragen und Fallgeschichten zur Vorbereitung auf mündliche
Prüfungen während des Semesters und im Examen

1. Auflage

ELSEVIER
URBAN & FISCHER

URBAN & FISCHER München · Jena

Zuschriften und Kritik an:
Elsevier GmbH, Urban & Fischer, z.Hd. Dr. med. Kathrin Feyl, Karlstraße 45, 80333 München

Wichtiger Hinweis für den Benutzer
Die Erkenntnisse in der Medizin unterliegen laufendem Wandel durch Forschung und klinische Erfahrungen. Herausgeber und Autoren dieses Werkes haben große Sorgfalt darauf verwendet, dass die in diesem Werk gemachten therapeutischen Angaben (insbesondere hinsichtlich Indikation, Dosierung und unerwünschten Wirkungen) dem derzeitigen Wissensstand entsprechen. Das entbindet den Nutzer dieses Werkes aber nicht von der Verpflichtung, anhand der Beipackzettel zu verschreibender Präparate zu überprüfen, ob die dort gemachten Angaben von denen in diesem Buch abweichen und seine Verordnung in eigener Verantwortung zu treffen.
Wie allgemein üblich wurden Warenzeichen bzw. Namen (z.B. bei Pharmapräparaten) nicht besonders gekennzeichnet.
Der Verlag hat sich bemüht, sämtliche Rechteinhaber von Abbildungen zu ermitteln. Sollte dem Verlag gegenüber dennoch der Nachweis der Rechtsinhaberschaft geführt werden, wird das branchenübliche Honorar gezahlt.

Bibliografische Information Der Deutschen Bibliothek
Die Deutsche Bibliothek verzeichnet diese Publikation in der Deutschen Nationalbibliografie; detaillierte bibliografische Daten sind im Internet über http://dnb.ddb.de abrufbar.

Alle Rechte vorbehalten
1. Auflage 2004
© Elsevier GmbH, München.
Der Urban & Fischer Verlag ist ein Imprint der Elsevier GmbH.

04   05   06   07   08   5   4   3   2   1

Für Copyright in Bezug auf das verwendete Bildmaterial siehe Abbildungsnachweis.

Das Werk einschließlich aller seiner Teile ist urheberrechtlich geschützt. Jede Verwertung außerhalb der engen Grenzen des Urheberrechtsgesetzes ist ohne Zustimmung des Verlages unzulässig und strafbar. Das gilt insbesondere für Vervielfältigungen, Übersetzungen, Mikroverfilmungen und die Einspeicherung und Verarbeitung in elektronischen Systemen.
Zugelassen an Bayerischen Fachschulen im Rahmen der Lehrmittelfreiheit.

Um den Textfluss nicht zu stören, wurde bei Patienten und Berufsbezeichnungen die grammatikalisch maskuline Form gewählt. Selbstverständlich sind in diesen Fällen immer Frauen und Männer gemeint.

Planung: Dr. med. Dorothea Hennessen
Lektorat: Dr. med. Kathrin Feyl
Redaktion: Dr. med. Franziska Kaestner
Herstellung: Christine Jehl
Satz: abc.Mediaservice, Jürgen Winnige
Druck und Bindung: LegoPrint, Italien
Umschlaggestaltung: SpieszDesign, Neu-Ulm
Titelfotografie: Eckhard Schulz, Fotodesign, München

ISBN 3-437-43330-X

Aktuelle Informationen finden Sie im Internet unter www.elsevier.com und www.urbanfischer.de

Vorwort

Das Konzept der Reihe „In Frage und Antwort" zur Vorbereitung auf die mündliche Prüfung im 2. und 3. Staatsexamen hat sich bereits seit einigen Jahren gut bewährt und erfreut sich bei den Studenten zunehmender Beliebtheit. Die IFA-Reihe bietet mittlerweile in den meisten relevanten Fächern sehr gute Unterstützung für eine optimale Prüfungsvorbereitung. Wir freuen uns deshalb ganz besonders, diese erfolgreiche Buchreihe mit unserem Band für die Prüfung im Fach Allgemeinmedizin zu ergänzen.

Die Allgemeinmedizin steht in Zeiten von Gesundheits-Modernisierungs-Gesetzen und Gesundheitsreformen ganz besonders im Brennpunkt der Medizinpolitik und die stärkere Gewichtung des Faches im Rahmen der universitären Ausbildung wird immer öfter diskutiert. Künftig ist deshalb auch zu erwarten, dass die Allgemeinmedizin häufiger als Prüfungsfach ausgewählt wird.

Unser Buch erhebt nicht den Anspruch, das gesamte gesicherte Wissen der Allgemeinmedizin aufzuarbeiten. Vielmehr haben wir die für die Prüfungsvorbereitung relevantesten Themen anhand von Prüfungsprotokollen ausgewählt und nach Themenschwerpunkten geordnet. Wir hoffen so, die Studentinnen und Studenten effektiv in der Vorbereitung auf die mündliche Prüfung im Fach Allgemeinmedizin zu unterstützen.

Wir danken den zahlreichen Fachschaften für das Überlassen der Original-Prüfungsfragen, Frau Carola Pröbstle für die mentale Unterstützung während der Entstehung unseres Buches und ganz besonders Frau Dr. med. Kathrin Feyl für die persönliche, engagierte und herzliche Betreuung.

Bettina Eschler und Thomas Brandhuber September 2004

Inhaltsverzeichnis

1 Fachtheoretische Grundlagen in der Allgemeinmedizin 3

2 Fälleverteilung 6

3 Hausärztliche Aufgaben, Familien- und Sozialmedizin 9

4 Betreuung von Kindern in der Allgemeinarztpraxis 23

5 Besonderheiten bei der Betreuung alter und sterbender Patienten 31

6 Prävention 36
6.1 Gesundheits-/Krebsvorsorge 36
6.2 Impfungen 40

7 Erkrankungen von Herz und Kreislauf 59
7.1 Arterielle Hypertonie 59
7.2 Koronare Herzkrankheit 66
7.3 Herzrhythmusstörungen 71
7.4 Herzinsuffizienz 74
7.5 Herzklappenerkrankungen 77
7.6 Hypotonie und funktionelle Herzbeschwerden 78

8 Erkrankungen der Atemwege 80
8.1 Atemwegsinfektionen 80
8.2 Obstruktive Atemwegserkrankungen 84
8.3 Bronchialkarzinom 92

9 Erkrankungen der Verdauungsorgane 95

10 Erkrankungen des Stoffwechsel- und Hormonhaushaltes 107
10.1 Stoffwechselerkrankungen 107
10.2 Erkrankungen des Hormonhaushaltes 117

11 Erkrankungen des Urogenitalbereichs 119
11.1 Urogenitale Infektionen 119
11.2 Harnsteinleiden 125
11.3 Tumorerkrankungen des Urogenitalbereichs 127
11.4 Niereninsuffizienz 130

12 Infektionskrankheiten 131
12.1 Diphtherie 131
12.2 Mononukleose 132
12.3 Influenza 134
12.4 Scharlach 135
12.5 Masern 137
12.6 Röteln 139
12.7 Erythema infectiosum 142
12.8 Varizellen-Zoster-Virus-Infektion 143
12.9 Herpes-simplex-Infektion 145
12.10 Dreitagefieber (Exanthema subitum) 146
12.11 Mumps 146
12.12 Lyme-Borreliose 148

12.13	Frühsommer-Meningo-enzephalitis (FSME)	149	15.6	Schlaganfall	185
12.14	Infektiöse Durchfall-erkrankungen	149	15.7	Depression	186
			15.8	Alkoholkrankheit	187

13 Hauterkrankungen 152

16 Erkrankungen des Bewegungsapparates und Verletzungen 189

14 Erkrankungen des Nasenrachenraumes, der Ohren und Augen 164

14.1	Erkrankungen des Rachens	164
14.2	Erkrankungen der Nase und der Nasennebenhöhlen	167
14.3	Erkrankungen der Ohren	170
14.4	Erkrankungen am Auge	174

16.1	Kreuzschmerzen	189
16.2	Arthropathien und Periarthropathien	192
16.3	Verletzungen und Verbrennungen	194

17 Sonographie 199

15 Neurologische und psychiatrische Erkrankungen 177

15.1	Schwindel	177
15.2	Kopfschmerz	178
15.3	Chronische Schmerzen und Schmerztherapie	180
15.4	Müdigkeit	182
15.5	Bakterielle Meningitis	183

18 Checkliste für den letzten Tag vor der Prüfung 203

18.1	Anamnese	203
18.2	Die körperliche Untersuchung	203
18.3	Die wichtigsten Laborwerte	205
18.4	Die Beurteilung von Befunden technischer Untersuchungen	207

Index 208

Abbildungsverzeichnis

[1] Stange, M./Borrosch, F.: Pädiatrie in Frage und Antwort. Urban & Fischer, 3. Auflage 2003

[2] Gesenhues, S./Ziesché, R.: Praxisleitfaden Allgemeinmedizin. Urban & Fischer, 4. Auflage 2003

[3] Kornath, H.J./Küttler, T.: 80 Fälle Innere Medizin. Urban & Fischer, 7. Auflage 2004

[4] Classen, M./Diehl, V./Kochsiek, K.: Innere Medizin. Urban & Fischer, 5. Auflage 2003

[5] Kloeters, O./Müller, M.: Crashkurs Chirurgie. Urban & Fischer 2003

[6] mediscript-Examensbände 3/94–8/01. München, mediscript/Urban & Fischer-Verlag.

[7] Emminger, H.A.: Exaplan. Urban & Fischer, 4. Auflage 2003

[8] Renz-Polster, H./Krautzig, S./Braun, J.: Basislehrbuch Innere Medizin. Urban & Fischer, 3. Auflage 2004

Allgemeine Hinweise und Tipps

Prüfungsvorbereitung

Zur optimalen Prüfungsvorbereitung empfiehlt es sich, neben dem Einzelstudium Lerngruppen zu bilden. Zwei bis drei Monate sollten sich die Teilnehmer der Lerngruppen etwa 2–3-mal pro Woche treffen. Vor jedem Treffen sollte ein Thema vereinbart werden, das für das nächste Mal vorbereitet wird. Dies erhöht die Motivation zum regelmäßigen Lernen und ermöglicht gleichberechtigte und ergänzende Diskussionen. Punkte, die dem Einzelnen während des Einzelstudiums unklar geblieben sind, sollten notiert und in der Gruppe vorgestellt und beraten werden. Auf diesem Weg kann man das eigene Wissen kontrollieren und Sicherheit gewinnen.

Das Lernen in Lerngruppen hilft, Ängste vor der freien Rede abzubauen und trainiert das freie und strukturierte Antworten. Durch regelmäßiges Treffen wird der Kontakt zu den anderen Studierenden aufrecht erhalten. Meist stellt man zudem fest, dass das Lernen in der Gruppe mehr Spaß macht, als zu Hause oder in der Bibliothek allein vor seinen Büchern zu hocken. Und wenn man dann doch einmal in ein „Tief" fällt, schaffen es andere meist wesentlich besser, die Stimmung und das Selbstbewusstsein wieder zu heben.

Verhalten während der Prüfung

Es empfiehlt sich, sich als Prüfungsgruppe bei den Prüfern vorzustellen. Nur wenige Prüfer sind zu einem Gespräch nicht bereit. Viele Prüfer geben Tipps und Hinweise, worauf man sich vorbereiten sollte, oder nennen Themen, die sie auf keinen Fall abfragen. Alle Prüflinge sollten nach der Vorbereitungszeit einen ähnlichen Wissensstand haben. Extrem schlechte oder extrem gute Prüflinge stören die Gruppendynamik und können Prüfer zu sehr verärgern, bzw. begeistern. Beim 3. Staatsexamen wird die Prüfung meist zweigeteilt, d.h. zuerst werden ein oder mehrere Patienten untersucht, und später erfolgt die eigentliche mündliche Prüfung. Vielfach wird auf den zuvor untersuchten Patienten eingegangen, sodass man die freie Zeit zwischen den Prüfungsteilen nutzen sollte, sich über das Krankheitsbild des Patienten genauer zu informieren.

Die Kleidung zur Prüfung sollte man innerhalb der Gruppe besprechen: „Etwas feiner als sonst" hat sich bewährt; es muss nicht gleich Anzug oder Kostüm sein. Auf alle Fälle sollte man sich in seiner Haut einigermaßen wohl fühlen.

Natürlich kann man für eine Prüfung nicht den Typ abstreifen, der man ist. Trotzdem sollte man sich bewusst machen, dass manche Verhaltensweisen eher verärgern und nicht zu einer angenehmen Prüfungssituation beitragen. Sicherlich ist es gut, eine Prüfung selbstbewusst zu bestreiten. Arroganz und Überheblichkeit jedoch sind, selbst wenn man exzellent vorbereitet und die Kompetenz des Prüfers zweifelhaft ist, fehl am Platz. Jeder Prüfer kann einen, so er möchte, vorführen und jämmerlich zappeln lassen. Also: Besser keinen vermeidbaren Anlass dazu liefern. Genauso unsinnig und peinlich ist es, devot und unterwürfig zu sein.

Auch wenn man vor der Prüfung gemeinsam gelitten, während der Vorbereitungszeit von der Gruppe profitiert hat, geht es in der Prüfung um das eigene Bestehen, die eigene Note. Man braucht sich darüber nichts vorzumachen. Trotzdem sollte man in der Prüfung fair bleiben und z.B. nicht aus freien Stücken gerade die Fragen und Themen aufgreifen, an denen sich der Mitprüfling die Zähne ausgebissen hat.

Häufige Frageformen

Offene Fragen: Dies ist die häufigste Frageform. Die Antwort sollte strukturiert und flüssig erfolgen. Ziel ist es, möglichst lange zu reden, sich gleichzeitig aber nicht in unwichtigen Dingen zu verlieren. Viele Prüfer unterbrechen dann den Redefluss und dies kann enorm verwirren. Schon in den Vorbereitungsmeetings sollte man sich zur Beantwortung der Fragen eine gute Struktur angewöhnen, z.B. Definition – Ätiologie – Symptomatik – Diagnostik – Therapie. Es empfiehlt sich, im Schlusssatz eine neue Problematik, in der man sich gut auskennt, anzuschneiden, die der Prüfer aufgreifen kann.

Nachfragen: Im Anschluss an eine offene Frage kommt es oft zu einigen Nachfragen, die das angeschnittene Thema vertiefen. Dabei wird der Schwierigkeitsgrad der Fragen meist höher. Die Prüfer tasten sich an die Grenzen der Prüflinge heran.

Fallbeispiele: Fallbeispiele eignen sich immer gut, praktische Belange abzufragen. Daher sind sie besonders in den handwerklichen Fächern sehr beliebt. Es besteht die Chance, dass sich zwischen Prüfer und Prüfling ein kollegiales Gespräch entwickelt. Eindeutige Beschreibungen und charakteristische Krankheitsbilder machen die Beantwortung der Frage meist einfach. Zu Anfang sollte immer auf mögliche Differentialdiagnosen eingegangen werden. Vorsicht ist bei Krankheitsbildern geboten, über die man nicht viel weiß. Der Prüfer könnte sie bei einer weiteren Frage aufnehmen und man gerät arg ins Schwitzen. Also sich selbst keine Grube graben.

Probleme während der mündlichen Prüfung

Während einer mündlichen Prüfung können vielfältige Probleme auftreten, die man im Gegensatz zur schriftlichen Prüfung sofort und möglichst souverän managen muss.

- Kann man eine Frage nicht beantworten, braucht man nicht sofort zu verzweifeln. Auf Nachfragen oder Bitten um weitere Informationen formuliert der Prüfer seine Frage oft anders. Dies kann auch sinnvoll sein, wenn man merkt, dass man am Prüfer vorbeiredet.
- Was ist jedoch, wenn es nicht zum „Aha-Effekt" kommt? Ein Problem, das nur schwer zu lösen ist. Die meisten Prüfer helfen weiter oder wechseln das Thema. Selbst wenn eine Frage nicht beantwortet wird, ist dies noch lange kein Grund durchzufallen.
- In Prüfungssituationen beginnen viele Prüflinge vor Aufregung zu stottern oder sich zu verhaspeln. Dies ist normal. Vor und während einer Prüfung darf man aufgeregt sein, dafür hat jeder Prüfer Verständnis. Übertriebene Selbstsicherheit löst sogar bei manchen Prüfern Widerwillen und Antipathie aus.
- Sehr unangenehm wird die Situation, wenn Mitstreiter „abstürzen". Die Prüfung spitzt sich zu und der Prüfer reagiert verärgert. Hier hilft nur der Leitsatz: Ruhig bleiben. Der Gedanke, dass der Prüfer sich ebenfalls unwohl fühlt und kein persönliches Interesse hat, die Situation weiter zu verschärfen, erleichtert ungemein.
- Gelassen die Fragen der anderen geschehen lassen. Das Gefühl „alle guten Fragen sind schon weg, ehe ich an die Reihe komme" ist nicht außergewöhnlich.
- Häufig ist ein Prüfer bekannt dafür, dass er besonders „gemein" und schwer prüft. Bemerkenswert ist jedoch, dass die Kritik oft von früheren Prüflingen stammt, die entweder durchgefallen sind oder die Prüfung mit einer schlechten Note bestanden haben. Weiß man jedoch, dass dies nicht der Fall sein kann, weil man die Informationsquelle kennt, hilft nur eins: Lernen, Lernen, Lernen.

Manche Prüfer fragen, ob zur Notenverbesserung eine weitere Fragenrunde gewünscht wird. Eine solche Chance sollte man sich nicht entgehen lassen, da man nur gewinnen kann.

Hinweise für die Benutzung

Alle Angaben entsprechen den Standards und dem Kenntnisstand zur Zeit der Drucklegung. Dennoch können klinikinterne abweichende diagnostische und therapeutische Vorgehensweisen üblich sein.

Alle diejenigen, die zum ersten Mal mit einer „In Frage und Antwort"-Reihe arbeiten, sollten sich anfangs durch die sehr ausführlichen Antworten, so wie sie in der mündlichen Prüfung nur ein sehr guter Student geben würde, nicht entmutigen lassen. Zweck der IFA ist es, sich durch häufiges Wiederholen ein strukturiertes und inhaltlich vollständiges Wissen anzutrainieren.

Der Aufbau des Buches richtet sich nach dem Prüfungsablauf. Fragen und Antworten wechseln sich ab.

Bedeutung der Symbole in der Randspalte

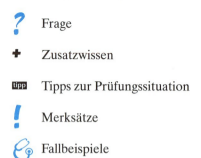

Zur Erleichterung der Wiederholung kann in der Randspalte neben der Frage angekreuzt werden,

- ob die Frage **richtig** beantwortet wurde ☺
- ob die Frage **falsch** beantwortet wurde ☹
- ob die Frage **wiederholt** werden sollte 😐

Theoretische Grundlagen und Besonderheiten der Allgemeinmedizin

1 Fachtheoretische Grundlagen in der Allgemeinmedizin

> **Frage:** Das allgemeinmedizinische **Kooperationsmodell Arzt-Patient** beinhaltet Arbeitsmethoden wie: Abwartendes Offenlassen eines Falls, Erkennung von abwendbar gefährlichen Krankheitsverläufen, erlebte Anamnese, Langzeitbeobachtung und Langzeitbehandlung. Bitte stellen Sie die Bedeutung dieser Begriffe dar!

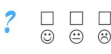

Antwort: Der Arzt Robert Nikolaus Braun hat in den Nachkriegsjahren mit der berufstheoretischen Forschung auf allgemeinmedizinischem Gebiet begonnen. Aufgrund seiner wissenschaftlichen Arbeit wurde unter anderem der Begriff **abwartendes Offenlassen** in die Medizin eingeführt und spielt seither eine zentrale Rolle in der Behandlungsweise eines Allgemeinmediziners. In der Mehrzahl der Fälle ist dem Arzt beim ersten Patientenkontakt eine korrekte diagnostische Zuordnung der vom Patienten geäußerten Beschwerden nicht möglich. Er beschränkt sich zunächst auf das Sammeln von Symptomen und eine symptomorientierte Therapie. Das Problem der Zuordnung beschriebener Symptome zu einer exakten Diagnose wird bewusst abwartend offen gelassen, bis ggf. eine korrekte Diagnosestellung möglich ist. Der Arzt ist dadurch gezwungen, den Krankheitsverlauf des Patienten zu kontrollieren und läuft nicht Gefahr, bei der Diagnosefindung in seiner Aufmerksamkeit nachzulassen. Dazu ist eine gute Compliance seitens des Patienten erforderlich, der sich verantwortungsvoll zur Verlaufskontrolle in der Praxis wiedervorstellen muss. Trotzdem wird es dem Hausarzt nur in einer erstaunlich geringen Anzahl der Fälle überhaupt gelingen, eine korrekte wissenschaftliche Diagnose zu stellen.

✢ Der Begriff Compliance beschreibt die Bereitschaft zur Mitarbeit eines Patienten, bzw. seine Zuverlässigkeit bei der Kooperation zwischen Arzt und Patient bezüglich Diagnostik und Therapie.

Bei der Fülle von Erkrankungsfällen in der täglichen Praxis spielen schwerwiegende und gefährliche Krankheitsverläufe eine untergeordnete Rolle. Es gehört jedoch zu den Aufgaben des Allgemeinarztes, auch bei primär harmlos scheinenden Erkrankungen solche **abwendbar gefährlichen Verläufe** zu bedenken und zu erkennen, um den Patienten vor möglicherweise fatalen Folgen seiner Krankheit zu bewahren.

Die **Langzeitbetreuung** eines Patienten mit all seinen Beschwerden und Erkrankungen ist eine Besonderheit der allgemeinmedizinischen Versorgung. Durch jahrelange Betreuung und Behandlung eines Patienten, sei es von Kindesbeinen an bis ins Erwachsenenalter oder bis hin ins Greisenalter, kann der Hausarzt im Gegensatz zu Facharztkollegen die Anamnese seiner Patienten oft miterleben. Durch **Langzeitbeobachtung** bei direktem oder durch indirekten Kontakt kann er sein anamnestisches Wissen über den Patienten ständig erweitern. Aus dieser erlebten biopsychosozialen Kenntnis des Patienten kann der Allgemeinarzt seine Behandlung individuell anpassen und mitunter von allzu schematischen Therapiemustern abweichen. Diese Besonderheit wird in der allgemeinmedizinischen Berufstheorie als **erlebte Anamnese** bezeichnet.

> **Frage:** Erläutern Sie bitte die Begriffe **Beratungsursache** und **Beratungsergebnis** aus der berufstheoretischen Forschung in der Allgemeinmedizin!

Antwort: Als **Beratungsursache** bezeichnet man das Anliegen bzw. die Beschwerden, die den Patienten veranlassen, den Arzt aufzusuchen. Die Erkenntnisse, die der Arzt aus Anamnese und erhobenen Befunden gewinnt, werden bewertet und schließlich zu einem **Beratungsergebnis** zusammengefasst.

> **Frage:** Allgemeinmedizinische **Beratungsergebnisse** werden je nach Grad der diagnostischen Erkenntnisse weiter klassifiziert. Nennen Sie bitte die 4 Möglichkeiten der **Klassifizierung!**

Antwort: Der Allgemeinarzt klassifiziert seine Beratungsergebnisse, je nach Grad der Krankheitserkennung wie folgt:
- Symptom (ein Merkmal oder Leitsymptom)
- Symptomgruppe (mehrere Symptome oder Merkmale)
- Krankheitsbilder (Symptome, die zusammen das Bild einer Krankheit ergeben)
- Diagnose (exakte Krankheitserkennung)

> **Frage:** Wie häufig lassen sich in der Allgemeinarztpraxis **exakte Diagnosen** stellen?

Antwort: Im Rahmen der berufstheoretischen Forschung in der Allgemeinmedizin wurde gezeigt, dass durchschnittlich in nur etwa **10 % der Fälle** eine korrekte Zuordnung der Beratungsergebnisse zu wissenschaftlichen Krankheitsbegriffen und damit eine **exakte Diagnosestellung** möglich sind.

> **Fallbeispiel:** Sie haben in Ihrer Praxis ein Kind mit Fieber, Übelkeit und Schmerzen im rechten Unterbauch untersucht und vermuten als Ursache der Beschwerden eine Appendizitis.
> Wie klassifizieren Sie dieses Beratungsergebnis nach den berufstheoretischen Gesichtspunkten der Allgemeinmedizin?

Antwort: Jeder erfahrene Arzt wird eine Appendizitis als mögliche Ursache der im Fallbeispiel beschriebenen Beschwerden bedenken. Die Symptome sind zwar für die Appendizitis typisch, letztlich können aber auch andere Erkrankungen solche Beschwerden verursachen. Die exakte Diagnose könnte letztlich erst durch Appendektomie und ggf. eine histologische Untersuchung gestellt werden. Der berufstheoretisch versierte Allgemeinarzt wird deshalb in diesem Fall das Bild einer Appendizitis klassifizieren. Damit drückt er aus, dass eine Appendizitis zwar wahrscheinlich ist, ihm aber bewusst ist, dass auch eine andere Ursache hinter den Beschwerden stecken kann.

> **Frage:** Der Allgemeinarzt ist mit einem **unausgelesenen Krankengut** konfrontiert. Erläutern Sie bitte diesen Begriff!

Antwort: Der Allgemeinarzt behandelt Patienten aller Altersgruppen, unabhängig vom Geschlecht und wegen unterschiedlichster Beschwerden. Die **Mischung der Patienten**, deren Beschwerden von banalen Befindlichkeitsstörungen bis hin zu Symptomen ernsthafter und lebensbedrohlicher Erkrankungen reichen, stellt das sog. unausgelesene Krankengut dar.

> **Frage:** Stellen Sie bitte einige **Verhaltensregeln** für den Hausarzt auf, die dazu beisteuern, eine „falsche Fährte" zu erkennen und **Fehldiagnosen** bei der Behandlung seines unselektionierten Krankenguts zu **vermeiden!**

Antwort: Zur Vermeidung fehlerhafter Diagnostik bzw. Therapie soll der Hausarzt eine **vollständige und ausführliche Anamnese** erstellen sowie ohne Zeitdruck die nötigen Untersuchungen durchführen. Keinesfalls darf er nicht selbst gestellte Verdachtsdiagnosen unreflektiert übernehmen oder durch nachlassende Sorgfalt die **Entwicklung von Komplikationen** bei Langzeitpatienten mit bekannter chronischer Grundkrankheit übersehen. Selbstverständlich muss er Fehlinterpretationen von Laborwerten, Ergebnissen apparativer Untersuchungen und deren Zusammenhänge meiden und darf zum Wohl des Patienten nicht etwa zu spät zum **Spezialisten** oder zur stationären Behandlung **überweisen**.

2 Fälleverteilung

Frage: Wie ist der **regelmäßig häufige Fall** in der Allgemeinpraxis definiert?

Antwort: Auswertungen und Vergleiche von Fallzahlstatistiken verschiedener Hausarztpraxen zeigen eine gewisse Regelmäßigkeit bei der Verteilung der Krankheitsfälle. Die Häufigkeit, mit der bestimmte Beratungsergebnisse im unausgelesenen Krankengut verschiedener Hausärzte auftreten, weist also eine Gesetzmäßigkeit auf. Von einem **regelmäßig häufigen Fall** spricht man, wenn dem Allgemeinarzt das betreffende **Beratungsergebnis** im langjährigen Durchschnitt **mindestens einmal pro Jahr** begegnet.

✚ Diese ca. 300 regelmäßig häufigen Beratungsergebnisse machen etwa 95–98% aller Fälle in der Allgemeinpraxis aus.

Frage: Wie viele regelmäßig häufige Fälle präsentieren sich in einer „Durchschnittshausarztpraxis"?

Antwort: Von den insgesamt etwa 50000 bis 60000 beschriebenen Krankheiten, Syndromen und Symptomkomplexen kommen in der Hausarztpraxis im Durchschnitt etwa 300 regelmäßig häufig vor.

Frage: Nennen Sie mindestens **5 regelmäßig häufige Beratungsergebnisse** in der Hausarztpraxis!

Antwort: In den von den Allgemeinmedizinern R.N. Braun, P. Landolt-Theus und H. Danninger erstellten Statistiken zur Fälleverteilung in ihren Praxen nehmen folgende Beratungsergebnisse die vordersten Ränge ein:
- Myalgie, Neuralgie
- Uncharakteristisches Fieber (UF)
- Arthropathie, Periarthropathie
- Hypertonie

- Kreuzschmerz
- Kopfschmerzen
- Erbrechen, Durchfall
- Schwindel
- Husten
- Tonsillitis
- Otitis media
- Ekzem

Frage: Kommen **allergisches Asthma bronchiale** und **chronisch obstruktive Atemwegserkrankungen** (COPD) in der Allgemeinpraxis regelmäßig häufig vor und welche der beiden Erkrankungen, glauben Sie, wird insgesamt häufiger gesehen?

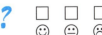

Antwort: In einer durchschnittlichen Allgemeinarztpraxis werden sowohl Patienten mit allergischem Asthma als auch mit COPD sicher häufiger als einmal pro Jahr und damit regelmäßig häufig gesehen. Chronisch obstruktive Lungenerkrankungen nehmen im Gesamtkrankengut bezüglich der Häufigkeit den obersten Rang unter den Erkrankungen von Lunge und Bronchien ein. Somit ist davon auszugehen, dass auch in der durchschnittlichen Allgemeinpraxis häufiger Patienten mit COPD als Patienten mit Asthma bronchiale gesehen werden.

✚ In spezialisierten Hausarztpraxen, zum Beispiel mit Schwerpunkt Allergologie, könnte sich das Verhältnis zu Gunsten der Asthmafälle verändern.

Frage: Welche der folgenden Lungenerkrankungen werden in der Allgemeinarztpraxis noch regelmäßig häufig gesehen? Lungentuberkulose – pulmonale Sarkoidose – Bronchopneumonie

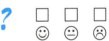

Antwort: Die Fälle von **Lungentuberkulose** haben in den letzten Jahrzehnten in Deutschland kontinuierlich abgenommen. Fällestatistiken aus den 50er-Jahren zeigen, dass die Lungentuberkulose damals noch regelmäßig häufig aufgetreten ist, heute jedoch vom Hausarzt nur noch sehr selten und nicht mehr regelmäßig häufig gesehen wird. Allerdings steigt durch die zunehmende Öffnung der Ostblockstaaten die Zahl der resistenten Tuberkulosefälle prozentual an. Die **Sarkoidose** mit pulmonaler Beteiligung wird vom „Durchschnitts-Allgemeinmediziner" wesentlich seltener als einmal im Jahr und damit nicht regelmäßig häufig gesehen. Häufiger als einmal im Jahr, gerechnet auf ca. 3000 Beratungsergebnisse, werden **Bronchopneumonien** vom Hausarzt gesehen. Damit ist die Bronchopneumonie die einzige der genannten Erkrankungen, die in der Allgemeinpraxis noch regelmäßig häufig gesehen wird.

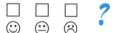

Frage: Welche **Krankheitsbilder** aus dem **HNO-Bereich** kommen Ihrer Meinung nach in der Hausarztpraxis regelmäßig häufig vor?

Antwort: Einige der Erkrankungen und Symptome im Bereich von Hals, Nasen und Ohren, wie **Angina tonsillaris**, **Otitis media** oder **Cerumen obturans**, gehören zu den häufigsten Beratungsergebnissen in der Allgemeinarztpraxis überhaupt. Auch die folgenden Krankheitsbilder kommen in einer durchschnittlichen Allgemeinpraxis noch regelmäßig häufig vor:
- Sinusitis maxillaris und frontalis
- Pharyngitis und Laryngitis/Heiserkeit
- Rhinitis, Tubenmittelohrkatarrh
- Nasenbluten
- Ohrensausen/Tinnitus
- Schwerhörigkeit, Otitis externa
- Globusgefühl

3 Hausärztliche Aufgaben, Familien- und Sozialmedizin

Frage: Nennen Sie die wichtigsten **Aufgaben** und **Funktionen eines Allgemeinarztes!**

Antwort: Aufgaben- und Funktionsbereiche des Allgemeinarztes ändern sich laufend unter dem Einfluss gesundheits- und sozialpolitischer Überlegungen und sind zunehmend vielfältig. Die wichtigsten Aufgaben und Funktionen sind:
- **Erkennung, Heilung** und **Linderung von Krankheit**en unter dem Aspekt einer rationellen und patientenbezogenen Umsetzung des von den Spezialfächern geschaffenen Wissens
- **Früherkennung** und **Verhinderung von Krankheit**
- **Erhaltung** und **Förderung von Gesundheit** durch Gesundheitsberatung
- **Haus-** und **familienärztliche Funktion**
- Notfallfunktion
- **Koordinationsfunktion** in der Zusammenarbeit mit den Fachärzten
- **Integration der medizinischen, sozialen** und **psychischen Hilfen** für die Patienten.

Frage: Welche **Leistungen** erbringt der Allgemeinarzt im Rahmen der **Gesundheitsberatung?**

Antwort: Zu den Aufgaben eines Allgemeinarztes zählen auch gesundheitspräventive Leistungen. In der Fachtheorie spricht man von **Non-sickness-Kontakten**. Dazu gehören beispielsweise:
- **Biopsychosoziale Beratung** und **Beratung zur Lebensführung**
- **Beratung zu Rehabilitations-** und **Rentenanliegen**
- Arbeitsmedizinische Beratung
- Reiseberatung
- Impfberatung
- Hygieneberatung

Frage: Der **Hausbesuch** ist eine spezifische Betreuungsform der Allgemeinmedizin und spielt eine wichtige Rolle in der Familienmedizin. Nennen Sie **3 Formen** des Hausbesuchs.

Antwort: Man unterscheidet einen
- **Erstbesuch:** bei Beginn der Erkrankung
- **Folgebesuch:** zur Verlaufskontrolle
- **Langzeit-** oder **Betreuungsbesuch:** zur Verlaufsbeobachtung und Routine

Fallbeispiel: Morgens gegen 10.00 Uhr, sie haben eine volle Sprechstunde, ruft Sie ein Patient in Ihrer Praxis an. Er berichtet, er habe seit 3 Tagen Fieber bis 38,5 °C und starke Halsschmerzen. Wie sieht ihr weiteres Vorgehen aus?

Antwort: Da der Patient schon seit 3 Tagen erkrankt ist und keine akut bedrohlichen Krankheitssymptome zeigt, ist kein notfallmäßiger Hausbesuch indiziert. Sie verordnen dem Patienten Bettruhe und machen nach Ihrer Sprechstunde einen Hausbesuch. Dabei können Sie ihm ggf. Medikamente verschreiben oder weitere Maßnahmen einleiten (z.B. Röntgen etc.).

Frage: Nennen Sie **5 diagnostische Mittel**, die sinnvollerweise Inhalt einer **Hausbesuchstasche** sind.

Antwort: In einer Hausbesuchstasche sollten die diagnostischen Hilfsmittel vorhanden sein, um sowohl die wichtigsten Notfälle diagnostizieren als auch gute Verlaufskontrollen bei chronisch kranken Patienten durchführen zu können. In jeder Hausbesuchstasche sollten deshalb ein **Stethoskop**, ein **Blutdruckmessgerät**, eine **Lampe**, ein **Holzspatel** sowie ein **Urinstix** vorhanden sein. Des Weiteren empfehlenswert ist das Vorhandensein eines Blutzuckermessgerätes, eines Otoskopes sowie eines Reflexhammers.

Frage: Welche weiteren wichtigen Aufgaben hat der Allgemeinmediziner neben seiner medizinischen Fähigkeit?

Antwort: Der Allgemeinmediziner muss neben seiner medizinischen Fähigkeit auch psychosoziale Zusammenhänge, soziale Arbeitsgefüge, die Sozialversorgung und das soziale Umfeld der Familien verstehen.

Frage: Für den Arzt in freier Praxis gelten zahlreiche Rechtsvorschriften, die entweder gesetzlich durch das Strafgesetzbuch bzw. das Bürgerliche Gesetzbuch oder vertraglich durch den Bundesmantelvertrag geregelt sind. Erläutern Sie bitte kurz die Begriffe: **Aufklärungspflicht**, **Meldepflicht** und **Schweigepflicht**.

Antwort: Unter der **Aufklärungspflicht** versteht man die rechtliche und ethische Verpflichtung des Arztes, den Patienten über alle relevanten Umstände seiner Erkrankung und ihrer Behandlung zu informieren und aufzuklären. Die **Meldepflicht** verpflichtet den Arzt, bestimmte Infektions- und übertragbare Erkrankungen (z.B. Botulismus, Diphtherie, Keuchhusten, Meningitis, TBC, Typhus) anzuzeigen. Der Arzt ist hierbei von der Schweigepflicht des Patienten gegenüber dem zu meldenden Amt entbunden. Die **Schweigepflicht** ist die rechtliche und ethische Verpflichtung des Arztes, Verschwiegenheit über alles zu wahren, was ihm bei der Ausübung seines Berufes über den Patienten bekannt wird.

Der Arzt ist von seiner Schweigepflicht befreit wenn:
a. der Patient in die Bekanntgabe von Befunden einwilligt (z.B. bei Gerichtsverfahren, Gutachten)
b. eine vorrangige Meldepflicht besteht (z.B. Bundesseuchengesetz)
c. eine Gefährdung eines höherrangigen Rechtsgutes vorliegt (z.B. Kindesmisshandlung, Straftaten)

Frage: Was versteht man unter **sozialer Rehabilitation**?

Antwort: Die soziale Rehabilitation soll dem Behinderten einen angemessenen Platz in der Gesellschaft gewährleisten. Hierzu zählt zunächst die Familie, die lernen muss, mit der Behinderung umzugehen. Weiterhin müssen die Wohnumgebung, die Transportmöglichkeiten sowie auch die Möglichkeiten zur Freizeitgestaltung behindertengerecht gestaltet werden. Die soziale Rehabilitation unterstützt die Finanzierung eines behindertengerechten Autos, einer Wohnung sowie die Durchführung von Behindertensport.

Frage: Was ist der **Sozialmedizinische Dienst?** Welche Aufgaben hat er?

Antwort: Der Sozialmedizinische Dienst war früher der Vertrauensärztliche Dienst der Landesversicherungsanstalt. Heute ist es der medizinische Dienst der Krankenkassen. Er hat **Begutachtungs- und Beratungsfunktion**. Der Sozialmedizinische Dienst nimmt sich Problempatienten an (z.B. Langzeitkranke, Patienten mit häufigem Arztwechsel). Er **prüft** gegebenenfalls die Einleitung von **Rehamaßnahmen**, prüft die **Arbeitsfähigkeit** und übernimmt die Begutachtung für die Pflegeversicherung (Einstufung in die verschiedenen **Pflegestufen**). Der sozialmedizinische Dienst berät die gesetzlichen Krankenversicherungen bei schwierigen medizinischen Sachverhalten, um an medizinischen Prioritäten ausgerichtete Entscheidungen zu ermöglichen.

Frage: In welche **Pflegestufen** wird die Pflegebedürftigkeit von Personen **eingeteilt** und wie sind diese **definiert?**

Antwort: Die Pflegebedürftigkeit wird nach ihrem Pflegeausmaß in 3 verschiedene Stufen eingeteilt:

Pflegestufe 1 (erheblich pflegebedürftig): Personen, die mindestens einmal pro Tag Hilfe bei der Körperpflege, der Ernährung oder der Mobilität für wenigstens zwei Verrichtungen aus einem oder mehreren Bereichen und zusätzlich mehrfach in der Woche Hilfe bei der hauswirtschaftlichen Versorgung benötigen. Der Zeitaufwand muss täglich mindestens 90 Minuten betragen, mindestens 45 Minuten davon müssen auf die Grundpflege fallen.

Pflegestufe 2 (schwer pflegebedürftig): Personen, die mindestens dreimal täglich zu verschiedenen Tageszeiten Hilfe bei der Körperpflege, der Ernährung oder der Mobilität und zusätzlich mehrfach in der Woche Hilfen bei der hauswirtschaftlichen Versorgung benötigen. Der Zeitaufwand für die Pflege muss täglich mindestens 3 Stunden betragen, davon müssen mindestens 2 Stunden auf die Grundpflege entfallen.

Pflegestufe 3 (schwerst pflegebedürftig): Personen, die täglich rund um die Uhr, auch nachts, Hilfe bei der Körperpflege, der Ernährung oder der Mobilität und zusätzlich mehrfach in der Woche Hilfe bei der hauswirtschaftlichen Versorgung benötigen. Der Zeitbedarf für diese Leistungen muss täglich mindestens 5 Stunden betragen, davon müssen mindestens 4 Stunden auf die Grundpflege entfallen.

Frage: Man möchte alten Menschen und pflegebedürftigen Personen ihre häusliche Umgebung so lange wie möglich erhalten. Welche Möglichkeiten bzw. Institutionen gibt es und wer kommt für die Kosten auf?

Antwort: Um diesen Menschen möglichst lange ihre häusliche Umgebung zu erhalten, unterstützt die **Pflegeversicherung** die ambulante Pflege bzw. die Pflege durch Familienangehörige mit **Sach-** und **Geldleistungen**. Die Höhe der häuslichen Pflegeleistungen richtet sich nach der jeweiligen Pflegestufe. Der Pflegebedürftige kann zwischen Sachleistungen (z.B. Sozialstation) und der Geldleistung (z.B. bei Pflege durch Angehörige) oder einer Kombination aus Sach- und Geldleistungen wählen. In der privaten Pflegeversicherung gibt es nur Geldleistungen.

Zusätzlich zahlt die Pflegeversicherung **technische Hilfsmittel** (z.B. Krankenbett, Gehwagen), bis zu 31 € monatlich für erworbene Pflegemittel sowie Zuschüsse zum pflegebedingten Umbau der Wohnung (bis zu 2557 € je Maßnahme). Bei **Ausfall der Pflegekräfte** bezahlt die Pflegeversicherung bis zu 4 Wochen/Jahr eine Ersatzpflegekraft bzw. eine Kurzzeitpflege. Pflegt eine Person einen Pflegebedürftigen nicht erwerbsfähig mehr als 14 Stunden pro Woche in seiner häuslichen Umgebung, so übernimmt die Pflegeversicherung für die Pflegeperson die Beiträge für die gesetzliche Rentenversicherung.

Kann die häusliche Pflege tagsüber oder nachts nicht in ausreichendem Umfang sichergestellt werden, so gibt es die Möglichkeit der **teilstationären Pflege**. Dabei tragen die Kassen die Kosten für die Tages- bzw. Nachtpflege in einer entsprechenden Einrichtung – inklusive der Fahrdienste. Die Aufwendungen für die pflegerische sowie die soziale Betreuung werden bis zu bestimmten Höchstbeträgen übernommen. Diese sind vom Grad der Pflegebedürftigkeit abhängig.

Die Pflegeversicherung bekommt das Geld als Anteil vom Bruttogehalt (1,7 %), wobei dieser jeweils zur Hälfte vom Arbeitnehmer und Arbeitgeber getragen wird.

> **Frage:** Die Krankenversicherungen vergüten sowohl nach dem **Sachleistungsprinzip** als auch nach dem **Kostenersatzprinzip**. Erläutern Sie bitte diese Begriffe.

Antwort: Die Krankenkassen vergüten die Leistungen der Ärzte nach zwei verschiedenen Prinzipien.
- Beim **Sachleistungsprinzip** wird der Arzt nach einem fest vorgeschriebenen Gebührensatz bezahlt (Einheitlicher Bewertungsmaßstab (EBM)). Auf dieser Grundlage werden in der Regel Leistungen für Patienten der gesetzlichen Krankenversicherungen vergütet. Die abgerechneten Leistungen gehen beim Vertragsarzt in die gesetzlich auferlegten Budgetbeschränkungen ein.
- Beim **Kostenerstattungsprinzip** kann der Arzt je nach Art der Leistung (persönlich oder technisch) unter Berücksichtigung von Schwierigkeit, Zeitaufwand und Umständen einen mehrfachen Satz der Gebührenordnung für Ärzte oder Zahnärzte (GOÄ, GOZ) berechnen. Die dem Vertragsarzt auferlegten gesetzlichen Budgetbeschränkungen greifen hierbei nicht. Nach diesem Erstattungsprinzip werden in der Regel die Leistungen von Privatpatienten und Selbstzahlern vergütet.

Mit **der Neuregelung der Gesundheitsreform 2003/2004** besteht für **alle gesetzlich Versicherte** (freiwillige Mitglieder ebenso wie Pflichtmitglieder) ab dem 01.01.2004 eine weitere Möglichkeit der Kostenerstattung. Dabei kann der gesetzlich versicherte Patient vorab mit seiner Krankenkasse eine **Kostenerstattung** vereinbaren. Die Behandlung beim Arzt erfolgt dann als Privatpatient. Damit greifen auch nicht die gesetzlich auferlegten Budgetbeschränkungen. Der Leistungsanspruch in der Kostenerstattung ist dabei identisch mit dem im Sachleistungsprinzip, welches über die Versichertenkarte abgerechnet wird. Es werden die

Leistungen erstattet, die auch über die Versichertenkarte hätten abgerechnet werden können. Grundlage der Vergütung für Versicherte, die die Kostenerstattung gewählt haben, ist die für Selbstzahler und Privatpatienten gültige amtsgültige Gebührenordnung für Ärzte (GOÄ). Der Patient zahlt zunächst alle Rechnungen selbst. Danach reicht er die Originalrechnungen, aus denen Leistungserbringer, Diagnosen sowie Art und Umfang der Leistungen hervorgehen, bei seiner gesetzlichen Krankenversicherung zur Erstattung ein. Die Kostenerstattung der gesetzlichen Krankenversicherung richtet sich nach dem einheitlichen Bewertungsmaßstab (EBM). Eine Erstattung des Rechnungsbetrages durch eine gesetzliche Krankenversicherung ist bis zur Höhe des Betrages möglich, der bei Vorlage der Versichertenkarte an den Leistungserbringer gezahlt worden wäre. Hieraus können sich Differenzbeträge ergeben, welche seitens der gesetzlichen Krankenkassen nicht erstattet werden. Dem Arzt ist es rechtlich aber untersagt, seinen Patienten die mögliche Differenz zwischen dem GOÄ-Rechnungsbetrag und dem EBM-Kostenerstattungsbetrag der Krankenkasse zu erlassen.

Frage: Was ist der Unterschied zwischen einer **Kur** und einer **Reha?**

Antwort: Eine Reha wird entweder von der **Rentenversicherung** (Reha vor der Rente), der **Pflegeversicherung** (Reha vor der Pflege) oder den anderen Trägern **vollständig bezahlt**. Die **Teilnahme** an einer Reha ist **Pflicht**.

Die Kur wird von den gesetzlichen **Krankenkassen bezuschusst**. Die Teilnahme an einer Kur ist **keine Pflicht**.

Frage: Was ist ein **Durchgangsarzt** bzw. ein **Hilfsarzt**? Welche Aufgaben haben sie?

Antwort: Die Unfallversicherungsträger beauftragen bestimmte Ärzte, die sowohl fachlich als auch in der räumlichen, gerätemäßigen und personellen Ausstattung ihrer Praxen geeignet sind zur Betreuung von Arbeitsunfällen. Dieser so genannte **Durchgangsarzt** (D-Arzt) führt die erste Behandlung der **Arbeitsunfälle** und Sortierung der Behandlungsfälle durch, er stellt für alle Unfallverletzten somit einen „Durchgang" dar. Fachlich hat er meist eine unfallchirurgische oder seltener eine orthopädische Facharztausbildung sowie anschließend eine mindestens 2-jährige Tätigkeit in einer unfallchirurgischen Abteilung absolviert. Sind keine Ärzte mit entsprechender Qualifikation vor Ort (z.B. ländliche Gebiete), kann ein **Hilfsarzt** (H-Arzt) benannt werden. Nur D- oder H-Ärzte sind zur Durchführung der **besonderen Heilbehandlung** zugelassen.

Kommentar: Die besondere Heilbehandlung wird von den Unfallversicherungsträgern oder den hierfür zugelassenen Ärzten (H- bzw. D-Ärzte) eingeleitet und von diesen persönlich durchgeführt, wenn Art und Schwere der Verletzung eine besondere unfallmedizinische Qualifikation erfordern. Die Durchführung der besonderen Heilbehandlung für Schwerunfallverletzte wird in Berufsgenossenschaftlichen Unfallkliniken oder in zugelassenen Krankenhäusern durchgeführt, in denen Unfallverletzte mit schweren Verletzungen, Querschnittlähmungen, Amputationen, schweren Verbrennungen usw. eine hoch qualifizierte und individuelle medizinische und rehabilitative Behandlung erhalten.

Frage: Wohin sollten sich Patienten nach einem **Arbeitsunfall** wenden?

Antwort: Nach einem Arbeitsunfall kann der **Hausarzt** nur die **Notversorgung** oder die Behandlung von kleineren Verletzungen durchführen. Nach § 26 hält der Vertragsarzt den Unfallverletzten an, sich unverzüglich dem **D-Arzt** vorzustellen, wenn:
- die Verordnung von Heil- und Hilfsmitteln notwendig ist
- die Unfallverletzung über den Unfalltag hinaus zur **Arbeitsunfähigkeit** führt
- die **Behandlungsbedürftigkeit** (bei weiter bestehender Arbeitsunfähigkeit) voraussichtlich **mehr als eine Woche** beträgt
- eine **Wiedererkrankung** vorliegt

In diesen Fällen überreicht der Vertragsarzt den Vordruck F 2900 (Überweisungsvordruck UV) an den Verletzten mit dem Hinweis auf die Vorstellungspflicht beim D-Arzt. Der Verletzte hat hierbei die freie Wahl unter den D-Ärzten des Bezirks.

Der D-Arzt entscheidet über die weitere Behandlung. Bei kleineren Verletzungen wird der D-Arzt den/die Verletzte zum Hausarzt zurückverweisen. Er gibt in der Regel einen **Durchgangsarzt-Bericht** mit, der alle Angaben über genauen Unfallhergang, Erstbefund einschl. Röntgenbefund, Diagnose, Erstbehandlung und Empfehlungen zur Weiterbehandlung sowie zur voraussichtlichen Dauer der Arbeitsunfähigkeit enthält. Die weitere Behandlung kann auf Wunsch des Hausarztes oder des D-Arztes durch eine „Nachschau" kontrolliert werden. Schwerere Verletzungen, die jedoch ambulant behandelbar sind, werden durch den D-Arzt betreut. Bei besonders schweren Verletzungen nach § 6 (Verletzungsartenverfahren) muss der Verletzte sogar in ein dafür zugelassenes Krankenhaus eingewiesen werden.

Fallbeispiel: Ein Ihnen gut bekannter 38-jähriger Patient erscheint am Montag, den 08.03.2004 in Ihrer Praxis mit einer Schwellung des rechten Sprunggelenkes. Er teilt Ihnen mit, dass er am Donnerstag, den 04.03.2004 beim Sport den rechten Fuß übertreten habe und deshalb am Freitag, den 05.03.2004 nicht zur Arbeit gehen konnte. Er hoffte am Montag den 08.03.2004 seine Arbeit wieder aufnehmen zu können, was jedoch – wie Sie bei der Untersuchung feststellen – nicht möglich ist. Ab wann schreiben Sie diesen Patienten arbeitsunfähig und warum?

Antwort: Die Krankschreibung wegen **Arbeitsunfähigkeit** sollte ab Montag dem 08.03.2004 erfolgen. Eine rückwirkende Krankschreibung ist nur in besonderen Notfällen erlaubt und darf für maximal 1 Tag rückwirkend ausgestellt werden.

Frage: Ein Patient teilt seinem Hausarzt telefonisch mit, dass er seit zwei Tagen an einem fieberhaften Infekt erkrankt und bettlägerig sei und deshalb nicht in die Praxis kommen könne. Er bitte um eine **Arbeitsunfähigkeitsbescheinigung**, die seine Tochter im Laufe des Tages abholen würde. Welche **vertragsärztlichen Vorschriften** muss der Hausarzt hier beachten?

Antwort: Im Bundesmantelvertrag ist festgelegt, dass die Ausstellung einer Arbeitsunfähigkeitsbescheinigung nur aufgrund einer Untersuchung erfolgen darf. Im diesem Fall wäre also ein Hausbesuch indiziert, bevor eine Arbeitsunfähigkeitsbescheinigung ausgestellt werden darf.

Frage: Definieren Sie den Begriff **Arbeitsunfähigkeit!**

Antwort: Eine Arbeitsunfähigkeit liegt vor, wenn der Betreffende bedingt durch Krankheit oder Behinderung sofort und gegenwärtig nicht in der Lage ist, vertragsmäßig seiner Arbeit nachzugehen oder aber die Gefahr besteht, dass sich durch weitere Arbeit in absehbarer Zeit sein gesundheitlicher Status verschlechtert.

Fallbeispiel: Eine alleinerziehende Mutter kommt mit ihren 3 Kindern, die zwischen 2 und 11 Jahre alt sind, zu Ihnen in die Praxis. Die Mutter hat im laufenden Jahr bereits für 2 Wochen Krankengeld erhalten, da die Kinder nacheinander an einer eitrigen Angina erkrankt waren. Jetzt hat das jüngste Kind wieder Fieber und die Mutter möchte zur Betreuung zu Hause bleiben. Wie sieht Ihr weiteres Vorgehen aus? Auf wie viele Tage Krankengeld hat die Mutter Anspruch?

Antwort: Erkrankt ein Kind bis zur Vollendung des 12. Lebensjahres und kann keine andere zum Haushalt gehörende Person dessen Pflege übernehmen, so hat ein Versicherter Anspruch auf Krankengeld für längstens 10 bzw. bei **Alleinerziehenden 20 Arbeitstage pro Jahr**. Erkranken innerhalb eines Kalenderjahres **mehrere Kinder** des Versicherten, so erhöht sich der Anspruch auf maximal 25 bzw. bei Alleinerziehenden auf **50 Arbeitstage**. In vorliegenden Fall sollten Sie also für die Mutter eine erneute Arbeitsunfähigkeitsbescheinigung ausstellen so lange das Kind die Pflege benötigt (insgesamt jedoch maximal 50 Arbeitstage).

Frage: Was ist der Unterschied zwischen **Berufsunfähigkeit** und **Erwerbsunfähigkeit**?

Antwort: Eine **Berufsunfähigkeit** liegt vor, wenn der Versicherte infolge Krankheit, Körperverletzung oder Kräfteverfalls voraussichtlich dauernd außerstande ist, seinem ausgeübten Beruf nachzugehen. Berufsunfähigkeit ist jedenfalls gegeben, wenn die Arbeitsfähigkeit des Versicherten in diesem Beruf infolge Krankheit, Körperverletzung oder Kräfteverfalls voraussichtlich dauernd auf weniger als die Hälfte derjenigen eines körperlich und geistig Gesunden mit vergleichbaren Kenntnissen und Fähigkeiten herabgesunken ist. Besteht dieser Zustand bereits 6 Monate ununterbrochen, gilt die Fortdauer dieses Zustandes als Berufsunfähigkeit. Falls ein anderer Beruf, der den Kenntnissen und Fähigkeiten und der bisherigen Lebensstellung entspricht, zumutbar ist, liegt keine Berufsunfähigkeit vor. Der Eintritt der Berufsunfähigkeit wird in der Regel durch ein medizinisches Gutachten festgestellt.

Erwerbsunfähigkeit tritt ein, wenn der Versicherte infolge Krankheit, Körperverletzung oder Kräfteverfalls voraussichtlich dauernd außerstande ist, eine Erwerbstätigkeit auszuüben. Scheidet der Versicherte also aus dem Berufsleben aus, ohne dass eine Berufsunfähigkeit vorliegt, tritt als versichertes Ereignis Erwerbsunfähigkeit an die Stelle der Berufsunfähigkeit.

Fallbeispiel: Ein 36-jähriger Maschinenschlosser erkrankt an einem akuten Bandscheibenvorfall. Er wird im nächstgelegenen Krankenhaus operiert und nach 10-tägiger stationärer Behandlung in eine Rehabilitationseinrichtung zur Weiterbehandlung entlassen (AHB-Maßnahme). Dort wird er intensiv behandelt und „wiederhergestellt". Da er seinen Beruf als Maschinenschlosser aufgrund dieser Erkrankung nicht mehr ausüben kann, werden Umschulungsmaßnahmen eingeleitet.
Wer ist in diesem Fallbeispiel der **jeweilige Kostenträger** für die einzelnen Maßnahmen?

Antwort: Die Kosten der akuten Versorgung sowie der Anschlussheilbehandlung trägt die Unfallversicherung der Berufsgenossenschaft. Die Kosten für die Umschulung übernimmt die Bundesagentur für Arbeit (im Berufsförderungswerk).

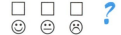

Frage: Welche **Aufgaben** hat die **Berufsgenossenschaft** und welche Leistungen übernimmt sie?

Antwort: Die Berufsgenossenschaft ist der **Träger der gesetzlichen Unfallversicherung**. Jeder Arbeitnehmer ist bei seiner Berufsgenossenschaft unfallversichert. Das gilt ab dem ersten Tag seiner Beschäftigung. Auch folgende Personengruppen sind gesetzlich unfallversichert:
- Personen, die zeitlich begrenzt im Ausland tätig sind
- Personen in der Rehabilitation (zum Beispiel Krankenhausaufenthalt)
- Personen, die im Interesse der Allgemeinheit tätig sind, wie zum Beispiel Mitarbeiter in Hilfsorganisationen, Lebensretter, Blutspender, Zeugen, Schöffen
- Kinder in Kindergärten, Schüler und Studierende in Schulen und Hochschulen sowie Personen in der beruflichen Aus- und Fortbildung
- Personen, die in der Landwirtschaft arbeiten (selbstständig oder als abhängig Beschäftigte)

Des Weiteren stellt die Berufsgenossenschaft eine der wichtigsten außerbetrieblichen **Institutionen des Arbeitsschutzes** dar. Sie versucht im Rahmen der Prävention, Arbeitsunfälle zu vermeiden und arbeitsbedingte Gesundheitsrisiken zu reduzieren.

Im Rahmen der **sozialen Absicherung** sind die Berufsgenossenschaften zuständig für die Folgen von:
- Wegeunfällen (Unfälle, die Beschäftigte auf dem Weg zur oder von der Arbeit erleiden)
- Arbeitsunfällen (Arbeitnehmer sind bei ihrer Arbeit und auf Dienst- und Arbeitswegen gegen Unfälle und Berufskrankheiten versichert)
- Berufskrankheiten (Krankheiten, die sich ein Mitarbeiter durch die Arbeit zuzieht und die entweder in der Berufskrankheitenverordnung verzeichnet oder die nach neuen medizinischen Erkenntnissen durch den Beruf verursacht sind)

Der Versicherungsschutz ist unabhängig von Alter, Geschlecht, Familienstand, Nationalität oder Einkommen, bei einer ständigen, aber auch bei einer vorübergehenden Beschäftigung.

Bei einer Anerkennung eines **berufsbedingten Unfalls**, einer **Berufskrankheit** oder deren **Folgen** übernimmt die Berufsgenossenschaft die

- Kosten für die Rehabilitation
- Kosten für ärztliche Behandlung, Medikamente, Hilfsmittel und anteilig an Kuren
- Zahlung von Verletzten- oder Übergangsgeld
- Zahlung von Verletztenrente, wenn eine Minderung der Erwerbsfähigkeit (MdE) nachgewiesen werden kann, das heißt, dass der Arbeitnehmer mindestens 20% seiner beruflichen Tätigkeit nicht mehr ausüben kann
- Hilfestellung bei der beruflichen und sozialen Wiedereingliederung, der Suche nach einem neuen Arbeitsplatz, wenn das alte Arbeitsverhältnis durch einen Unfall im Betrieb aufgegeben werden musste

Frage: Nennen Sie mindestens vier verschiedene **Kostenträger** für **Rehabilitationsmaßnahmen!**

Antwort: Zu den **Rehabilitationsträgern**, die Leistungen finanzieren, gehören:
- die gesetzliche Rentenversicherung
- die gesetzliche Krankenversicherung
- die Träger der gesetzlichen Unfallversicherung
- die Träger der Kriegsopferversorgung, -fürsorge
- die Träger der Sozialhilfe sowie Jugendämter
- die Bundesagentur für Arbeit

Wer die Kosten für die jeweilige Rehabilitationsmaßnahme übernimmt, klären die Kostenträger untereinander.

Fallbeispiel: Ein 6-jähriges Mädchen wird von 2 Mitschülerinnen der Grundschule in die Vormittagssprechstunde gebracht. Das Mädchen ist in der Pause die Treppe hinuntergefallen und klagt über Schmerzen im Bereich des linken Fußgelenkes. Bei der Inspektion finden Sie eine handflächengroße Schürfwunde sowie eine Schwellung im Bereich des Vorfußes.
In welcher versicherungsrechtlichen Form wird diese Behandlung durchgeführt? Da es sich um einen Schulunfall handelt: Dürfen Sie das Mädchen als Hausarzt behandeln?

Antwort: Der **Kostenträger** der Behandlung ist die **Unfallversicherung der Schule**. Da es sich um einen Schulunfall handelt, dürfen Sie als **Hausarzt** nur die **Erstversorgung** durchführen. Ist das Mädchen über den Unfalltag hinaus krankgeschrieben bzw. übersteigt die Behandlungsdauer bei bestehender Schulfähigkeit eine Woche, so muss eine **Überweisung zum Durchgangsarzt** erfolgen. Dieser führt die Behandlung entweder selbst zu Ende, weist gegebenenfalls in ein entsprechendes Krankenhaus ein oder überweist die Patientin bei kleineren Verletzungen wieder zurück zum Hausarzt.

☐ ☐ ☐ **?** **Frage:** Ein in der gesetzlichen Krankenversicherung pflichtversicherter Angestellter erkrankt an einem **Karzinom**. Die vorgesehene **Behandlung** ist **langwierig**, die **Prognose infaust**. Mit einer Wiederaufnahme beruflicher Tätigkeit ist in absehbarer Zeit nicht zu rechnen.
☺ ☐ ☹
a. Wie ist die **finanzielle Situation** des Patienten während der Erkrankung geregelt? Nennen Sie die einzelnen **Kostenträger** und die **gesetzlich festgelegte Dauer** der jeweiligen **Zahlung**.
b. Welche **weiteren Maßnahmen** zur **finanziellen Absicherung** wird der Arzt diesem Patienten empfehlen?

Antwort: Während der Erkrankung übernimmt in den ersten 6 Wochen der Arbeitnehmer die Lohnfortzahlung. Danach bekommt der Patient für maximal 78 Wochen Krankengeld von der Krankenkasse. Für die weitere Absicherung sollte man dem Patienten die Beantragung von ggf. einer Berufs- oder Erwerbsunfähigkeitsrente oder Sozialhilfe empfehlen.

☐ ☐ ☐ **?** **Frage:** Nennen Sie fünf **Leistungen** der **gesetzlichen Krankenversicherung** und wo diese schriftlich und verbindlich fixiert sind.
☺ ☐ ☹

Antwort: Die Leistungen der gesetzlichen Krankenversicherungen sind im § 11 des Sozialgesetzbuches V verankert und umfassen:
- Leistungen zur Förderung der Gesundheit und zur Krankheitsverhütung
- Maßnahmen zur Früherkennung von Krankheiten (z.B. Vorsorgeuntersuchungen)
- Leistungen zur Behandlung einer Krankheit (z.B. ärztliche Behandlung, Arzneimittel, Heilmittel, Krankenhauspflege, Haushaltshilfe, Reisekosten, Mutterschaftshilfe)
- Leistungen zur medizinischen Rehabilitation
- Zahlung von Krankengeld
- Zahlung von Sterbegeld

3 Hausärztliche Aufgaben, Familien- und Sozialmedizin

Frage: Eine 60-jährige Patientin leidet an einer Bauchwandhernie. Ihr Arzt verordnet ihr eine **Leibbinde**. Handelt es sich hierbei um ein **Heil-** oder **Hilfsmittel?**

Antwort: Die Leibbinde gehört zu den Hilfsmitteln. **Hilfsmittel** sind **medizinische Sachleistungen**. Dazu zählen unter anderem:
- orthopädische Hilfsmittel (z. B. Krücken)
- Hörgeräte, Sehhilfen
- Spritzen, Infusionssysteme, Katheter, Inkontinenzartikel
- Rollstühle

Hilfsmittel werden in einfachen Ausführungen zu 100% erstattet. Die aufwändigeren Hilfsmittelverordnungen bedürfen der Genehmigung der Krankenkasse.

Als **Heilmittel** gelten persönliche medizinische Leistungen, wie z. B.
- Massagen, Krankengymnastik, Bäder
- Inhalationen
- Sprachtherapie, Ergotherapie

Frage: Welche **Aufgaben** hat die **Ärztekammer?** Nennen Sie mindestens 4 Aufgaben.

Antwort: Wichtige Aufgaben der Ärztekammer sind:
- Wahrnehmung der beruflichen Belange der Ärzteschaft, unter anderem durch Kontakte mit Parlament, Parteien, Landesregierung und Medien
- Förderung und Sicherstellung der beruflichen Weiterbildung der Ärzte einschließlich Weiterbildungsprüfungen/Formulierung einer Weiterbildungsordnung
- Schlichtungs- und Gutachterfunktion hinsichtlich ärztlicher Behandlungsfehler und Arzthaftungsfragen sowie hinsichtlich der Gebührenordnung für Ärzte
- Qualitätssicherung der ärztlichen Leistung
- Unterstützung des öffentlichen Gesundheitsdienstes
- Sicherstellung des ambulanten Notfalldienstes in den sprechstundenfreien Zeiten, Formulierung einer Notfalldienstordnung (gemeinsam mit der Kassenärztlichen Vereinigung)

Frage: Definieren Sie den Begriff **Ärztlicher Notfalldienst**. Wer organisiert diesen?

Antwort: Jeder niedergelassene Arzt ist verpflichtet auch außerhalb seiner angekündigten Sprechzeiten die ärztliche Versorgung seiner Patienten zu gewährleisten. In den meisten Gegenden wird deshalb ein organisierter ärztlicher Notfalldienst für das Wochenende, die Feiertage sowie teils auch nachts eingeführt. Dieser ärztliche Notfalldienst gewährleistet die **ambulante medizinische Versorgung** außerhalb der Sprechstundenzeiten. Die Organisation liegt bei der örtlichen Ärzteschaft. Jeder niedergelassene Vertragsarzt, also auch Fachärzte, sind verpflichtet daran teilzunehmen. Diese Verpflichtung entfällt, wenn für das Gebiet ein gesonderter fachärztlicher Bereitschaftsdienst besteht. Nur in schwerwiegenden Fällen, z.B. bei chronischer Erkrankung oder Gehunfähigkeit, kann man sich durch einen Antrag bei der KV vom ärztlichen Notfalldienst befreien lassen.

Frage: Welche **Aufgaben** hat der **Rettungsdienst**?

Antwort: Die Aufgabe des Rettungsdienst in Deutschland ist die Notfallrettung. Er gehört gemeinsam mit Polizei und Feuerwehr zur Gefahrenabwehr und fällt in die Zuständigkeit der Bundesländer. Gegenstand der Notfallrettung ist es, bei lebensbedrohlich Verletzten oder Erkrankten (Notfallpatienten) **lebensrettende Maßnahmen** durchzuführen, ihre **Transportfähigkeit herzustellen** und sie unter fachgerechter Betreuung in eine für die weitere Versorgung geeignete medizinische Einrichtung zu befördern. In der Notfallrettung muss im Bedarfsfall ein Arzt eingesetzt werden. Dieser muss über den Fachkundenachweis „Rettungsdienst" der Ärztekammer oder eine vergleichbare Qualifikation verfügen (Notarzt).

4 Betreuung von Kindern in der Allgemeinarztpraxis

Frage: Welches **Präventionsprogramm** wird in Deutschland für **Kinder** empfohlen und in welchem Alter werden die unterschiedlichen Untersuchungen durchgeführt.

Antwort: In Deutschland sollten bei jedem Kind von unmittelbar postpartal bis zum 64. Lebensmonat **9 Vorsorgeuntersuchungen** durchgeführt werden. Alle Vorsorgen beinhalten eine allgemeine **körperliche Untersuchung** am vollständig entkleideten Kind sowie eine Erhebung der **Körpermaße** (Körperlänge, Kopfumfang, Gewicht). Je nach Alter sollte man auf weitere Untersuchungsschwerpunkte achten. Die wichtigsten sind in der unteren Tabelle angegeben. Jedes in Deutschland geborene Kind bekommt nach der Geburt ein Kinderuntersuchungsheft, in das die Ergebnisse der einzelnen Vorsorgeuntersuchungen sowie die Körpermaße (in die Perzentilenkurven) eingetragen werden.

U	Zeitraum	Normale psychomotorische Entwicklung	Weitere Schwerpunkte der Vorsorgeuntersuchung
U1	Postpartal	gebeugte Haltung in Bauch- und Rückenlage, keine Kopfkontrolle, ausgeprägter Greifreflex	Dokumentation von SS, Geburt, Apgar, Maße, Gewicht, ggf. Fehlbildungen, Vit.-K-Gabe
U2	3.–10. Tag		Basisuntersuchung des Neugeborenen, Guthrie-Test, TSH-Bestimmung (5. L.Tag), Rachitis-Prophylaxe ab 10. L.Tag
U3	4.–6. Woche	kurzzeitiges Anheben des Kopfes in Bauchlage möglich, fixiert bewegten Gegenstand, reagiert auf Geräusche	körperliche Entwicklung, Still-/Ernährungsprobleme, Reflexstatus
U4	3.–4. Monat	kann Kopf frei anheben, Greifreflex verschwindet, fixiert Personen, greift nach Gegenständen	Untersuchung der Hüfte und Hoden, Fehlhaltungen, Beginn der Impfungen
U5	6.–7. Monat	sitzt mit Unterstützung, dreht sich vom Rücken auf den Bauch, unterscheidet Bekannte/Unbekannte, lallt	Beurteilung der Reaktion auf Umgebung

U	Zeitraum	Normale psychomotorische Entwicklung	Weitere Schwerpunkte der Vorsorgeuntersuchung
U6	10.–12. Monat	freies Sitzen möglich, Stehen mit Festhalten, Hochziehen zum Sitzen und Stehen, Silbenverdopplung („dada"), Fremdeln	Körperkoordination, Sprach- und Sozialentwicklung
U7	21.–24. Monat	freies Laufen, Ballwerfen, Treppensteigen mit Unterstützung, spricht 10 Wörter, kann sich ausziehen	Beurteilung Gangbild, Deformitäten, Sprach- und Sozialentwicklung
U8	43.–48. Monat	Hüpfen, Springen, Dreiradfahren, spricht ganze Sätze, spielt mit anderen Kindern, isst alleine, zieht sich mit Hilfe an	motorische Entwicklung, Sprach- und Sozialentwicklung, differenzierter Hör- und Sehtest
U9	60.–64. Monat	Einbeinhüpfen, Zehen-Fersen-Gang möglich, zieht sich alleine an und aus, spricht fließend, Tag und Nacht sauber	motorische Entwicklung, Sprach- und Sozialentwicklung, Zahnstatus, Beurteilung der Schulreife

Tab. 4.1: Vorsorgeuntersuchungen mit der jeweiligen normalen psychomotorischen Entwicklung und den Untersuchungsschwerpunkten

Frage: Was versteht man unter **Fieber?**

Antwort: Fieber ist eine **Erhöhung der Körpertemperatur über 38 °C**. Bei einer Körpertemperatur zwischen 37,5 °C und 38 °C spricht man von subfebriler Temperatur. Die Körpertemperatur ist physiologisch morgens am niedrigsten und am Abend am höchsten. Am zuverlässigsten ist die rektale Messung. Die sublinguale Messung ist ca. 0,2 °C und die axilläre Messung ca. 0,5 °C zu niedrig.

Frage: In Ihre Praxis kommt eine Mutter mit ihrer 2 Jahre alten Tochter, die seit gestern **Fieber bis 39 °C** hat. Wie ist Ihr weiteres Vorgehen?

Antwort: Fieber ist – v.a. bei Kindern – ein sehr häufiges und **unspezifisches Symptom**. Zur Abklärung von unklarem Fieber empfiehlt sich, zunächst eine ausführliche Anamnese durchzuführen. Dabei sollte man herausfinden, **wie lange** das Fieber schon vorhanden ist, **wie hoch** das Fieber ist und ob es **kontinuierlich oder schwankend** ist. Des Weiteren sollten **Begleiterscheinungen** wie z.B. Übelkeit oder Schmerzen sowie mögliche **Ansteckungsmöglichkeiten**, **Auslandsaufenthalte** und **Vorer-**

krankungen abgeklärt werden. In jedem Fall sollte in der Praxis ein **Nachmessen** der Körpertemperatur erfolgen. Daran schließt sich eine **komplette körperliche Untersuchung** inklusive des Rachens, der Ohren und des Lymphknotenstatus.

Besonders bei Kleinkindern äußern sich Virusinfekte, v.a. durch Fieber, und verlaufen sonst ohne spezifische Symptomatik. Lassen sich weder in der Anamnese noch bei der körperlichen Untersuchung richtungweisende Symptome finden, so kann bei gutem Allgemeinzustand die Diagnose abwartend offen gelassen werden. Oft treten erst später spezifische Symptome auf, die eine Diagnose zulassen. Vielfach bleibt jedoch die Ursache uncharakteristischen Fiebers ungeklärt. Bei einer spontanen Entfieberung innerhalb weniger Tage kann auf weitere diagnostische Abklärung verzichtet werden.

Ansonsten kann als erweiterte Diagnostik eine Blutuntersuchung (z.B. Blutbild, BSG, Blutkultur), eine Urindiagnostik, ein Tuberkulose-Test, eine Sonographie oder ein Röntgen Thorax durchgeführt werden.

> **Merke:** Nicht alle schwerwiegenden Erkrankungen gehen mit Fieber einher (z.B. Sepsis, Meningitis)! Immer nach meningitischen Zeichen fahnden!

> **Frage:** Nennen Sie mindestens **5 Differentialdiagnosen**, die bei diesem Kind in Betracht kommen.

Antwort: Die häufigste Fieberursache bei Kindern ist ein **Infekt der oberen Atemwege**. Weitere häufige Ursachen können **andere Viruserkrankungen** z.B. Windpocken, Mumps, Masern, Röteln, Dreitagefieber, sowie **Harnwegsinfekt**, **Meningitis**, Sinusitis, Bronchitis, Pneumonie, **Otitis media**, EBV-Infektion und **Enteritiden** sein. Seltenere Ursachen sind z.B. Endokarditis oder akute Schübe bei chronisch entzündlichen Darmerkrankungen.

> **Frage:** Ist bei Fieber eine generelle **Absenkung der Körpertemperatur** empfehlenswert?

Antwort: Fieber ist eine Reaktion des Körpers auf endogene Pyrogene. Durch das Symptom Fieber weist der Körper auf eine akute Erkrankung hin und bewirkt beim Patienten eine – v.a. bei Kindern – sinnvolle Inaktivität. Durch die erhöhte Körpertemperatur wird eine körpereigene Produktion von Interferonen angeregt, die v.a. bei viraler Genese eine weitere Ausbreitung verhindert. All diese Argumente sprechen **gegen** ein **generelles Absenken** der Körpertemperatur bei Fieber. Kommt es bei sehr hohen Temperaturen zu einer **starken Beeinträchti-**

gung des Allgemeinzustandes oder besteht die **Gefahr eines Fieberkrampfes,** sollte eine **großzügige Antipyrese** durchgeführt werden. Allerdings sollte man bedenken, dass ein schnelles Absenken der Körpertemperatur zu einer starken Kreislaufbelastung führt.

> **Fallbeispiel:** Während der Sprechstunde bekommen Sie einen Anruf von einem aufgeregten Vater, dessen 15 Monate alter Sohn seit gestern sehr hohes Fieber (teilweise bis 40 °C) ohne weitere Symptome hat. Vor wenigen Minuten habe das Kind am ganzen Körper Zuckungen gehabt und nun sei es kaum noch ansprechbar. Bei einem sofortigen Hausbesuch finden Sie das Kind im Tiefschlaf. Welche Verdachtsdiagnose haben Sie?

Antwort: Vermutlich hat das Kind einen **Fieberkrampf** gehabt. Fieberkrämpfe sind die häufigste Ursache von Krampfanfällen bei Kindern. Sie laufen in der Regel als tonisch-klonische Krampfanfälle ab und kommen v.a. im Kleinkindalter vor (Altersgipfel im 2. Lebensjahr). Man unterscheidet zwischen einem einfachen und einem kompliziertem Fieberkrampf:
- **Einfacher Fieberkrampf** (75% d. Fälle):
    – tonisch-klonischer Krampf oder tonischer, primär generalisierter zerebraler Gelegenheitskrampf
    – Zungenbiss
    – Einnässen
    – evtl. Schaum vor dem Mund
    – Bewusstlosigkeit, Terminalschlaf
    – Hohes Fieber, evtl. Infektzeichen
    – Dauer: 3–10 Minuten
- **Komplizierter Fieberkrampf** (25% d. Fälle):
    – Herdsymptomatik
    – Anfallsdauer > 15 min.
    – mehr als 1 Anfall pro 24 Stunden
    – erster Fieberkrampf vor dem 1. bzw. nach dem 4. Lebensjahr

> **Frage:** Welche unmittelbaren **therapeutischen Maßnahmen** leiten Sie bei einem **akuten Fieberkrampf** ein?

Antwort: Bei einem akuten Fieberkrampf gilt es zunächst die **Vitalfunktionen** zu **sichern**. Dazu lagert man den Patienten in eine stabile Seitenlagerung, sorgt für die Freihaltung der Atemwege und gibt eventuell Sauerstoff über die Nasensonde. Zum Ausschluss einer Hypoglykämie sollte eine Blutzuckerbestimmung durchgeführt werden. Der akute Anfall kann z.B. mit **Diazepam** per Rektiole kupiert werden. Bei hohem Fieber sollte eine **Antipyrese** z.B. mit Paracetamol durchgeführt werden. Danach sollte ein Ganzkörperstatus zur weiteren Abklärung der Fieberursache erhoben werden.

Frage: Wann sollten Sie weitere Diagnostik einleiten?

Antwort: Weitere Diagnostik bei Fieberkrämpfen ist erforderlich bei:
- jeder Erstmanifestation
- geringstem Verdacht auf eine entzündliche Erkrankung des Nervensystems (Meningitis/Enzephalitis)
- allen Kindern < 18 Monate (wegen oft atypischer Symptomatik bei Meningitis)

Frage: Nennen Sie 5 **Differentialdiagnosen** bei **Erbrechen** im Kindesalter.

Antwort: Erbrechen ist ein häufiges Symptom im Kindesalter und kann viele Ursachen haben. Die häufigsten sind:
- **Funktionelles Erbrechen:** Fütterungsfehler, Überfütterung („Speikinder"), Rumination, azetonämisches Erbrechen
- **Infektiöse Genese:** Gastroenteritiden, Nahrungsmittelvergiftung, Appendizitis
- **Nahrungsmittelintoleranzen:** Kuhmilchproteinintoleranz, Zöliakie
- **Anatomische Genese:** Pylorushypertrophie, Kardiainsuffizienz, Volvulus, Invagination, Gastroösophagealer Reflux
- **Neurologische Genese:** Meningitis/Enzephalitis, Reisekrankheit, Sonnenstich
- **Hepatische Erkrankungen:** Hepatitis, Hepatopathie

Frage: Nennen Sie einen abwendbar gefährlichen Verlauf bei Erbrechen.

Antwort: Abwendbar gefährliche Verläufe sind z.B. Meningitis, Enzephalitis, Appendizitis, Ileus sowie Exsikkose.

Fallbeispiel: In Ihrem Nachtdienst werden Sie zu einem Kleinkind gerufen. Das Kind hatte in den letzten Tagen einen leichten Infekt der oberen Atemwege. Um Mitternacht sei es plötzlich mit bellendem Husten und Atemnot aufgewacht. Welche Verdachtsdiagnose haben Sie?

✚ Bei der Epiglottitis kann es auch durch harmlose Maßnahmen am Rachen zum reflektorischen Herz- und Atemstillstand kommen. Deshalb bei Verdacht Inspektion nur unter Reanimationsbereitschaft. Die Epiglottitis ist seit Einführung der Impfung selten geworden. Unbehandelt kann sie rasch zum Tode führen.

Antwort: Bei dieser Anamnese und dem klinischen Befund kommen differentialdiagnostisch hauptsächlich ein **Pseudokruppanfall** oder eine Epiglottitis in Frage. Die Infektanamnese, der Tageszeitpunkt sowie der bellende Husten lassen eher auf einen Pseudokruppanfall deuten. Der Pseudokrupp ist eine **stenosierende Laryngotracheitis**, die durch eine Virusinfektion mit einer entzündlichen Einengung des subglottischen Raums ausgelöst wird. Sie wird durch Umwelteinflüsse wie z.B. kaltes Wetter und Luftverschmutzung begünstigt. Die Epiglottitis ist eine perakut verlaufende bakterielle Infektion der Epiglottitis durch Haemophilus influenzae.

Differentialdiagnostisch zeigen sich zwischen der **Epiglottitis** und dem **Pseudokrupp** folgende Unterscheidungsmerkmale:

Pseudokrupp	Epiglottitis
bellender Husten	selten Husten (nicht bellend)
meist guter AZ	reduzierter AZ, schwerkranker Patient
afebril oder leichtes Fieber	Fieber meist > 39 °C
Heiserkeit	leise, kloßige Sprache
inspiratorischer Stridor (v.a. bei Aufregung)	inspiratorischer Stridor meist nicht hörbar
kaum Speichelfluss	starker Speichelfluss
v.a. abends und nachts, v.a. im Herbst	ganztags, ganzjährig
oft in Kombination mit Infekt der oberen Atemwege	meist keine Infektanamnese, im Akutstadium Hals- und Schluckschmerzen
Rezidive häufig	Rezidive selten

Tab. 4.2: Differenzierung zwischen Pseudokrupp und Epiglottitis

Frage: In welche **Stadien** wird der **Pseudokruppanfall** eingeteilt und wie sieht die entsprechende Therapie aus?

Antwort: Der Pseudokruppanfall wird in 4 Schweregrade eingeteilt:

Grad	Symptome	Therapie
I	bellender Husten, Heiserkeit	frische, kühle, feuchte Luft
II	zusätzlich inspiratorischer Stridor, Atemnot bei Aufregung	zusätzlich Steroide
III	starker inspiratorischer Stridor, Dyspnoe in Ruhe, Einziehungen, Unruhe, Tachykardie	stationäre Aufnahme, Steroide, → evtl. Sauerstoff via Nasensonde
IV	starke Dyspnoe, Zyanose, Somnolenz, Blässe, Bradykardie	zusätzlich Maskenbeatmung

Tab. 4.3: Gradeinteilung und Therapie des Pseudokruppanfalls

Frage: Welche Symptomatik findet man klassischerweise bei einer **Fremdkörperaspiration bei Kindern?**

Antwort: Die Fremdkörperaspiration äußert sich klinisch durch plötzlich einsetzenden **Husten**, **Würgen**, **Dyspnoe**, **Stridor** und **Giemen**. Bei der klinischen Untersuchung findet sich ein asymmetrischer, auf der aspirierten Seite **hypersonorer Klopfschall**, **asymmetrische Atemexkursionen** sowie ein **abgeschwächtes oder fehlendes Atemgeräusch** im betroffenen Lungenabschnitt. Werden Fremdkörper nicht entdeckt, kann es nach Wochen zur Entwicklung von Atelektasen und Pneumonien kommen.

Im Säuglingsalter findet sich durch Erbrechen in Rückenlage bevorzugt eine Aspiration von Nahrung. Die Aspiration von in den Mund gesteckten Gegenständen (v.a. Erdnüsse) tritt v.a. im Kleinkinderalter auf.

Bei fehlender Zyanose und klinisch stabilem Zustand sollte man keine unnötigen Manipulationen vor Ort vornehmen, sondern das Kind unter ärztlicher Begleitung in die nächste Kinderklinik zur endoskopischen Entfernung des Fremdkörpers einweisen.

Merke: Bei Kleinkindern können Fremdkörperaspirationen bei unklarer Anamnese leicht als Bronchitiden fehlgedeutet werden. Deshalb bei plötzlichem Hustenbeginn ohne andere Infektzeichen immer an eine Aspiration denken!

☐ ☐ ☐ **?** **Frage:** Was wissen Sie zum **plötzlichen Kindstod?**
☺ 😐 ☹

Antwort: Der plötzliche Kindstod ist die **häufigste Todesursache im 1. Lebensjahr** jenseits der Neugeborenenperiode. Definitionsgemäß versteht man unter dem plötzlichen Kindstod den plötzlichen Tod eines Säuglings, der aufgrund der Anamnese **unerwartet** eintrat und bei dem eine sachgerechte Obduktion **keine adäquate Todesursache** ergab. Die Inzidenz liegt bei 0,7/1000 Lebendgeborenen. Als **Risikofaktoren** gelten: Schlafen in Bauch- und Seitenlage, Überwärmung, familiäre Belastung, Früh-, Mangel- oder Mehrlingsgeborene, schlechter sozial-ökonomischer Standard, Drogen und Nikotin in der Familie.

☐ ☐ ☐ **?** **Frage:** Was versteht man unter einer **seborrhoischen Dermatitis?**
☺ 😐 ☹

Antwort: Die Seborrhoische Dermatitis – im Volksmund unter „(Kopf-) Gneis" oder „Milchschorf" bekannt – ist eine akut entzündliche Hauterkrankung unbekannter Ätiologie. Sie betrifft bevorzugt Säuglinge ab dem 1.–4. Lebensmonat. Klinisch zeigt sich eine gelblich-schuppende Hautrötung, bevorzugt am Kopf, seltener in Körperfalten (Kopf, Hals, Achseln, Windelregion). Selten haben die Patienten Juckreiz. Die Krankheit heilt meist ohne Therapie aus, ggf. kann man die Kopfschuppen mit Acetylöl lösen.

☐ ☐ ☐ **?** **Frage:** Welche **Therapie** empfehlen Sie bei Kindern mit einer **Windeldermatitis?**
☺ 😐 ☹

Antwort: Bei der Windeldermatitis handelt es sich um eine Hautirritation, die durch eine mikrobielle Zersetzung von Urin und Faezes unter Luftabschluss hervorgerufen wird. Deshalb sollten bei Kindern mit Windeldermatitis die **Windeln häufig gewechselt** sowie der **Windelbereich** möglichst oft **offen** gelassen werden. Im akuten Stadium empfiehlt sich das Abdecken der befallenen Hautstellen mit **Zinkpaste** oder evtl. **Gentianaviolettlösung**.

5 Besonderheiten bei der Betreuung alter und sterbender Patienten

Frage: In der durchschnittlichen Allgemeinarztpraxis sind 40–60 % der Patienten über 60 Jahre alt. Welche **Symptomenkomplexe** kommen bei der Betreuung **geriatrischer Patienten** häufig vor?

Antwort: Aufgrund der physiologischen Altersveränderungen und der im Alter zunehmenden Funktionseinschränkungen mit oder ohne Krankheitswert stehen für den Hausarzt bei der Betreuung geriatrischer Patienten andere Symptomenkomplexe im Vordergrund, als bei jüngeren Patienten. **Bewegungseinschränkung** und **Immobilität** durch Erkrankungen unterschiedlichster Ätiologie, die erhöhte **Gefahr von Stürzen** oder **Inkontinenzbeschwerden** sind typische Probleme des „alten Patienten". **Psychogeriatrische Erkrankungen**, wie Demenz, Verwirrtheit, Schlafstörungen oder Altersdepression spielen eine nicht unerhebliche Rolle. Letztlich beschäftigt sich der geriatrisch tätige Hausarzt auch mit dem Problem der schwindenden Selbstständigkeit alter Patienten, mit **Unterernährung** und **Exsikkose** sowie mit Nebenwirkungen der bei vielen alten Menschen nötigen, komplexen Pharmakotherapie.

Fallbeispiel: Sie betreuen eine bislang rüstige, 85-jährige Patientin und deren Familie, die in der Nähe lebt. Durch einen Sturz zieht sich die Patientin eine Radiustrümmerfraktur zu. Da die Hand nach Abheilung in schlechter funktioneller Stellung nicht wie gewohnt eingesetzt werden kann, ist die selbstständige Lebensführung der Patientin gefährdet.
Bitte beschreiben Sie die Aufgaben und Möglichkeiten des Hausarztes, die Kompetenz der betroffenen alten Patientin im Alltag zu verbessern in medizinischer und psychosozialer Hinsicht!

Antwort: Durch die beschriebene Verletzung und Behinderung ist die **Alltagskompetenz** der Patientin dauerhaft **bedroht** und durch die verminderte Adaptationsfähigkeit im Alter eine zunehmende Immobilisierung möglich. Der Hausarzt muss alles tun, um diesen Prozess zu unterbinden. In erster Linie wird er versuchen, durch **schmerzlindernde und rehabilitative Maßnahmen** die Funktion der Hand wiederherzustellen, bzw. zu erhalten. Darüber hinaus wird er helfen, **technische Hilfsmittel** zu besorgen, die der Patientin die selbständige Lebensführung erleichtern. Gelingt es nicht, die Alltagskompetenz der Patientin zu erhalten, muss der Hausarzt soziale Unterstützung der Patientin, durch vermehrte **Einbindung der Familie** oder durch **professionelle Dienstleister** im Pflegebereich organisieren. Um der Patientin ein Höchstmaß an Unabhängigkeit zu erhalten, muss der Arzt die häusliche Betreuung durch das Angebot von **vermehrten Hausbesuchen** verstärken.

Frage: Ein Problem bei der Betreuung geriatrischer Patienten ist die Entstehung von **Dekubitalgeschwüren** bei Immobilität. Welche **Pathomechanismen** führen zum Dekubitus und bei welchen Patienten ist eine besondere Gefährdung gegeben?

Antwort: Durch längere **Druckbelastungen** der Haut und der darunter liegenden Gewebe kommt es zur **Kompression der Kapillaren** und mit zunehmender Gewebsischämie und trophischen Störungen zur **Nekrose** von Haut und subkutanem Gewebe. Körperregionen über Knochenvorsprüngen (Fersen, Kreuzbein, Trochanter) sind als Entstehungsorte besonders gefährdet.

Ursachen und Risikofaktoren für die Entstehung von Druckgeschwüren sind:
- Schwere Grundkrankheit mit Immobilität und Bettlägerigkeit
- Neurologische Störungen mit Lähmung und sensiblen Ausfällen, z.B. nach Schlaganfall
- Durchblutungsstörungen und metabolische Mangelzustände der Haut
- Ödeme
- Adipositas oder Kachexie

Frage: Welche **Schweregrade** von **Dekubitalgeschwüren** kennen Sie?

Antwort: Bei der Einteilung der Dekubitalgeschwüre unterscheidet man folgende **4 Schweregrade:**

Stadium 1	umschriebene, meist schmerzhafte Hautrötung bei intakter Haut
Stadium 2	Hautdefekte mit Blasenbildung und frei liegendem Unterhautfettgewebe
Stadium 3	Defekt durch alle Weichteilschichten (Haut, Fett, Muskeln, Bänder, Bindegewebe)
Stadium 4	Defekt durch alle Weichteilschichten und Läsion des darunter liegenden Knochens

Tab. 5.1: Schweregrade von Dekubitalgeschwüren

5 Besonderheiten bei der Betreuung alter und sterbender Patienten

Frage: Wie sieht eine vollständige **Dekubitusprophylaxe** aus?

Antwort: Grundvoraussetzung für die Vermeidung von Druckgeschwüren ist die **Druckentlastung** bei Risikopatienten. Diese Patienten müssen auf **speziellen Matratzen** und mit **Lagerungshilfen** gelagert und **regelmäßig umgelagert** werden. Bei Pflege in häuslicher Umgebung müssen die pflegenden Angehörigen ausführlich zur fachmännischen Lagerung unterrichtet und angeleitet werden. Eine regelmäßige Inspektion und **Pflege der Haut** gehören ebenso zur Prophylaxe wie sorgfältige **Hygiene**, besonders der Ano-Genitalregion. Eine **ausreichende Flüssigkeitszufuhr** zur Erhöhung der Gewebeelastizität und eine **optimale Ernährung** müssen vorbeugend angestrebt werden. Falls möglich, hilft vor allem eine frühzeitige Mobilisierung, einen Dekubitus zu vermeiden.

Frage: Inkontinenz ist ein häufiges Problem vor allem bei schwer pflegebedürftigen geriatrischen Patienten. Welche **Inkontinenzhilfsmittel** kennen Sie, die die Pflege erleichtern?

Antwort: Als Hilfsmittel für inkontinente Patienten stehen neben **Slipeinlagen**, **Einmalwindeln** und **waschbaren Windelsystemen** auch mechanische Hilfsmittel wie **Kondom-Urinale** oder **Scheidenpessare** zur Verfügung. Schwerst pflegebedürftige Patienten benötigen möglicherweise ableitende Hilfsmittel wie **Dauerkatheter** oder eine **suprapubische Harnableitung**.

Frage: Welche allgemeinen praktischen Aufgaben hat ein Hausarzt im Rahmen der **Sterbebegleitung?** Nennen Sie bitte mindestens vier Aufgaben!

Antwort: Begleitet der Hausarzt einen unheilbaren und sterbenskranken Patienten in ambulanter, häuslicher Umgebung, so ist die innere Bindung zu diesem Patienten und den Angehörigen meist viel stärker als bei einer vergleichbaren Arzt-Patienten-Beziehung im Krankenhaus. Zumal der Hausarzt seinen Patienten in der Regel schon längere Zeit auf seinem Leidensweg begleitet hat.

Ist der Tod des Patienten absehbar, so ist es die Aufgabe des Arztes, frühzeitig mit Patienten und Angehörigen **über** den **nahenden Tod** zu **sprechen**. Gleichzeitig wird der Hausarzt dem Patienten ein **Gefühl der Sicherheit vermitteln**, und versuchen, ihm die Angst vor dem Sterben zu nehmen, er wird alle Möglichkeiten ausschöpfen, das Sterben und vor allem die begleitenden **Schmerzen** zu **erleichtern**. Früh genug sollte mit den Angehörigen, aber auch mit dem Patienten selbst geklärt werden, ob die Pflege des Sterbenden und der Tod im häuslichen Umfeld erwünscht sind, bzw. von den Angehörigen getragen werden können. Falls dies nicht möglich ist, hilft der Hausarzt bei der Unterbringung im Pflegeheim oder Hospiz. Die Betreuung im häuslichen Umfeld ist für den Hausarzt unter Umständen zeitaufwändig und verlangt vor allem in der präfinalen Phase des Sterbens **häufigere Hausbesuche** und Präsenz.

Wünsche des Patienten bezüglich weiterer medizinischer Maßnahmen (z.B. intensivmedizinische Behandlung oder Reanimation) müssen besprochen und ggf. in einer **Patientenverfügung** festgehalten werden. Der Arzt informiert die Familie über mögliche Ansprüche auf **Pflegegeld** und hilft bei der Beantragung einer **Pflegestufe**. Er unterstützt die Angehörigen auch mental bei der Begleitung des Sterbenden und hilft bei der Organisation professioneller Pflegedienste oder bei der Besorgung von Pflegehilfsmitteln, wie Krankenbett, Rollstuhl oder Badewannenlifter.

Nach dem Tod des Patienten kommen auf den Hausarzt andere Aufgaben zu, wie Leichenschau, Ausstellen der Todesbescheinigung oder seelische und mentale Unterstützung der trauernden Angehörigen.

Frage: Jeder niedergelassene Allgemeinarzt ist per Gesetz zur Leichenschau verpflichtet. Welche Pflichten hat der Arzt bei der **Leichenschau**?

Antwort: Bei der Leichenschau ist der Arzt verpflichtet, den **Todeseintritt**, **Todeszeitpunkt**, die **Todesart**, **Todesursache** und die **Identität** der Leiche festzustellen. Er muss überprüfen, ob Ansteckungsgefahr vorliegt und muss den Leichenschauschein ausfüllen. Bei Vorliegen einer nicht natürlichen Todesursache oder bei unbekannter Identität der Leiche ist der Leichenschauer verpflichtet, unverzüglich Polizei oder Staatsanwaltschaft zu benachrichtigen.

Frage: Nennen Sie die **sicheren Zeichen des Todes** und erläutern Sie kurz, wie Sie diese feststellen!

Antwort: Atemstillstand, Pulslosigkeit oder lichtstarre Pupillen sind Zeichen des klinischen Todes und dürfen nicht mit den sicheren Todeszeichen verwechselt werden.

Zeichen eines sicheren Todes sind:
- Totenflecke (Livores)
- Leichenstarre
- Fäulnis
- Verletzungen oder Verstümmelungen, die mit dem Leben nicht vereinbar sind

Zur Leichenschau muss der Arzt persönlich und mit großer Sorgfalt die unbekleidete Leiche vollständig untersuchen und dabei auf die sicheren Todeszeichen und mögliche Anhaltspunkte eines nicht natürlichen Todes, z.B. Zeichen von Gewalteinwirkung, achten.

Frage: Wie sind **nicht natürliche Todesfälle** definiert?

Antwort: Todesfälle, bei denen äußere Einwirkungen den Tod bedingt haben, werden als nicht natürlich definiert. Dazu gehören Todesfälle durch:
- Unfälle: im Verkehr, bei der Arbeit, beim Sport, zu Hause, in der Schule, usw.
- Vergiftungen
- Tötungsdelikte und Suizide
- ärztliche Maßnahmen mit Todesfolge durch aktives Tun, aber auch durch Unterlassen
- Tod als spätere Folge nach Unfällen, Vergiftungen, Körperverletzung, Tötungsversuchen und ärztlichen Maßnahmen

6 Prävention

6.1 Gesundheits-/Krebsvorsorge

Frage: Was versteht man unter dem Begriff **Prävention**?

Antwort: Unter dem Begriff Prävention versteht man **vorbeugende Maßnahmen**. Im Gesundheitssystem versucht man im Rahmen der Präventivmedizin, Krankheiten durch vorbeugende Maßnahmen zu verhindern, im Frühstadium zu erkennen und/oder deren Folgen zu begrenzen.

Frage: Definieren Sie die **Ziele der 3 Vorsorgestrategien** (Primär-, Sekundär- und Tertiärprävention) und nennen Sie jeweils mindestens ein Beispiel.

Antwort: Bei der Prävention gibt es 3 verschiedene Vorsorgestrategien:
- die **Primärprävention:** Darunter versteht man Maßnahmen zur Verhinderung der Krankheitsentstehung, d.h. Ausschaltung von als gesundheitsschädigend geltenden Faktoren vor deren Wirksamwerden.
  Beispiele: Ausschalten von Risikofaktoren (Rauchen, Aufklären über gesunde Ernährung), Epidemiologie, Schutzimpfungen
- die **Sekundärprävention:** Dazu zählt die Früherkennung und Frühbehandlung von Krankheiten.
  Beispiele: Krebsvorsorgeuntersuchungen, Schwangerenvorsorge, Kinderschutzuntersuchungen
- die **Tertiärprävention:** Hierzu zählen Maßnahmen, die zur Erhaltung der Lebensqualität und -fähigkeit beitragen sowie Folgeschäden begrenzen oder verhindern.
  Beispiele: Rehabilitation, Berentung

Frage: Welche **präventiven Maßnahmen** sind zurzeit in der gesetzlichen Krankenversicherung **abrechnungsfähig**?

Antwort: Im Leistungskatalog der gesetzlichen Krankenversicherung sind enthalten:
- Gesundheitsförderung durch Aufklärung und Beratung
- Impfungen

- Prophylaxe zur Verhütung von Zahnkrankheiten (Fluor bei Kleinkindern, Gruppenprophylaxe im Kindergarten, Individualprophylaxe vom 6.–20. LJ)
- Prophylaxe zur Verhütung von Rachitis bei Kleinkindern (Vitamin D)
- Vorsorgeuntersuchungen für Kinder und Erwachsene (U1–U9, J1, Krebsvorsorge bei der Frau und beim Mann, Schwangerenvorsorge)
- Medizinische Vorsorgeleistungen: Mutterkur, Mutter-Kind-Kur, stationäre Vorsorgekur, ambulante Vorsorgeleistungen
- medizinische Reha-Maßnahmen

Frage: Die **Früherkennungsuntersuchungen** werden in Deutschland nur von einem geringen Anteil der Bevölkerung wahrgenommen. Welche Möglichkeiten stehen Ihnen als Hausarzt zur Verfügung, die **Akzeptanz** zu **verbessern?**

Antwort: Nur ca. 50 % der berechtigten Frauen und nur ca. 20 % (!) der berechtigten Männer nehmen derzeit in Deutschland das Angebot der Früherkennung wahr! Um mehr Patienten zur Teilnahme an diesen Programmen zu gewinnen, hat vor allem der Hausarzt eine wichtige Funktion. Zum Beispiel sollte man die **Berechtigten** gezielt auf diese Untersuchungen **ansprechen**, im Wartezimmer **Merkblätter** auslegen, gesonderte **Vorsorgesprechstunden** anbieten, bei Vorsorgeterminen auf möglichst kurze Wartezeiten und einen reibungslosen Ablauf achten. Eine weitere Möglichkeit ist die Ausgabe eines sog. **Vorsorgepasses**, in dem auch der Zeitpunkt für die nächste Vorsorgeuntersuchung vermerkt sein sollte oder nach Wunsch des Patienten eine **automatische Wiedereinbestellung** zur nächsten Vorsorgeuntersuchung durch die Praxis erfolgt.

Frage: Definieren Sie die Begriffe **Spezifität** und **Sensitivität** in Bezug auf Screeningtests.

Antwort: Als **Spezifität** eines Tests bezeichnet man dessen Fähigkeit, ausschließlich Patienten mit der gesuchten Erkrankung zu erfassen. Also je weniger falschpositive Ergebnisse, umso besser die Spezifität des Testverfahrens. **Sensitivität** dagegen ist die Fähigkeit des diagnostischen Verfahrens, Patienten mit der gesuchten Erkrankung vollständig herauszufinden. Die Sensitivität ist dabei definiert als Verhältnis der Patienten mit positivem Test zu den tatsächlich erkrankten Patienten. Je weniger falschnegative Ergebnisse, desto sensitiver ist der Test.

Frage: Weder Spezifität noch Sensitivität von Screeninguntersuchungen wie z. B. der Mammografie, liegt bei 100 %. Welche Problematik kann das aufwerfen?

Antwort: Bei den Früherkennungsuntersuchungen, wie z.B. der Krebsvorsorge, werden viele Patienten mit einem Krebsverdacht konfrontiert, der sich später als unbegründet erweist. Gleichzeitig kann bei falsch negativen Ergebnissen ein Tumor bereits vorhanden sein, ohne dass er im Screeningprogramm erkannt wird.

Frage: Welche **Voraussetzungen** müssen gegeben sein, um eine **Screeninguntersuchung** einzuführen?

Antwort: Um eine Screeninguntersuchung einzuführen sollten folgende Bedingungen erfüllt sein:
- Es muss sich um eine **schwerwiegende und häufige Erkrankung** handeln oder das Verhältnis von Testaufwand zu der daraus resultierenden Behandlungsmöglichkeit muss möglichst klein sein.
- Für die zu screenende Krankheit muss im Krankheitsfrühstadium eine **wirksame und zumutbare Therapie** in ausreichender quantitativer Kapazität zur Verfügung stehen.
- Es muss ein **wiederholbarer**, für die Patienten **akzeptabler** Screeningtest zur Verfügung stehen, der über eine ausreichend **hohe Sensitivität und Spezifität** verfügt.
- Die **Kosten** für das Screening und die daraus resultierende Behandlung müssen in einem für die Gesellschaft akzeptablen Verhältnis zu den durch Vorbeugung und/oder Früherkennung erreichbaren langfristigen Einsparungen stehen.

Frage: Bei welchen Patienten soll eine Jugendschutzuntersuchung durchgeführt werden und was beinhaltet diese Untersuchung?

✚ Vor Ablauf des ersten Beschäftigungsjahres ist eine Nachuntersuchung erforderlich. Die Jugendschutzuntersuchung ist eine gute Gelegenheit, den Impfstatus zu überprüfen und ggf. zu ergänzen (v.a. MMR-, Pertussis-, Hepatitis-B-Impfung).

Antwort: Bei allen Minderjährigen muss nach § 32 Abs. 1 des Jugendarbeitsschutzgesetzes vor der Aufnahme der Ausbildung eine Jugendschutzuntersuchung vorgenommen werden. Für die Jugendschutzuntersuchung gibt es vorgedruckte Untersuchungsbögen. Die Untersuchung umfasst eine:
- ausführliche Anamnese (Familienanamnese, Krankheitsvorgeschichte des Jugendlichen, Medikamenten-/Alkohol-/Drogenanamnese)
- eingehende, das gewöhnliche Maß überschreitende körperliche Untersuchung, Abschätzung der körperlichen und seelischen Entwicklung
- Seh-, Farbsinn- und Hörprüfung
- Urinuntersuchung (Teststreifen)
- Beratung über individuelles Risikoprofil und Prävention gesundheitsschädigender Gewohnheiten (z.B. Rauchen)
- schriftliche, gutachterliche Äußerung zu den erhobenen Befunden
- Mitteilung für die Personensorgeberechtigten
- ärztliche Bescheinigung für den Arbeitgeber

6.1 Gesundheits-/Krebsvorsorge

Frage: Welche **Vorsorgeuntersuchungen** dienen der **Früherkennung** und sollten vom Hausarzt regelmäßig durchgeführt werden?

Antwort: Folgende Vorsorgeuntersuchungen können bei den gesetzlichen Krankenkassen abgerechnet werden und sollten regelmäßig durchgeführt werden:
- Krebsvorsorge für Männer (ab dem 45. Lj. jährlich)
- Krebsvorsorge für Frauen (ab dem 20. Lj. jährlich)
- Säuglings- und Kindervorsorge (U1–U9)
- Jugendschutzuntersuchung
- Schwangerschaftsvorsorge
- Check-Up (ab 35 alle 2 Jahre)

Frage: Ab 35 Jahren wird der **Gesundheits-Check-up** von den Krankenkassen alle 2 Jahre gezahlt. Welche Leistungen beinhaltet dieses Angebot?

Antwort: Der von den gesetzlichen Krankenkassen bezahlte Gesundheits-Check-up beinhaltet eine:
- ausführliche Anamnese (Familienanamnese, Eigenanamnese, Risikofaktoren)
- eingehende körperliche Untersuchung, Blutdruckmessung
- Urinuntersuchung (Urinstix)
- Blutuntersuchung mit Gesamtcholesterin und Serumzucker

Frage: Viele hausärztliche Praxen bieten im Rahmen einer „erweiterten Gesundheitsuntersuchung" zusätzliche Leistungen an, die der Patient allerdings selbst bezahlen muss. Welche zusätzlichen Untersuchungen können Sie sich als sinnvoll vorstellen?

Antwort: Sinnvolle Zusatzuntersuchungen wären z.B.:
- **Blutbild:** pathologisch z.B. bei Anämie, Infektionen, Malignome
- **Blutkörpersenkungsgeschwindigkeit:** pathologisch z.B. bei Entzündungen, maligne Tumoren, Autoimmunerkrankungen
- **Kreatinin:** pathologisch z.B. bei Niereninsuffizienz, Nierenfuktionsstörungen
- **γ-GT:** pathologisch z.B. bei hepatobiliäre Erkrankungen
- **PSA:** pathologisch z.B. bei Prostata-Ca
- **TSH:** pathologisch z.B. bei Hyper-/Hypothyreose
- **EKG:** Herzrhythmusstörungen, Tachy-/Bradykardien, Ischämien
- **Belastungs-EKG:** zum Nachweis/Ausschluss KHK, pathologisch bei Rhythmusstörungen unter Belastung
- **Lungenfunktionsuntersuchung:** gibt Hinweise auf restriktive/obstruktive Ventilationsstörungen

Frage: Welche **Früherkennungsuntersuchung** zum **Darmkrebs** kennen Sie?

Antwort: Neben der ausführlichen **Anamnese** (z.B. Abgang von Schleim oder Blut im Stuhl, neu aufgetretene Unregelmäßigkeiten im Stuhlgang), gibt es den Test auf **okkultes Blut** (z.B. Hemo-Fec). Ab dem 56. Lj. werden von den Kassen auch bei negativer Anamnese und Hemo-Fec zwei **Koloskopien** im Abstand von 10 Jahren bezahlt. Bei positivem Ausfall des Testes auf okkultes Blut besteht ein Anspruch auf eine Koloskopie ohne Mengenbeschränkung.

6.2 Impfungen

Frage: Was ist das **unmittelbare Ziel** einer Impfung und was will man mit Impfungen auf **längere** Sicht erreichen?

Tipp: Impfungen werden praktisch in jeder Prüfung gefragt. Es lohnt sich, sich mit diesem Thema ausführlich auseinander zu setzen!

Antwort: Das **unmittelbare Ziel** einer Schutzimpfung ist es, die geimpfte Person vor Ansteckung mit einer bestimmten Krankheit zu schützen. Das **Impfziel auf längere Sicht** besteht darin, einen Krankheitserreger regional bzw. weltweit auszurotten. Zur Ausrottung eines Krankheitserregers ist die Erreichung hoher Durchimpfungsraten notwendig. Ein Problem in den Entwicklungsländern ist die Verteilung der Impfstoffe (Kühlkette!). Das Hauptproblem in den Industrieländern ist die Impfmüdigkeit. Poliomyelitis wurde in Europa im Juni 2002 für ausgerottet erklärt. Die Eliminierung von Masern und Poliomyelitis ist erklärtes und erreichbares Ziel internationaler Gesundheitspolitik.

Frage: Was versteht man unter einer **Impfleistung** eines Arztes?

Antwort: Neben der durchzuführenden Impfung besteht die Impfleistung des Arztes darin:
- den Impfling über die zu verhütende Krankheit und den Nutzen sowie Beginn und Dauer der Schutzimpfung zu informieren
- ihn über Nebenwirkungen und Komplikationen der Impfung aufzuklären
- eine ausführliche Anamnese und Impfanamnese zu erheben sowie mögliche Kontraindikationen und – im Rahmen einer körperlichen Untersuchung – akute Erkrankungen auszuschließen
- dem Impfling Verhaltensmaßnahmen nach der Impfung zu empfehlen
- die Impfung im Impfausweis zu dokumentieren (möglichst mit Chargennummer) bzw. eine Impfbestätigung zu erstellen

6.2 Impfungen

Fallbeispiel: Zu Ihnen in die Praxis kommt eine Mutter mit ihrer Tochter termingerecht zur U8. (Kind geboren am 06.03.2001). Dabei wird Ihnen der Impfausweis vorgelegt. Was fällt Ihnen auf bzw. welche Impfungen würden Sie zum jetzigen Zeitpunkt vornehmen?

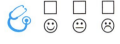

Datum	Tetanus	Diphtherie	Pertussis	Haemophilus influenzae b	Hepatitis B	Poliomyelitis	Masern	Mumps	Röteln
21.06.2001	X	X	X	X	X	X			
07.08.2001	X	X	X	X	X	X			
14.09.2001	X	X	X	X	X	X			
21.01.2003							X	X	X
03.07.2003	X	X	X	X	X	X			

Abb. 6.1: Impfausweis

✚ Da schon vor der letzten Injektion der Grundimmunisierung gegen Diphtherie, Pertussis, Tetanus, HIB, Polio (Salk) und Hepatitis B bereits 3 Injektion gegeben wurden, ist trotz des verspäteten Abschlusses der Grundimmunisierung auch vor der 4. Injektion von einem hohen Impfschutz auszugehen.

Antwort: Die U8 findet zwischen dem 43. und dem 48 Lebensmonat statt. Laut Impfkalender der Stiko (↙ Abb. 6.2.) soll nach dem vollendeten 2. Lebensmonat zum ersten Mal mit einer Sechsfachkombination gegen Diphtherie, Pertussis, Tetanus, HIB, Polio (Salk) und Hepatitis B geimpft werden. Diese Impfung wurde bei diesem Patienten zeitgerecht durchgeführt. Nach dem vollendeten 3. Lebensmonat sollte eine Auffrischimpfung gegen Diphterie, Pertussis und Tetanus durchgeführt werden oder je nach Impfstoff die 6fach-Impfung wiederholt werden. Die Patientin hat zu diesem Zeitpunkt eine erneute 6fach-Kombination erhalten. Im 7. Lebensmonat der o.g. Patientin wurde eine erneute 6fach-Impfung durchgeführt. Dies ist wiederum zeitnah zu den Empfehlungen der STIKO, die diese Impfung nach dem vollendeten 4. Lebensmonat vorsieht. Die letzte Injektion der Grundimmunisierung gegen Diphtherie, Pertussis, Tetanus, HIB, Polio und Hepatitis B sollte nach den Impfempfehlungen zwischen dem vollendeten 11. und 14. Lebensmonat vorgenommen werden. Nach dem Impfausweis dieser Patientin zu schließen, wurde die letzte 6fach-Impfung erst im 28. Lebensmonat, also sehr spät durchgeführt. Die 1. Mumps-Masern-Röteln-Impfung wurde ebenfalls verspätet im 22. Lebensmonat injiziert (Impfempfehlung zwischen dem vollendeten 11. und 14. Lebensmonat). Die 2. Mumps-Masern-Röteln-Impfung, die eigentlich zwischen dem vollendeten 15. und 23. Lebensmonat durchgeführt werden sollte, fehlt.

tipp Sehr oft wird auch ein Impfausweis als praktisches Beispiel herangezogen. Es lohnt sich, den Impfkalender genau einzuprägen!

Impfstoff/ Antigen- kombinationen	Alter in vollendeten Monaten					Alter in vollendeten Jahren	
	2	3	4	11–14	15–23 siehe 1)	4–5 siehe 1)	9–17 siehe 1)
DTaP*	1.	2.	3.	4.			
DT/Td**						A	A
aP							A
Hib*	1.	siehe 2)	2.	3.			
IPV*	1	siehe 2)	2.	3.			A
HB*	1	siehe 2)	2.	3.			G
MMR***				1.	2.		

Um die Zahl der Injektionen möglichst gering zu halten, sollten vorzugsweise Kombinationsimpfstoffe verwendet werden.
1) Zu diesen Zeitpunkten soll der Impfstatus überprüft und ggf. vervollständigt werden.
2) Antigenkombinationen, die eine Pertussiskomponente (aP) enthalten, werden nach dem für DTaP angegebenen Schema benutzt.
A Auffrischimpfung: Diese sollte möglichst nicht früher als 5 Jahre nach der vorhergehenden letzten Dosis erfolgen.
G Grundimmunisierung aller noch nicht geimpften Jugendlichen bzw. Komplettierung eines unvollständigen Impfschutzes.
* Abstände zwischen den Impfungen mindestens 4 Wochen; Abstand zwischen vorletzter und letzter Impfung mindestens 6 Monate.
** Ab einem Alter von 5 bzw. 6 Jahren wird zur Auffrischimpfung ein Impfstoff mit reduziertem Diphtherietoxoid-Gehalt (d) verwendet.
*** Mindestabstand zwischen den Impfungen 4 Wochen.

Abb. 6.2: Impfkalender nach den Empfehlungen der STIKO [1]

Fazit: Die Grundimmunisierung gegen Diphtherie, Pertussis, Tetanus, HIB, Polio (Salk) und Hepatitis B ist abgeschlossen. Die 2. Impfung gegen MMR, die zum Schließen von Impflücken gegeben wird, fehlt und sollte zum baldmöglichsten Zeitpunkt, also z.B. zum jetzigen Untersuchungstermin nachgeholt werden.

Fallbeispiel: Eine Ihnen bislang wegen Zuzugs nicht bekannte junge Mutter kommt mit ihrem 4 Jahre alten Sohn Michael wegen einer kleinen Schnittwunde in die Sprechstunde. Es stellt sich heraus, dass bislang weder regelmäßige Vorsorgeuntersuchungen, noch Impfungen durchgeführt wurden.
Welchen Impfplan werden Sie mit der Mutter bis zum 15. Lebensjahr besprechen? Wann werden Sie mit der Impfbehandlung beginnen?

Antwort: Folgende Impfungen sollten hier durchgeführt werden:
- **Tetanus + Diphtherie + Pertussis** (1. Injektion sofort, 2. Injektion nach 4 Wochen, 3. Injektion nach 12 Monaten)

- **Polio** (1. Injektion sofort, 2. Injektion nach 4–6 Wochen, 3. Injektion nach 12 Monaten, Auffrischungsimpfung mit 14 Jahren)
- **Mumps-Masern-Röteln** (1. Injektion sofort, 2. Injektion frühestens nach 4 Wochen)
- Hepatitis B (1. Injektion sofort, 2. Injektion nach 4 Wochen, 3. Injektion nach 12 Monaten)
- **Tetanus + Diphtherie:** Auffrischimpfung mit 5 und 14 Jahren

Eine HIB-Impfung wird nur für Kinder bis zu 4 Jahren empfohlen und muss deshalb nicht mehr vorgenommen werden.

Fallbeispiel: Zu Ihnen in die Praxis kommt eine Mutter mit Ihrem 2-jährigen Sohn zu einem MMR-(Mumps-Masern-Röteln-)Impftermin. Das Kind hat vor 2 Monaten im Rahmen eines Infektes einen Fieberkrampf erlitten. Von einer Freundin hat die Mutter erfahren, dass man ein Kind nach einem Fieberkrampf nicht impfen darf, weil es für das Kind gefährlich sein könnte. Was raten Sie ihr?

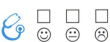

Antwort: Fieberkrämpfe in der Anamnese stellen keine Kontraindikation gegen eine Impfung dar. Da jedoch eine fieberhafte Impfreaktion einen Fieberkrampf provozieren kann, empfiehlt es sich, Kindern mit Krampfneigung prophylaktisch Antipyretika zu geben. Bei der MMR-Impfung beispielsweise werden diese zwischen dem 5. und 12. Tag nach der Impfung im Falle einer Temperaturerhöhung verabreicht. Bei Impfung mit Totimpfstoffen ist die Gabe von fiebersenkenden Medikamenten zum Zeitpunkt der Impfung und jeweils 4 und 8 Stunden danach ratsam.
- Kontraindikationen gegen Impfungen:
  - akut behandlungsbedürftige Erkrankungen (Ausnahme: postexpositionelle Impfung)
  - unerwünschte Arzneimittelreaktionen, bei denen ein zeitlicher Zusammenhang mit der Impfung besteht
  - 1 Woche vor bis 6 Wochen nach größeren Operationen (Ausnahme: postexpositionelle Impfung gegen Tetanus, Tollwut, Hepatitis B)
  - Lebendimpfstoffe bei Patienten mit Immunsuppression oder Immundefekten (Ausnahme: Varizellenimpfung bei Leukämiepatienten)
  - in der Schwangerschaft: alle nicht dringlich indizierten Impfungen
- Keine Kontraindikationen gegen Impfungen:
  - banale Infekte, auch mit subfebrilen Temperaturen
  - bei Schwangerschaft der Mutter des Impflings
  - bei anamnestisch Krampfanfälle in der Familie/Fieberkrämpfe in der Anamnese des Impflings
  - Frühgeburtlichkeit (Frühgeborene sollen entsprechend dem empfohlenen Impfalter geimpft werden)

- angeborene und erworbene Immundefekte bei Impfung mit Totimpfstoffen
- Behandlung mit Antibiotika oder niedrig dosierten Kortikosteroiden

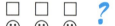

Frage: Was ist der Unterschied zwischen einer **passiven** und einer **aktiven Immunisierung?**

Antwort: Die passive Immunisierung erfolgt durch **Immunglobuline**. Der Vorteil besteht in der **sofortigen Schutzwirkung**. Da nur humorale Immunität besteht ist der Schutz allerdings nur von **kurzer Dauer** (zwischen 4 Wochen und 3 Monaten).

Bei der aktiven Immunisierung werden dem Organismus **Antigene** von Krankheitserregern injiziert und er muss selbst eine Immunität ausbilden. Der Vorteil liegt in einer **länger anhaltenden Immunität**. Jede neue Antigenzufuhr führt zu einer Gedächtnisreaktion mit einer Verstärkung der Immunität. Der Nachteil gegenüber der passiven Immunisierung ist vor allem der **verzögerte Eintritt** der Schutzwirkung, da der Organismus erst selbst Antikörper produzieren muss.

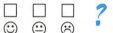

Frage: Was ist der Unterschied zwischen **Tot-** und **Lebendimpfstoffen?** Nennen Sie jeweils 3 Beispiele.

Antwort:
- **Totimpfstoffe** enthalten **abgetötete Krankheitserreger** oder **aufbereitete Antigene**. Da bei ihnen keine Impfinfektion möglich ist, können sie auch bei Patienten mit Immundefiziten verabreicht werden. Meist handelt es sich um Adsorbatimpfstoffe die intramuskulär verabreicht werden. Für die Grundimmunisierung sind in der Regel 3 Injektionen notwendig.
  Zu den Totimpfstoffen zählen die Impfstoffe gegen: **Diphtherie**, **Pertussis**, **Tetanus**, FSME, Hepatitis A und B, Influenza, Pneumokokken, Polio-Impfung nach Salk, Meningokokken, Typhus, Tollwut, Cholera, Japan-Enzephalitis.
- **Lebendimpfstoffe** enthalten **attenuierte Krankheitserreger**. Diese sind noch vermehrungsfähig. Deshalb besteht bei diesen Impfstoffen ein Risiko, vor allem für Immunsupprimierte und Schwangere, nach der Impfung an dieser Krankheit zu erkranken. Lebendimpfstoffe stellen deshalb bei Immunsuppression, Immundefekten oder während der Schwangerschaft eine Kontraindikation gegen Impfungen dar (Ausnahme: Varizellenimpfung bei Leukämiepatienten). Lebendimpfstoffe sind die Impfstoffe gegen: **Mumps-Masern-Röteln**, **Varizellen**, **Gelbfieber**.

Frage: Welche **Abstände** sollen bei Impfungen eingehalten werden?

 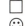

Antwort: Bei **Totimpfstoffen** ist **keine** Einhaltung von **Mindestabständen** notwendig. Auch von Tot- zu Lebendimpfstoffen ist kein Zeitabstand erforderlich. Bei **Lebendimpfstoffe** ist eine **simultane Verabreichung** möglich. Werden sie nicht simultan verabreicht, so ist in der Regel ein **Mindestabstand von 4 Wochen** einzuhalten. Für einen lang andauernden Impfschutz ist von Bedeutung, dass bei der Grundimmunisierung der erforderliche Mindestzeitraum zwischen vorletzter und letzter Impfung nicht unterschritten wird. Impfreaktionen vorausgegangener Impfungen sollten vor erneuter Impfung vollständig abgeklungen sein. Eine **Überschreitung der Abstände** zwischen den Impfungen stellt **kein Problem** dar. Jede Impfung zählt, d.h. auch eine über längeren Zeitraum unterbrochene Grundimmunisierung muss nicht neu begonnen werden, allerdings verzögert sich der Aufbau der Immunität.

Fallbeispiel: Zu Ihnen in die Praxis kommt eine 35-jährige Patientin, der vor 3 Monaten nach einem Autounfall die Milz entfernt wurde. Welche Impfungen empfehlen Sie ihr?

Antwort: Personen mit anatomischer oder funktioneller **Asplenie** haben ein erhöhtes Risiko, an einer Infektion mit Polysaccharid-bekapselten Bakterien (z.B. HIB, Pneumokokken, Meningokokken) zu erkranken. Deshalb sollten diese Patienten neben den üblichen Impfempfehlungen zusätzlich gegen **Pneumokokken**, **Meningokokken** und gegen **Haemophilus influenzae Typ b** (HIB) geimpft werden. Idealerweise sollten diese Impfungen vor der Splenektomie durchgeführt werden. Bei ungeplanter bzw. notfallmäßiger Splenektomie sollte v.a. die Pneumokokkenimpfung sobald als möglich, d.h. in der Regel, wenn sich der Patient von den unmittelbaren Unfall- bzw. Operationsfolgen erholt hat, durchgeführt werden.

Fallbeispiel: Eine im 5. Monat schwangere Patientin, die sich soeben eine größere Schnittwunde mit dem Küchenmesser zugezogen hat, kommt in Ihre Praxis. Im Impfpass der Patientin ist die letzte Tetanusimpfung vor 11 Jahren eingetragen, eine komplette Grundimmunisierung ist dokumentiert. Welche Impfempfehlung haben Sie für die Patientin?

Antwort: Grundsätzlich sollten in der **Schwangerschaft** (v.a. im ersten Tertial) **nur dringlich indizierte Impfungen** durchgeführt werden. Eine Impfung mit einem **Totimpfstoff** ist in der Schwangerschaft **nicht kontraindiziert**. Nur bei Impfungen mit Lebendimpfstoffen sollte eine

Schwangerschaft ausgeschlossen sein und für die nächsten drei Monate verhindert werden. Da es sich bei der Verletzung um eine größere Wunde handelt, das Küchenmesser vermutlich mit verschiedenen Keimen besetzt war (d.h. keine saubere Wunde) und die letzte Auffrischimpfung länger als 10 Jahre zurückliegt, raten Sie der Patientin zu einer Auffrischimpfung mit **Tetanol**. Wichtig ist, dass Sie eine vollständige Grundimmunisierung überprüfen. Bei fehlender Grundimmunisierung wäre eine zusätzliche, gleichzeitige Gabe von Tetanus-Immunglobulin notwendig.

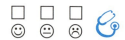

Fallbeispiel: Im Impfpass eines 30-jährigen Bauarbeiters finden Sie die Grundimmunisierung gegen Tetanus vor 25 Jahren dokumentiert. Seitdem ist auch keine Auffrischimpfung durchgeführt worden. Empfehlen Sie eine erneute Grundimmunisierung?

Antwort: Um einen sicheren Schutz gegen Tetanus zu gewährleisten, wird nach der Grundimmunisierung alle 10 Jahre eine **Auffrischimpfung gegen Tetanus** empfohlen. Nach dem Grundsatz „Jede Impfung zählt" muss nach vollständiger Grundimmunisierung auch bei Intervallen, die mehr als 10 Jahre betragen, **keine erneute Grundimmunisierung** durchgeführt werden. In der Regel sollte auch bei längeren Abständen eine Auffrischimpfung einen sicheren Schutz gewährleisten. Bei hohem Expositionsrisikos bzw. bei extrem langen Intervallen kann eine zweite Dosis z.B. im Abstand von 6 Wochen erwogen werden.

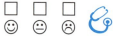

Fallbeispiel: Nach einem Sturz vom Fahrrad haben Sie einem 28-jährigen Mann mehrere kleine Schnittwunden an der Hand und im Gesicht versorgt. Danach erkundigen Sie sich nach der letzten Tetanusimpfung. Ihr Patient kann sich an keine Impfung in den letzten Jahren erinnern. Allerdings sei seine Mutter immer sehr ordentlich gewesen und er glaube, sie habe alle als Kind empfohlenen Impfungen durchführen lassen. Eventuell könne er bei der Mutter noch den alten Impfpass besorgen. Wie verhalten Sie sich?

Antwort: In Abhängigkeit vom Ausmaß der Verletzung, ihrem Verschmutzungsgrad, und dem Allgemeinzustand des Patienten kann man bei unklarem Impfstatus die Gabe von Tetanus-Immunglobulin um einige Stunden verschieben. Bei der Mehrzahl der jüngeren Patienten dürfte zumindest eine vollständige Grundimmunisierung erfolgt sein. Allerdings sollte der **Impfstatus** definitiv **innerhalb** der ersten **24 Stunden nach der Verletzung geklärt** werden. Denn innerhalb dieses Zeitraumes müsste man nach den Empfehlungen der STIKO bei einem Patienten mit nur 2 nachweisbaren Impfungen eine kombinierte Schutzimpfung durchführen. Ist man sich sicher, dass eine vollständige Grundimmunisierung durchgeführt wurde, jedoch der Zeitpunkt der letzten Boosterung unklar, so empfiehlt sich die Gabe einer Auffrischdosis des Tetanus-Impfstoffes. Ist der Impfstatus völlig unklar, so sollte man wie bei einem Ungeimpften vorgehen. Häufige Boosterungen im Abstand von weniger als fünf Jahren führen oft zu verstärkten Lokalreaktionen.

Fallbeispiel: Zu Ihnen in die Praxis kommt die Mutter mit ihrem 3 Monate alten Lars zum ersten Impftermin. Sie kennen das Kind bereits aus einem vorherigen Besuch aufgrund eines banalen Infektes der oberen Luftwege. Bei Lars sind keine weiteren Vorerkrankungen bekannt. Er wurde nach einer normalen Schwangerschaft zum Termin geboren. Die Geburt war unkompliziert. Er ist das erste Kind. Die Mutter wünscht aus Angst vor Impfschäden, dass nur die allernötigsten Impfungen durchgeführt werden. Was raten Sie Ihr?

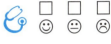

Antwort: Generell besteht in Deutschland **keine Impfpflicht!** Typisch nach einer Impfung ist das Auftreten von milden, selbstlimitierenden Symptomen wie z.B. Lokalreaktion (Rötung, Schwellung, Schmerzhaftigkeit im Bereich der Injektionsstelle), subfebrile Temperaturen, bei MMR-Impfung zwischen dem 7. und 12. Tag leichte masernähnliche Symptomatik. Bei regelrechter Anwendung der amtlich zugelassenen Impfstoffe sind **Impfreaktionen extrem selten**. Aufgrund vorhandener Impfstoffe sind manche Krankheiten seltener geworden. Wegen der **Impfmüdigkeit** wird jedoch eine Ausrottung zunehmend verzögert und es kommt immer wieder zu Krankheitsausbrüchen wie z.B. von Masern in Coburg 2001/02. Damals erkrankten mehr als 1000 Menschen. 94% von ihnen waren nicht oder nur unzureichend geimpft. Durch das Erkranken besteht das Risiko durch Komplikationen bleibende Schäden davonzutragen (z.B. bei Mumps: Meningitis, Meningoenzephalitis mit Defektheilung in 50% und Innenohrschwerhörigkeit, Sterilität bei Männern).

Impfgegner beziehen sich immer wieder auf historische Impfkatastrophen. Die überwiegende Zahl aller anerkannten **Impfschäden** gab es nach der **Pockenschutzimpfung** (67,4%), gefolgt von 8,1% nach **Poliomyelitis-Schluckimpfung** (in 1:4 Millionen Impfdosen kam es v.a. bei immungeschwächten Personen zu Komplikationen in Form einer Vakzineassoziierten paralytischen Poliomyelitis). Inzwischen wird keine Pockenimpfung mehr durchgeführt und in Deutschland nur noch die Polioimpfung mit dem Totimpfstoff empfohlen.

Fazit: Abhängig vom Schweregrad muss zwischen einer vorübergehenden Impfkomplikation und einem Impfschaden differenziert werden. Impfschäden kommen selten vor. Zwischen 1991 und 1999 wurden in Deutschland insgesamt 7 Fälle mit Mumps-Masern-Röteln-Impfung gemeldet, das ist weniger als ein Fall pro zwei Millionen Impfdosen. Das Risiko, bei Anwendung der heutigen Impfstoffe einen Impfschaden zu erleiden, ist also deutlich geringer als an einer Komplikation der entsprechenden Krankheit zu erkranken. Deshalb sollten Sie der Mutter zu allen Impfungen gemäß der dem STIKO-Impfkalender raten.

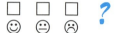

Frage: Welche **Impfempfehlungen** geben sie bei Patienten mit anamnestischer **Hühnereiweißallergie?**

Antwort: Hühnereiweißallergie stellt nach nationalen und internationalen Leitlinien **keine Kontraindikation** gegen Impfungen dar. Nur selten werden noch Hühnerembryos zur Produktion von Impfstoffen verwendet (z.B. bei Influenza). Werden die Impfstoffe – wie z.B. bei Tollwut, MMR, FSME – auf Hühnerfibroblasten gezüchtet, so lassen sich danach kaum Spuren von Hühnereiweiß nachweisen. In internationale Studien hat sich gezeigt, dass bei Kindern mit bekannter Hühnerweißallergie ohne Probleme geimpft werden kann. Lediglich bei Patienten mit sehr starker Hühnereiweißallergie können besondere Schutzmaßnahmen während der Impfung (z.B. stationärer Aufenthalt) in Erwägung gezogen werden. Theoretisch könnten solche Patienten auch mit einem Impfstoff geimpft werden, dessen Vermehrungssubstrat aus humanen diploiden Zellkulturen besteht. Dies wird allerdings weder von der STIKO empfohlen noch besteht in Deutschland eine Zulassung für einen entsprechenden Impfstoff.

Fallbeispiel: Zu Ihnen in die Praxis kommt ein Junge mit Gelenkschmerzen, die Sie nach dem Untersuchen als ein Arthritis interpretieren. Die weitere Anamnese des Jungen ist unauffällig. Das Kind war regelmäßig bei den Vorsorgeuntersuchungen. Alle Schutzimpfungen wurden durchgeführt, vor 3 Wochen die Mumps-Masern-Röteln-Impfung. An was müssen Sie denken?

Antwort: Es kann sich um eine **verstärkte Impfreaktion** handeln. Diese sind für bestimmte Impfstoffe typisch. Ein bis zwei Wochen nach der Röteln-Impfung zum Beispiel ist eine **Arthritis mit Gelenkschmerzen** möglich. Die Masern-Impfung kann mit einer Thrombozytopenie einhergehen. Halten die Beschwerden längere Zeit an oder bleiben gar bestehen, spricht man von einem Impfschaden.

Der Verdacht einer über das übliche Ausmaß einer Impfreaktion hinausgehenden **gesundheitlichen Schädigung** ist umgehend an das Gesundheitsamt zu melden **(Meldepflicht** nach § 6 Abs. I Nr. 3 IfSG, Meldeformular beim Gesundheitsamt anfordern). Über unerwünschte Arzneimittelwirkung ist auch die Arzneimittelkommission der Deutschen Ärztegesellschaft zu informieren. Die für die Klärung einer unerwünschten Arzneimittelwirkung relevanten immunologischen (z.B. zum Ausschluss eines Immundefektes) oder mikrobiologischen Untersuchungen (z.B. zum differentialdiagnotischen Ausschluss einer interkurrenten Infektion) sollten unverzüglich eingeleitet werden.

Die Häufigkeit von Impfschäden liegt bei unter 1:10 Millionen. Der Impfling oder seine Eltern bzw. Sorgeberechtigten sind auf die gesetzlichen Bestimmungen zur Versorgung nach Impfschäden hinzuweisen (IfSG § 60-64).

Frage: Warum wird auch für **Jungen** eine **Röteln-Impfung** empfohlen?

Antwort: Gefürchtete Komplikation der **Röteln** ist die **Embryopathie** sowie abortive Verläufe in der Schwangerschaft. Infiziert sich eine **nicht immune Schwangere** im 1. Trimenon, so führt dies in 50% zu einer Embryopathie (Herzfehler, Innenohrschaden, Glaukom, Katarakt, Oligophrenie). Ca. 3% der gebärfähigen Frauen der BRD sind nicht gegen Röteln immun, so dass ca. 50 Embryopathien im Jahr auftreten.

Die Rötelnerkrankung selbst ist für Jungen ungefährlich. Eine Impfung wird jedoch auch für Jungen empfohlen, um einer möglichen Ansteckung von Schwangeren vorzubeugen. Zudem will man kleinere Geschwister/Kinder, bei denen noch kein Impfschutz besteht, vor der Erkrankung schützen.

Frage: Bei **MMR** handelt es sich um einen Lebendimpfstoff. Warum genügt nicht eine einzige Impfung, sondern wird eine **zweite Impfung** empfohlen?

Antwort: Bei der Impfung gibt es erfahrungsgemäß **5% Non-Responder**. Um diese Impflücken zu schließen, empfiehlt man eine 2. Impfung.

Fallbeispiel: Im Rahmen einer Jugendschutzuntersuchung bei einem 13-jährigen Mädchen fällt Ihnen auf, dass die zweite Mumps-Masern-Röteln-Impfung nicht durchgeführt wurde. Auf was müssen Sie beim Impfen achten?

Antwort: Die MMR-Impfung wird mit einem Lebendimpfstoff durchgeführt. Deshalb ist diese Impfung in der Schwangerschaft kontraindiziert. Vor dem Durchführen der Impfung müssen Sie unbedingt eine **Schwangerschaft ausschließen**. Zudem muss bis drei Monate nach der Impfung ein Konzeptionsschutz eingehalten werden. Eine versehentliche Impfung mit MMR in der Schwangerschaft stellt jedoch keine Indikation zum Schwangerschaftsabbruch dar.

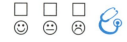

Fallbeispiel: Zu Ihnen in die Praxis kommt eine 35-jährige Mutter. Sie hat während ihres letzten Österreichurlaubes ein Plakat gesehen, das zur **Impfung gegen Zecken** aufruft. Da sie beabsichtigt, auch dieses Jahr wieder zum Wandern nach Österreich zu fahren, möchte sie bei Ihnen gerne eine Impfberatung bekommen. Was empfehlen sie Ihr?

Antwort: Zecken sind v.a. zwischen März und Oktober aktiv. Sie befinden sich z.B. im niedrigen Busch- und Strauchwerk sowie auf Gräsern und in Mischwäldern. Durch **Zecken** werden vor allem **Borreliose** und (seltener) **FSME** übertragen. Man schätzt, dass ca. 0,1–max. 5% der Zecken Träger des FSME-Virus sind. Aber auch nicht jeder Kontakt mit einer FSME-infizierten Zecke führt zu einer Übertragung des Virus. Je früher eine Zecke entdeckt und entfernt wird, desto geringer ist die Infektionsgefahr. Die Frühsommer-Meningoenzephalitis wird v.a. in Risikogebieten übertragen (z.B. Schwarzwald, Teile Bayerns, Teile Österreichs). Für **FSME** besteht die Möglichkeit einer **aktiven und passiven Immunisierung**. Die Ständige Impfkommission empfiehlt die Impfung gegen FSME für Personen, die in **Risikogebieten** exponiert sind oder Personen, die **beruflich** durch FSME-Exposition gefährdet sind (z.B. Forstarbeiter). Die Impfung bietet einen zuverlässigen Schutz gegen FSME. Auch durch andere Maßnahmen wie z.B. Tragen von heller und geschlossener Kleidung, regelmäßiges Absuchen auf Zecken, lässt sich das Risiko eines Zeckenbisses und damit einer Infektion senken.

10–30% der Zecken sind mit Borellia burgdorferi infiziert. Durch die Übertragung dieser Spirochäte kann beim Menschen die Lyme-Borelliose ausgelöst werden. Eine Impfung gegen Lyme-Borelliose gibt es nicht. Im Frühstadium typisch ist das Auftreten eines Erythema migrans (von der Bissstelle sich zentrifugal ausbreitendes Erythem mit später zentraler Abblassung). Dieses wird häufig von uncharakteristischen Symptomen wie Kopfschmerzen, Müdigkeit, Myalgie, Nackensteifigkeit, Fieber und Lymphadenopathie begleitet. Später kann es zur Lyme-Meningitis, Lyme-Arthritis sowie Neuroborreliose kommen. Die Lyme-Borreliose kann durch Antibiotika (z.B. Doxycyclin) behandelt werden.

Fazit: Falls Ihre Patientin also in ein Risikogebiet in den Urlaub fährt und sich überwiegend in der Natur aufhält, raten Sie ihr zu einer aktiven Immunisierung gegen FSME und klären sie über weitere Schutzmaßnahmen sowie Symptome der Lyme-Borreliose auf.

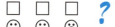

Frage: Empfehlen Sie der 3-jährigen Tochter auch eine FSME-Impfung?

Antwort: Kindliche FSME-Erkrankungen verlaufen im Allgemeinen leichter als beim Erwachsenen. Nur selten kommt es zu einer Meningitis bzw. Enzephalitis. Nur in Einzelfällen tritt ein neurologischer Restschaden auf. Nachdem frühere Impfstoffe v.a. bei Kindern häufig zu starken Fieberreaktionen führten, steht seit Ende 2001 mit Encepur® ein Impfstoff mit guter Immunität und Verträglichkeit zur Verfügung. Allerdings wurde auch bei diesem Impfstoff bei 15% der 1–2-jährigen Kinder Fieberreaktionen von über 38 °C beobachtet. Deshalb wird vor der Impfung von Kindern unter 3 Jahren eine besonders sorgfältige Indikationsstellung empfohlen. Im Übrigen gelten dieselben Impfempfehlungen wie bei Erwachsenen.

Fallbeispiel: Eine Ihrer Patientinnen ist vor 3 Tagen aus einem zweiwöchigen Schwarzwaldurlaub zurückgekommen. Unter der Dusche hat sie eine **Zecke** am Oberarm entdeckt, die sie selbst entfernt hat. Nun wünscht sie eine **postexpositionelle Immunprophylaxe**. Ist dies sinnvoll?

Antwort: Aufgrund mangelnder Daten zur Wirksamkeit wird die **postexpositionelle Prophylaxe** noch **kontrovers diskutiert** und nicht generell empfohlen. Wenn eine Zeckenexposition sicher nicht länger als 96 Stunden zurückliegt, kann eine Immunglobulingabe erwogen werden. Da sich die Patientin allerdings länger im Expositionsgebiet aufgehalten hat und eine negative Wirkung des Immunglobulins nicht ausgeschlossen ist, ist eine Immunglobulingabe in diesem Fall abzulehnen. Aufgrund der negativen Wirkung des Immunglobulins ist eine postexpositionelle passive Immunprophylaxe bei Kindern unter 15 Jahren generell nicht zugelassen.

Frage: Am 21. Juni 2001 wurde Europa als **poliofrei** zertifiziert. Warum empfiehlt die STIKO weiterhin eine **Polioimpfung**?

Antwort: Seit 1990 ist in Deutschland keine Erkrankung mit Wildpolioviren mehr aufgetreten und es sind nur vereinzelt noch Fälle einer impfassoziierten Poliomyelitis beobachtet worden. Die Polioimpfung nach Sabin (Schluckimpfung) birgt das Risiko einer impfassoziierten Poliomyelitis. Da in Deutschland das Risiko an einer Impfpolio zu erkranken höher ist als an einer Wildpolio, wird die Schluckimpfung seit 1998 in Deutschland nicht mehr empfohlen. Seitdem wird die Poliompfung nach Salk (Totimpfstoff mit formolabgetöteten Polioviren der Typen I, II, und III) empfohlen.

Obwohl Deutschland als poliofrei zertifiziert wurde, besteht durch den **internationalen Reiseverkehr** und durch **Migranten** die Gefahr, dass die Erkrankung in Deutschland wieder eingeschleppt wird. Die Impfung ist so lange notwendig, bis die weltweite Eradikation der Poliomyelitis erreicht und sowohl das Poliowildvirus als auch das Impfvirus nicht mehr zirkulieren. Dazu benötigt man einen Schutz in der Bevölkerung, der über 95% liegt.

Fallbeispiel: Bei einem Einwanderer wurde 1996 die Grundimmunisierung gegen Polio mit der Schluckimpfung nach Sabin empfohlen. Allerdings wurden nur 2 orale Gaben durchgeführt.
Wie komplettieren Sie die Grundimmunisierung?

Antwort: Eine Grundimmunisierung gegen Polio, die mit dem Impfstoff nach Sabin begonnen wurde, kann und soll in Deutschland mit dem Totimpfstoff nach Salk komplettiert werden.

Frage: Ab wann besteht nach einer **Pertussisimpfung** ein **Immunschutz?**

Antwort: Die **Grundimmunisierung** gegen Pertussis besteht **bis zum 13. Lebensjahr** aus **drei Impfdosen** im Abstand von mindestens vier Wochen und einer **vierten Dosis** im Abstand von 6 Monaten. Zwischen dem 14. und dem 18. Lebensjahr kann die Grundimmunisierung mit einem für die Altersgruppe zugelassenen azellulären Pertussisimpfstoff durchgeführt werden. Dabei werden zwei Impfdosen im Abstand von vier bis acht Wochen verabreicht. Bei Erwachsenen reicht eine Impfdosis als Grundimmunisierung. Der gereinigte, azelluläre Impfstoff zeichnet sich durch eine bessere Verträglichkeit aus.

Bei Kleinkindern besteht nach einer einmaligen Keuchhustenimpfung kein sicherer Immunschutz. Bereits **nach der 2. Impfung** kann man einen **60–70%igen Immunschutz** nachweisen. **Nach der 3. Impfung** besteht ein über **80%iger** Immunschutz. Da für die ersten vier Lebensmonate kein sicherer Immunschutz für den Säugling zu erreichen ist, ist es besonders wichtig, dass Geschwisterkinder, die Überträger des Keuchhustens sein können, ausreichend geimpft sind.

Frage: Nennen Sie 5 Indikationen für eine **Pneumokokkenimpfung!**

Antwort: Eine Impfung gegen Pneumokokken ist bei allen Personen, die aufgrund einer Grunderkrankung einer erhöhten gesundheitlichen Gefährdung unterliegen, indiziert. Dazu zählen z.B. **Frühgeborene** (< 38. SSW), **Neugeborene mit niedrigem Geburtsgewicht** (< 2500 g), Kinder mit Gedeihstörungen oder neurologischen Erkrankungen, **Immundefekte** (z.B. Asplenie, Leukosen, Sichelzellanämie, HIV-Infektion, Hypogammaglobulinämie, Zustand nach Knochenmarkstransplantation), **Diabetes mellitus**, **chronische Erkrankungen** von Herz, Kreislauf, Atemwege und Niere. Außerdem wird die Impfung vor dem Einleiten einer immunsuppressiven Therapie empfohlen.

Frage: Welche **Impfstoffe** stehen Ihnen für die **Pneumokokkenimpfung** zur Verfügung?

Antwort: Es steht ein **Konjugat-** sowie ein **Polysaccharidimpfstoff** zur Verfügung. Der Konjugatimpfstoff ist ein Totimpfstoff. Er enthält die 7 häufigsten Kapselpolysaccharidtypen konjugiert mit einem Trägerprotein. Er ist geeignet für Kinder ab dem 2. Lebensmonat bis zum vollendeten 2. Lebensjahr. Bei dem Polysaccharidimpfstoff handelt es sich ebenfalls um einen Totimpfstoff. Er enthält die 23 häufigsten von über 90 Pneumokokken-Subtypen. Dieser Impfstoff sollte bei bestehender Indikation bei Kindern ab dem vollendeten 2. Lebensjahr sowie bei Jugendlichen und Erwachsenen verabreicht werden.

Sind Kinder unter 2 Jahren mit dem Konjugatimpfstoff geimpft worden, sollte bei Fortbestehen der Indikation eine Impfung mit dem Polysaccharidimpfstoff im dritten Lebensjahr erfolgen. Aufgrund der vielen Pneumokokken-Subtypen ist es auch nach einer durchgemachten Pneumokokken-Erkrankung sinnvoll, eine Impfung durchzuführen, da man hierdurch eine Immunität gegen andere Subtypen erzielt.

Frage: Diphtherie ist nach der Öffnung der Grenzen in Richtung Osteuropa auch in Deutschland wieder häufiger. Welche Personen sollten sich gegen **Diphtherie** impfen lassen? Empfehlen Sie eine postexpositionelle Prophylaxe?

Antwort: Nach den Impfempfehlungen der STIKO sollten **alle Personen gegen Diphtherie geimpft** werden. Gemäß Impfkalender erhalten Säuglinge im Rahmen einer Kombinationsimpfung je nach verwendetem Impfstoff nach dem vollendeten 2., (3.), 4. und 11.–14. Lebensmonat eine Dosis der Grundimmunisierung. Danach sollte eine Auffrischimpfung im Alter von 5–6 Jahren sowie 9–17 Jahren erfolgen. Erwachsene sollten bei bestehender Grundimmunisierung alle 10 Jahre eine Auffrischung erhalten. Von der Impfung unabhängig sollte **nach Kontakt** mit einer an Diphtherie erkrankten Person eine **prophylaktische antibiotische Therapie**, z.B. mit Erythromycin oder Penicillin-G, erfolgen.

Frage: Welche Personen sollten gegen **Haemophilus influenzae Typ b** geimpft werden?

Antwort: Die Hauptrisikogruppe sind Kinder im Alter von 6–18 Monaten. Außerdem besteht ein erhöhtes Erkrankungsrisiko für Personen mit **funktioneller** oder **anatomischer Asplenie**. Nach den Impfempfehlungen der STIKO sollten alle **Säuglinge** im Alter von 2, (3), 4 und 11–14 Monaten geimpft werden. Falls die Impfung nicht im Säuglingsalter

✚ Bei Impfstoffen ohne Pertussiskomponente entfällt die Impfdosis im 3. Lebensmonat.

erfolgt ist, ist sie nur für **Kinder bis zu 4 Jahren** empfohlen. Kinder, die älter als 1 Jahr sind, sollen nur eine Impfdosis erhalten.

Frage: Ein Ihnen seit Jahren bekannter 40-jähriger Patient konsultiert Sie in Ihrer Praxis. Er wünscht eine **Impfberatung**, da er in 5 Monaten beruflich nach **Afrika** fliegen wird. Wie verhalten Sie sich?

Antwort: Bei der Impfberatung sollte zunächst eine **Kontrolle der Standardimpfungen** gegen Tetanus, Diphtherie und Polio erfolgen und der Impfschutz ggf. ergänzt werden. Je nach Reiseziel sollten nach den aktuellen Empfehlungen entsprechende **Impfpflichten** bzw. **Impfempfehlungen** z.B. gegen Gelbfieber, Cholera, Tollwut, Hepatitis A und Typhus abgeklärt und noch fehlender Impfschutz ergänzt werden. Ebenso sollte man sich die aktuellen Empfehlungen bezüglich einer **Malariaprophylaxe** einholen und diese ggf. veranlassen. Zudem sollte der Patient über prophylaktische Maßnahmen z.B. gegen Diarrhoe und Malaria aufgeklärt werden und evtl. entsprechende Reisemedikamente empfohlen werden.

Frage: Was ist das Besondere an der **Gelbfieberimpfung**?

Antwort: Die Gelbfieberimpfung ist die **einzige Impfung**, die von der WHO durch internationale Gesundheitsvereinbarungen **unter besonderen Schutz gestellt** wurde. Diese Vereinbarungen sind für alle Länder verbindlich. Ziel ist, dass eine **Verschleppung** des Gelbfiebervirus aus Endemiegebiete in solche Gebiete **verhindert** wird, in denen es zwar die Vektoren gibt, das Virus aber bisher noch nicht endemisch ist. Die Impfung darf nur an staatlich zugelassenen, von der WHO registrierten Gelbfieberimpfstellen erfolgen und muss in einem internationalen Impfpass mit einem amtlich vergebenen Siegel beglaubigt werden.

Frage: Wem empfehlen Sie eine **Hepatitis-A-Impfung**?

Antwort: Bei der Hepatitis-A-Impfung handelt es sich um eine **Indikationsimpfung**. D.h. sie wird von der STIKO nicht generell, sondern nur besonders gefährdeten Personen empfohlen. Dazu zählen:
- Hepatitis-A-gefährdetes (medizinisches) Personal, z.B. in pädiatrischen Einrichtungen oder im Labor, Kindertagesstätten, Einrichtungen für geistig Behinderte
- Personen mit chronischer Lebererkrankung, substitutionspflichtige Hämophilie
- homosexuell aktive Männer
- Reisende in Gebiete mit hoher Hepatitis-A-Durchseuchung, Angehörige von Entwicklungsdiensten

Frage: In **welchen Abständen** wird die **Hepatitis-A-Impfung** durchgeführt?

Antwort: Bei den **neuen Impfstoffen** werden **2 Injektionen** im **Abstand** von **6–12 Monaten** intramuskulär, bevorzugt in den M. deltoideus, verabreicht. Bei Impfstoffen der ersten Generation sind 3 Injektionen notwendig. Die Schutzwirkung beginnt nach der 2. Impfung. Die Konversionsrate liegt bei ca. 95%. Die Wirkdauer ist noch nicht gesichert nachgewiesen, man geht aber von einem **Wirkschutz** zwischen **5–10 Jahren** aus.

Frage: Nach dem Impfkalender sollen alle Säuglinge gegen **Hepatitis B** geimpft werden. Wurde eine solche Impfung nicht durchgeführt, sollte sie dann auch im Erwachsenenalter nachgeholt werden?

Antwort: Die Hepatitis-B-Impfung ist eine öffentlich empfohlene Standardimpfung für Säuglinge und Kinder ab dem 2. Lebensmonat und Jugendliche bis zum 17. Lebensjahr. Im Erwachsenenalter soll Sie im Rahmen einer Indikationsimpfung nur bei Personen mit besonderem Risiko bzw. postexpositionell verabreicht werden.

Zur Risikogruppe zählen:
- Hepatitis-B-gefährdetes medizinisches Personal, Polizisten, Feuerwehrleute, Personal in Gemeinschaftseinrichtungen wie z.B. Kindergärten, Pflegeheimen, psychiatrischen Anstalten
- Dialysepatienten, vor ausgedehnten chirurgischen Eingriffen, Patienten mit chronischen Lebererkrankungen
- Risikogruppen: Homosexuelle, Prostituierte, Drogenabhängige
- Reisende in Regionen mit hoher Hepatitis-B-Durchseuchung

Postexpositionell sollte der Impfstoff nach einer Verletzung mit einem vermutlich HBV-verseuchten Gegenstandes (typisch: Nadelstichverletzung!) oder Neugeborene, deren Mutter HBsAg positiv ist, verabreicht werden.

Frage: Wie ist der **Impfmodus** der **Hepatitis-B-Impfung** bei **Erwachsenen**?

Antwort: Die Grundimmunisierung erfolgt im Erwachsenenalter nach 0 Monaten/4 Wochen/6–12 Monaten. 4 Wochen nach der 3. Injektion sollte eine Titerkontrolle erfolgen. In 5% der Fälle sprechen immunologisch gesunde Personen nicht oder nur schlecht auf die Impfung an (genetische Ursachen?). Bei ihnen kann durch die Gabe von bis zu weiteren 3 Injektionen versucht werden, doch noch einen Immunschutz aufzubauen. Dies gelingt in bis zu 70% d. F. Bei der Titerkontrolle sollte bei Anti-HBs-Werten < 100 IE/l eine erneute Impfung sowie eine Kontrolle in einem Monat vorgenommen werden. Bei Werten > 100 IE/l empfiehlt man eine Auffrischimpfung in 10 Jahren.

Frage: Warum empfiehlt die STIKO eine **Hepatitis-B-Impfung** für **Säuglinge,** obwohl in Deutschland, bei fehlender familiärer Belastung das Erkrankungsrisiko gering ist?

Antwort: Zum einen stehen **gut akzeptierte Kombinationsimpfstoffe** zur Verfügung, so dass keine zusätzliche Injektion notwendig ist und eine hohe Anzahl von Kindern erreicht wird. Zum anderen ist es eine sehr **sichere Impfung,** auf die Säuglinge in der Regel mit einer sehr **guten Immunantwort** ansprechen. Hinzu kommt das **hohe Chronifizierungsrisiko** bei Hepatitis B im Kleinkind- oder Säuglingsalter. Kommt es bei Erwachsenen bei nur 10% der Infizierten zu einer Chronifizierung, so erleiden 90% der infizierten Säuglinge eine schwere chronische Verlaufsform.

Frage: Welchen Personen raten Sie zu einer **Influenzaimpfung?**

Antwort: Die Influenzaimpfung ist eine **freiwillige Individualimpfung.** Sie wird empfohlen für:
- alle Personen über 60 Jahre
- Patienten mit bestimmten Grunderkrankungen, v.a. Herz-Kreislauf-, chronische Lungen-, Leber-, Nierenerkrankungen, Diabetes mellitus, Immundefizienz, HIV-Infektion
- Beschäftigte im Gesundheitswesen

Frage: Warum muss diese Impfung **jährlich** wiederholt werden?

Antwort: Aufgrund der **hohen Variabilität der Influenzaviren** wird jedes Jahr ein neuer, aktualisierter Impfstoff angeboten. Die Impfung sollte im Herbst vor Beginn der Grippesaison vorgenommen werden.

Allgemeinärztliche Betreuung und Behandlung

7 Erkrankungen von Herz und Kreislauf

7.1 Arterielle Hypertonie

Fallbeispiel: Im Rahmen einer Vorsorgeuntersuchung messen Sie bei einer 48-jährigen Patientin einen Blutdruck von 165/95 mmHg. In der Anamnese gibt die Patientin an, dass der Vater und der Großvater wegen eines Bluthochdrucks behandelt wurden. Die Patientin ist übergewichtig, in der Laboruntersuchung zeigt sich das Gesamtcholesterin auf 270 mg/dl erhöht.
Bedarf es Ihrer Meinung nach bei dieser Patientin einer weiteren Abklärung?

Antwort: Gemäß der Definition der WHO ist der hier gemessene Blutdruck zu hoch. Eine **manifeste arterielle Hypertonie** kann jedoch erst nach **wiederholten Messungen** diagnostiziert werden, da die Blutdruckwerte von der Tageszeit sowie von psychischen (z.B. dem „Weißkittel-Effekt") und körperlichen Belastungen abhängen. Übergewicht, erbliche Belastung und endokrine Faktoren (häufiger Beginn einer Hyper-

WHO	
Normbereich	< 139/89 mmHg
Grenzbereich	140/90–159/94 mmHg
Hypertonie	> 160/95 mmHg
Deutsche Hochdruckliga	
Optimaler Blutdruck	< 120/80 mmHg
Normaler Blutdruck	< 130/85 mmHg
„noch-normal"	130/85–139/89 mmHg
Leichte Hypertonie (Schweregrad 1)	140/90–159/99 mmHg
Mittelschwere Hypertonie (Schweregrad 2)	160/100–179/109 mmHg
Schwere Hypertonie (Schweregrad 3)	> 180/110 mmHg
Isolierte systolische Hypertonie	> 140/< 90 mmHg

Tab. 7.1: Definition der arteriellen Hypertonie

tonie bei Frauen im Klimakterium) spielen bei der Entstehung der Hypertonie eine begünstigende Rolle, daher sollte hier **weitere Diagnostik** erfolgen. Auch im Hinblick auf die zusätzlich vorliegenden kardiovaskulären Risiken und ein dahingehend zu entwickelndes Behandlungskonzept ist eine weitere Abklärung nötig. Zumal der arterielle Hypertonus eine epidemiologisch bedeutende Volkskrankheit darstellt, die einfach zu diagnostizieren und durch moderne medikamentöse Therapie effektiv und nebenwirkungsarm zu behandeln ist.

> **Merke:** Der Allgemeinarzt sollte grundsätzlich bei jedem neuen Patienten in der Praxis den Blutdruck messen. Bei pathologischen Werten soll kontrolliert bzw. weiter untersucht und danach – falls nötig – zum Spezialisten überwiesen werden.

Frage: Wie verfahren Sie bei der weiteren **Abklärung** des **erhöhten Blutdrucks?**

Antwort: Zunächst sollte die **anamnestische Befragung** der Patientin vervollständigt und insbesondere nach familiär vorkommenden kardiovaskulären, zerebrovaskulären oder renalen Erkrankungen, Diabetes mellitus sowie ggf. aufgetretenen Komplikationen in der Schwangerschaft gefragt werden. Die **Ernährungs-, Genussmittel- und Medikamentenanamnese** (z.B. Kaffee, Alkohol, orale Kontrazeptiva, Steroide, NSAR) geben unter Umständen Hinweise auf einen sekundären, z.B. medikamentös verursachten, Hypertonus.

Neben einer körperlichen Untersuchung sollte der Blutdruck mehrmals, an **beiden Armen** und auch zu **verschiedenen Tageszeiten** gemessen werden. Durch Selbstmessung und **24-Stunden-Blutdruckmessung** kann die Blutdrucksituation oft noch realistischer beurteilt werden, da ca. 20% der Patienten mit erhöhtem Blutdruck in der Arztpraxis zu Hause normale Werte haben.

Labordiagnostisch gehören zum Basisprogramm der Hypertonieabklärung die Bestimmung von **Kreatinin** und **Serumelektrolyten** (Hypokaliämie beim Conn-Syndrom), ein Screening auf **weitere Risikofaktoren** (Blutzucker, Blutfette, Harnsäure) sowie die Untersuchung des Urins auf **Eiweißausscheidung** und ggf. auf **Katecholamine** im **24-Stunden-Sammelurin** (bei V.a. Phäochromozytom).

Apparative Diagnostik wie EKG, Röntgen-Thorax und (Doppler-)Sonographie der Nieren(-arterien) gibt schließlich Aufschluss über bereits eingetretene Komplikationen (z.B. Linksherzinsuffizienz) oder Ursachen für sekundären Hypertonus (z.B. Nierenarterienstenose).

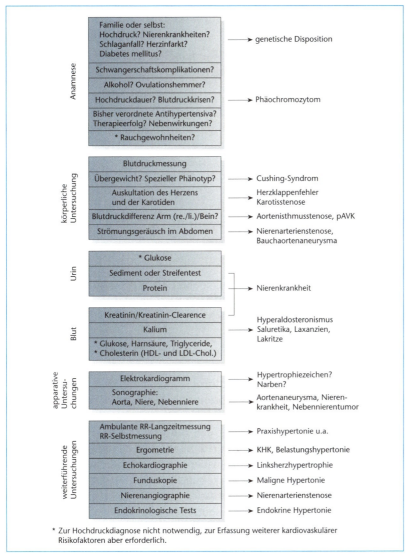

Abb. 7.1: Diagnostik der Hypertonie [2]

Frage: Was heißt **ABDM**?

Antwort: Die Abkürzung **ABDM** steht für **a**mbulante **B**lut**d**ruck**m**essung. Gemeint ist dabei die **24-Stunden-Blutdruckmessung**. Bei dieser Messmethode wird in definierten Zeitabständen der Blutdruck über eine Manschette am Oberarm des Patienten gemessen und von einem tragbaren elektronischen Messgerät gespeichert. Anhand der Daten können ein Blutdruck-Tagesprofil erstellt oder etwa Tagesmittelwerte errechnet werden.

Frage: Nennen Sie **Indikationen** zur **ABDM!**

Antwort: Die ambulante 24-Stunden-Blutdruckmessung ist immer dann indiziert, wenn eine genauere Analyse des Blutdruckverhaltens eines Patienten benötigt wird.

Dies ist in folgenden Situationen der Fall:
- zur Sicherung eines Verdacht auf Hypertonus bei mehrmals erhöht gemessenen Blutdruckwerten, bzw. zur Verlaufskontrolle unter Therapie
- zur engmaschigen Kontrolle bei schwer einstellbaren Hypertoniepatienten
- zur Abklärung von Schwindel
- zur Kontrolle der Hochdruckpatienten in Alltags- und Belastungssituationen

Frage: Welche Schlussfolgerung ziehen Sie aus einer **aufgehobenen Tag-Nacht-Rhythmik der Blutdruckwerte** bei der 24-Stunden-Blutdruckmessung?

✚ Der nächtliche Blutdruckabfall beträgt normalerweise mehr als 10 mmHg, sowohl systolisch als auch diastolisch. Patienten, bei denen der nächtliche Blutdruckabfall ausbleibt, bezeichnet man auch als „Non-Dipper".

Antwort: Die Höhe des Blutdrucks ist über 24 Stunden nicht konstant, so zeigt sich bei der Blutdrucklangzeitmessung physiologischerweise ein biphasischer Verlauf mit Blutdruckspitzen am Morgen und am frühen Abend sowie mit einer Absenkung der Messwerte während des Schlafes. Bei den meisten Hypertonikern kommt es wie beim Gesunden zu einer nächtlichen Absenkung der Blutdruckwerte. Bei ca. 75% der Patienten mit **sekundärem Hypertonus** zeigt sich eine **fehlende Nachtabsenkung** des Blutdrucks. Ein ausbleibender nächtlicher Blutdruckabfall könnte als Hinweis für einen sekundären Hypertonus gedeutet werden, allerdings können beispielsweise auch Schlafstörungen oder ein Schlafapnoesyndrom ursächlich sein.

Hypertoniepatienten mit pathologischem Blutdruckprofil haben aufgrund vermehrter Endorganschäden ein **erhöhtes kardiovaskuläres Risiko.** Daraus ergeben sich Konsequenzen für die weitere Therapie.

Frage: Was müssen Sie beachten, wenn eine dicke Bergbäuerin in Ihre Praxis kommt und Sie ihr den Blutdruck messen wollen?

tipp Der Prüfer wollte hier offensichtlich Informationen über technische Details der Blutdruckmessmethoden! Gegebenenfalls noch mal nachfragen, was denn nun gemeint ist.

Antwort: In der Allgemeinmedizinischen Praxis wird der Blutdruck in der Regel mit der indirekten Methode nach Riva Rocci gemessen. Die Manschettenbreite des Messgerätes beeinflusst dabei die gemessenen Werte. Mit einer relativ zu schmalen Manschette werden zu hohe, mit einer zu breiten Manschette zu niedrige Werte gemessen.

7.1 Arterielle Hypertonie

Die Breite einer gängigen Messmanschette soll ca. 12–15 cm betragen. Bei einem Armumfang über 40 cm muss eine breitere Manschette gewählt werden.

Wird der Blutdruck der Bergbäuerin am Oberarm gemessen, so ist wohl eine breitere Manschette zu wählen.

✚ Für Kinder gilt, die Manschettenbreite so zu wählen, dass sie sich bequem um den Oberarm legen lässt und dabei etwa 2/3 der Oberarmlänge von der Manschette bedeckt sind.

Frage: Erläutern Sie bitte im Zusammenhang mit der Blutdruckmessung den Begriff **Pseudohypertonie!**

Antwort: Bei Patienten mit einer **Atherosklerose der Extremitätenarterien** (Mönckeberg Mediasklerose) werden durch verminderte Komprimierbarkeit der Arterien bei der Methode nach Riva Rocci **fälschlicherweise zu hohe Blutdruckwerte** gemessen, man spricht von Pseudohypertonie.

Frage: Was empfehlen Sie ihren **Hypertoniepatienten** als **Basistherapie?**

Antwort: Bei jeder Form der arteriellen Hypertonie gehören folgende **Allgemeinmaßnahmen** zur Basistherapie:
- Reduktion von Übergewicht
- Einschränkung des Kochsalzkonsum, ggf. kalium-, magnesium- und kalziumreiche Vollwertkost
- körperliche Aktivität, regelmäßiges mildes Ausdauertraining
- Meiden von Genussmitteln, insbesondere von Alkohol, Kaffee und Nikotin
- Abbau von Stress und inadäquatem Leistungsstreben, ggf. mit Entspannungstherapie (z.B. progressive Muskelentspannung, Yoga)
- Überprüfung der Indikation hypertoniebegünstigender Medikamente
- Behandlung begleitender kardiovaskulärer Risikofaktoren (z.B. Hypercholesterinämie, Diabetes mellitus)

Frage: Nehmen Sie kurz Stellung zur **medikamentösen Therapie** des **arteriellen Hypertonus!**

Antwort: Für Hochdruckpatienten, die keine weiteren Erkrankungen oder Risikofaktoren aufweisen, kann die Behandlung nach dem **Stufenschema der Deutschen Hochdruckliga** erfolgen:

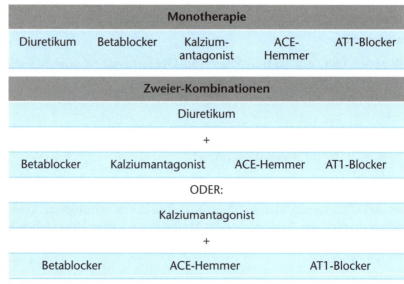

Tab. 7.2: Schema der medikamentösen Hochdruckbehandlung modifiziert nach der Deutschen Hochdruckliga

Begonnen wird mit einer **Monotherapie** und falls der Zielblutdruckwert damit nicht erreicht wird, kann eine **Kombinationstherapie** eingesetzt werden. Dabei ist eine Blutdrucknormalisierung bei guter Medikamentenverträglichkeit anzustreben.

Nach den neuesten Empfehlungen zur **Hochdruckbehandlung** der Deutschen Hochdruckliga kann die Behandlung statt mit der Stufentherapie wahlweise auch mit einer **niedrig dosierten Kombinationstherapie** aus **Diuretikum** und **ACE-Hemmer** oder **Diuretikum** und **Betarezeptorenblocker** begonnen werden. Diese Behandlungsstrategie scheint bei einem weit über den Zielwerten liegenden Ausgangsblutdruck oder bei bereits vorhandenen Begleiterkrankungen, wie Herzinsuffizienz oder koronarer Herzkrankheit, sinnvoll. Die sequentielle Monotherapie wird neuerdings auch als gleichwertige Therapiestrategie empfohlen. Hierbei wird eine Substanz in der Monotherapie solange gegen ein anderes Antihypertensivum ausgetauscht, bis der Zielblutdruckwert erreicht wird. Kann mit einer Zweier-Kombinationstherapie keine effektive Blutdrucksenkung erreicht werden, so muss mit einer **Dreierkombination** therapiert werden.

In seltenen Fällen ist auch die Dreifach-Kombination nicht ausreichend wirksam. Nach sorgfältigem Ausschluss von möglichen Ursachen der Therapieresistenz und ggf. nach fachärztlicher Untersuchung und Empfehlung kann in Kombination mit **arteriolären Vasodilatatoren**, wie Dihydralazin oder Minoxidil behandelt werden.

Patienten mit Begleiterkrankungen profitieren ggf. von der Anwendung bestimmter Substanzgruppen. Beim Herzinsuffizienzpatienten beispielsweise ist der primäre Einsatz von Betarezeptorblockern oder

ACE-Hemmern vorteilhaft. Genauso können Nebenwirkungsprofile und wirtschaftliche Aspekte die Auswahl des Blutdruckmedikaments beeinflussen. Der Einsatz von Medikamenten in Fixkombinationen kann bezüglich der Patientencompliance vorteilhaft sein.

Frage: Was glauben Sie ist der **häufigste Grund** für eine **therapieresistente Hypertonie?**

Antwort: Lässt sich trotz Stufentherapie und Medikamentenkombination der Zielblutdruckwert bei einem Patienten nicht erreichen, können zum Beispiel eine nicht erkannte **sekundäre Blutdruckform** oder **Wechselwirkungen anderer Arzneimittel** ursächlich sein. Der weitaus **häufigste Grund** für eine therapieresistente Hypertonie ist jedoch die **mangelnde Zuverlässigkeit der Patienten** bei der Medikamenteneinnahme.

Frage: Welche **blutdrucksenkenden Substanzen** würden sie bevorzugt beim **Diabetes-Patienten** einsetzen?

Antwort: In verschiedenen Studien konnten besonders für Diabetes-Patienten positive Effekte bezüglich des erhöhten kardiovaskulären Risikos unter der Therapie mit **ACE-Hemmern** bzw. mit dem **Kalziumantagonisten Felodipin** aufgezeigt werden. Diese Substanzen sind deshalb beim Diabetiker, ggf. auch in Kombination, unter Beachtung von Kontraindikationen und Nebenwirkungsprofil bevorzugt anzuwenden.

Frage: Welches **Antihypertonikum** kann sich bei Patienten mit **obstruktiver Atemwegserkrankung ungünstig** auswirken?

Antwort: Die **Betarezeptorenblocker** können durch Blockade der Beta-2-Rezeptoren der Bronchien **Bronchospasmen** auslösen. Da auch Beta-1-selektive Substanzen in höheren Dosierungen Beta-2-Rezeptoren blockieren, gelten die Betarezeptorenblocker bei chronisch-obstruktiven Atemwegserkrankungen als kontraindiziert.

Frage: Welche Patientengruppe unter den **Hypertonikern** könnte von einer Therapie mit **Alpha-1-Blockern** zusätzlich profitieren?

Antwort: Alpha-1-Blocker gehören zwar nicht zu den Antihypertonika der 1. Wahl, Patienten mit einer **Prostatahyperplasie** profitieren jedoch zusätzlich von dieser Substanzgruppe. Der Tonus der glatten Muskulatur der Prostata wird durch den **Alpha-1-Blocker** herabgesetzt und der Harnfluss so verbessert. Das Medikament erfüllt hier eine **Doppelindikation**.

☐ ☐ ☐ ❓
☺ 😐 ☹

Frage: Worauf müssen sie als Allgemeinarzt bei der **Langzeitbetreuung** von **Bluthochdruck-Patienten** achten?

Antwort: Der Hochdruckpatient muss vom Hausarzt über den **chronischen Verlauf** seiner Erkrankung aufgeklärt und gut informiert sein, er muss zur **gewissenhaften Medikamenteneinnahme** und zur Umsetzung der **Basistherapiemaßnahmen** motiviert werden. Einzel- und Gruppengespräche sowie **Patientenschulungsprogramme** fördern die vertrauensvolle Arbeit von Arzt und Patient.

Voraussetzung für eine langfristig optimale Blutdruckeinstellung sind einerseits regelmäßige Blutdruckkontrollen beim Arzt, ggf. auch mittels Langzeitblutdruckmessung, andererseits aber auch eine gewissenhafte Selbstmessung seitens des Patienten. Arzt und Patient tragen so zur erfolgreichen Therapie und damit zur Vermeidung von Hochruckkomplikationen und Endorganschäden bei.

7.2 Koronare Herzkrankheit

☐ ☐ ☐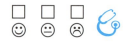
☺ 😐 ☹

Fallbeispiel: Ein 67-jähriger, ihnen bekannter Patient, der bisher wegen eines Hypertonus und Diabetes mellitus in ihrer Praxis behandelt wurde, berichtet über seit dem Vorabend aufgetretene Magenschmerzen, allgemeines Unwohlsein und ausgesprochene Müdigkeit. Auf Nachfragen berichtet er über leichte Belastungsdyspnoe. Bei der körperlichen Untersuchung wird ein Blutdruck von 165/85 mmHg gemessen, Cor und Pulmo sind auskultatorisch unauffällig, das Abdomen im Bereich des Epigastrium leicht druckschmerzhaft, sonst unauffällig.
Welche Untersuchungen leiten Sie in ihrer Praxis ein?

Antwort: Die vom Patienten beklagten Beschwerden lassen auf einige Differentialdiagnosen schließen. **Erkrankungen des Abdomens**, insbesondere des Magens, aber auch anderer Oberbauchorgane sind ursächlich möglich. **Thorakale Erkrankungen** mit Schmerzausstrahlung ins Epigastrium müssen insbesondere auch aufgrund des Risikoprofils des Patienten in Betracht gezogen werden. Zur Vermeidung abwendbar gefährlicher Verläufe muss also ein **Ruhe-EKG** durchgeführt werden. **Blutanalytik** und **Abdomensono**, ggf. auch eine **Gastroskopie** sollten zur Klärung abdomineller Ursachen geplant werden.

☐ ☐ ☐
☺ 😐 ☹

Fallbeispiel: Das Ruhe-EKG des Patienten liegt Ihnen nun vor. Wie lauten Ihr Befund und Ihre Verdachtsdiagnose?

7.2 Koronare Herzkrankheit

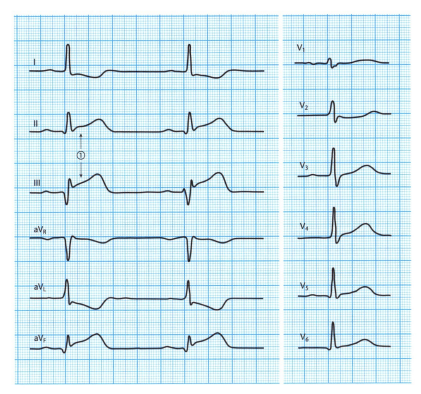

Abb. 7.2: Ruhe-EKG des 67-jährigen Patienten [3]

Antwort: Im EKG zeigt sich ein Sinusrhythmus bei Indifferenz-Lagetyp. In den Ableitungen II, III und aVF zeigen sich **monophasische ST-Strecken-Hebungen** sowie **spiegelbildliche ST-Strecken-Senkungen mit präterminal negativem T** in den Ableitungen I und aVL. Die beschriebenen EKG-Veränderungen sind typisch für eine akute Myokardischämie im Bereich der Hinterwand. **Verdachtsdiagnose: Hinterwandinfarkt**.

> **Merke:** Leichte, vom Patienten kaum beklagte Schmerzen oder gar Schmerzfreiheit schließen einen Myokardinfarkt nicht aus. Der Infarkt kann z.B. beim Diabetiker mit autonomer Polyneuropathie „stumm" verlaufen!

Frage: Wie verfahren Sie weiter und mit welchen **Akutkomplikationen** müssen Sie rechnen?

Antwort: Zur weiteren Diagnostik und Therapie muss der Patient nun umgehend auf die **Intensivstation** des nächstliegenden, geeigneten Krankenhauses verlegt werden, dazu muss der Rettungsdienst mit **Notarzt** alarmiert werden. Die Alarmierung kann eventuell an eine Arzthelferin delegiert werden, denn der Patient sollte auf keinen Fall allein gelassen werden. Der Patient soll ruhig über seine Erkrankung und den bevorstehenden Transport informiert werden, währenddessen werden die in der Praxis möglichen Sofortmaßnahmen zur Infarkt-Therapie ergriffen. Es wird ein intravenöser Zugang gelegt und über eine Nasensonde 2-6 Liter Sauerstoff verabreicht.

> **Merke:** Bei Verdacht auf Myokardinfarkt muss eine intramuskuläre Injektion vermieden werden, da zum einen die Enzymdiagnostik verfälscht werden kann und zum anderen die nötige Fibrinolysetherapie wegen Blutungsgefahr problematisch werden kann.

Medikamentös wird zunächst unter Blutdruckkontrolle **Nitroglycerin** als Spray sublingual verabreicht. Zur Schmerzbekämpfung empfiehlt sich die intravenöse Gabe von **Morphin** bis zur Schmerzfreiheit und ggf. vorab eines **Antiemetikums,** um die Nebenwirkung des Morphins zu verringern. Ist der Patient stark erregt, so kann er z.B. mit **Diazepam** sediert werden, um eine weitere Steigerung des Sympathikotonus zu vermeiden. Falls keine Kontraindikationen bestehen, kann der Patient mit **Betarezeptorenblocker** (z.B. Beloc i.v.) behandelt werden.

Noch im Rahmen der prähospitalen Therapie werden **Thrombozytenaggregationshemmer** (Acetylsalicylsäure und Clopidogrel) verabreicht.

Der Patient sollte laufend am **EKG-Monitor** überwacht werden, denn zu den häufigsten **Komplikationen** bei Infarktpatienten gehören tachykarde und bradykarde **Herzrhythmusstörungen**, die je nach Notwendigkeit mit Antiarrhythmika behandelt werden müssen. Als weitere Akutkomplikationen können **Linksherzinsuffizienz** und **kardiogener Schock** sowie bei ausgedehnter Nekrose des Herzmuskels **Rupturen von Ventrikelwand, Septum oder Papillarmuskeln** auftreten.

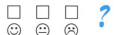

> **Frage:** Welche **Risikofaktoren** der **Arteriosklerose** und damit einer koronaren Herzkrankheit kennen Sie?

Antwort: In groß angelegten Studien, wie zum Beispiel der Framingham-Studie, konnte eine Vielzahl von Risikofaktoren für die Bildung atherosklerotischer Plaques im Gefäßendothel aufgezeigt werden.

Zu den wichtigsten Risiken **(Risikofaktoren 1. Ordnung)** gehören:
- Hypercholesterinämie
- arterielle Hypertonie
- Diabetes mellitus
- Nikotinabusus

Zudem sind **unbeeinflussbare Risikofaktoren** wie **familiäre Disposition, Alter** und **männliches Geschlecht** von Bedeutung. Eine untergeordnete Rolle spielen folgende Risikofaktoren **(Risikofaktoren 2. Ordnung):**
- Hyperhomozysteinämie
- Erhöhtes Lipoprotein(a)

- Hyperfibrinogenämie
- Vaskulitiden
- Bewegungsmangel
- psychosozialer Stress

Eine entzündliche Ursache der koronaren Herzkrankheit durch **Chlamydien-Infektion** wird derzeit noch diskutiert.

Frage: Welches in der Allgemeinarztpraxis praktikable **diagnostische Verfahren** hat die **größte Aussagekraft** bezüglich der **Erkennung** einer **koronaren Herzkrankheit?**

Antwort: Das **Belastungs-EKG** ist ein in der Allgemeinpraxis gut durchführbares Verfahren mit einer hohen Spezifität bezüglich der Aufdeckung einer koronaren Herzkrankheit. Die Sensitivität des Belastungs-EKG ist abhängig vom Belastungsausmaß und vom Schweregrad der Koronarstenosen. Wichtig ist deshalb bei der Belastung möglichst die maximale Herzfrequenz (220/min - Lebensalter), wenigstens aber die submaximale Herzfrequenz (200/min - Lebensalter) zu erreichen, da so weniger falsch negative Testergebnisse auftreten. Koronare 3-Gefäß-Erkrankungen zeigen eine höhere Sensibilität als Ein-Gefäß-Erkrankungen.

Frage: Was müssen Sie bei der **Planung eines Belastungs-EKG** beachten und dem Patienten mitteilen?

Antwort: Vor einem Belastungs-EKG müssen Medikamente wie **Betarezeptorenblocker**, **Kalziumantagonisten** und **Digitalispräparate abgesetzt** werden, da sie das Testergebnis verändern. Die Belastung ist für den Patienten nicht ohne Risiko, so tritt statistisch zum Beispiel bei ca. 15000 Untersuchungen ein Zwischenfall mit Kammerflimmern auf. Deshalb erfolgt die Untersuchung in **Reanimationsbereitschaft**. Selbstverständlich müssen bei der Planung der Ergometrie die **Kontraindikationen** für die Untersuchung bedacht werden.

Frage: Bei welchen Patienten können Sie **keine ergometrische Belastung** durchführen?

Antwort: Als **Kontraindikationen** für ein **Belastungs-EKG** gelten eine bekannte koronare Hauptstammstenose, eine instabile Angina pectoris, ein akuter Myokardinfarkt, Endo-, Myo- oder Perikarditiden sowie bestimmte Vitien und Kardiomyopathieformen. Bei schwer einstellbarer Hypertonie oder Herzrhythmusstörung, dekompensierter Herzinsuffizienz und bei akuten, schweren Allgemeinerkrankungen sollte keine Ergometerbelastung durchgeführt werden.

☐ ☐ ☐ ❓ **Frage:** Welche **Medikamentengruppen** werden zur Therapie der **koronaren Herzkrankheit** eingesetzt? Beschreiben Sie kurz deren Wirkungsweise!
☺ 😐 ☹

Antwort: Im Rahmen der **antianginösen Therapie** der koronaren Herzkrankheit haben **Betarezeptorenblocker** einen großen Stellenwert. Sie senken durch Verminderung der Herzfrequenz den Sauerstoffbedarf des Herzmuskels. **Nitrate** senken durch Vasodilatation vor allem die Vorlast, etwas aber auch die Nachlast am Herzen. Die koronare Durchblutung wird so verbessert. **Kalziumantagonisten** senken die Nachlast und entlasten das Herz. Betarezeptorenblocker dürfen allerdings wegen der Gefahr des Auftretens von AV-Blockierungen oder Bradykardien nicht mit Kalziumantagonisten vom Diltiazem- oder Verapamil-Typ kombiniert werden.

Neben der Gabe von **Thrombozytenaggregationshemmern** wie ASS oder Clopidogrel zur Vorbeugung einer Koronargefäßthrombose sind **Statine** zur Senkung des LDL-Cholesterins ein weiterer Bestandteil der medikamentösen Basistherapie.

☐ ☐ ☐ ❓ **Frage:** Beschreiben Sie die **EKG-Veränderungen** bei einem **frischen Myokardinfarkt!**
☺ 😐 ☹

Antwort: Beim akuten Myokardinfarkt treten zuerst **EKG-Veränderungen** im Form von T-Überhöhungen, dem sog. **Erstickungs-T** auf. Diese Veränderung ist jedoch meist flüchtig und wird kaum dokumentiert. In der Folge zeigt sich im EKG die typische **ST-Strecken-Hebung**, bei der die ST-Strecke unmittelbar vom absteigenden R in Form eines Plateaus mit der T-Zacke verschmilzt. Diese monophasische Deformierung des Stromkurvenverlaufs ist pathognomonisch für den akuten Myokardinfarkt.

Später nimmt die ST-Hebung wieder ab, ein **R-Zacken-Verlust** und eine **pathologische Q-Zacke** werden als Zeichen eines älteren Infarkts erkennbar und eine **T-Negativierung** bildet sich aus. Diese Veränderungen können sich im weiteren Verlauf wieder normalisieren.

☐ ☐ ☐ ❓ **Frage:** Welche Aufgaben kommen auf den Hausarzt zu, wenn der Infarktpatient wieder aus der stationären Behandlung entlassen wird?
☺ 😐 ☹

Antwort: Der Hausarzt übernimmt in der **poststationären Behandlungsphase** des **Infarktpatienten** die Koordination von **Rehabilitation** und **Sekundärprävention**. In Absprache mit dem Klinikarzt gilt es, den Patienten zu einer Anschlussheilbehandlung zu bewegen und diese Rehabilitationsmaßnahme ggf. einzuleiten. Hier wird der Patient mittels

Physiotherapie und Trainingsprogramm zu vorsichtigem Belastungsaufbau angehalten. In Schulungsprogrammen wird der Patient über seine Erkrankung genauer informiert, Ängste können abgebaut werden und der Patient kann seinerseits aktiv Präventionsmaßnahmen ergreifen, die später vom Hausarzt weiter gefördert und überwacht werden. Während der AHB wird so die Wiedereingliederung des Patienten in das Arbeitsleben vorbereitet und anschließend vom Hausarzt begleitet umgesetzt.

Auch außerhalb der Rehabilitationseinrichtung profitiert der Postinfarktpatient von körperlichem Training. Hier eignet sich vor allem die Teilnahme an sog. **Herzsportgruppen** bei erfahrenen Trainingsleitern und unter ärztlicher Aufsicht. Der Hausarzt motiviert den Patienten zur Teilnahme und organisiert die Aufnahme des Patienten in die Gruppe. Zur Verminderung der Progression der koronaren Herzkrankheit sorgt der Hausarzt für die **Minimierung und Behandlung von Risikofaktoren** und hält den Patienten zu **gesunder Ernährung und Lebensführung** an. Zu den hausärztlichen Aufgaben gehört zudem die Durchführung von **Kontrolluntersuchungen** in Zusammenarbeit mit dem **Kardiologen** und die Überwachung der **medikamentösen Sekundärprophylaxe**. Betarezeptorenblocker, ACE-Hemmer, Thrombozytenaggregationshemmer und Cholesterinsenker haben in Studien eine Prognoseverbesserung bei Postinfarktpatienten gezeigt.

7.3 Herzrhythmusstörungen

> **Fallbeispiel:** Eine 52-jährige Patientin konsultiert Sie in der Sprechstunde. Sie klagt über gelegentliches Herzrasen. Bei der körperlichen Untersuchung finden Sie eine Herzfrequenz von 80/min sowie einen Blutdruckwert von 130/80 mmHg. Die Herzauskultation ist unauffällig.
> Wie sieht Ihr weiteres Vorgehen aus und an welche Differentialdiagnosen denken Sie?

Antwort: In die allgemeinärztliche Praxis kommen immer wieder Patienten, die über kurzzeitiges Auftreten von Herzrasen oder Herzjagen berichten. In der Regel kann zum Zeitpunkt der Untersuchung aber keine Tachykardie mehr festgestellt werden. Trotzdem sollte vom Hausarzt ein **Ruhe-EKG** durchgeführt werden. Auch wenn darin keine Tachykardie nachzuweisen ist, so können doch indirekte Zeichen, zum Beispiel für das Vorliegen einer paroxysmalen supraventrikulären Tachykardie, vorhanden sein. Bei einer atrioventrikulären Reentrytachykardie beispielsweise beim WPW-Syndrom ist im EKG meist ein verkürztes PQ-Intervall oder gar eine Delta-Welle nachzuweisen. Zur weiteren Diagnosesicherung und ggf. zur Erfassung einer tachykarden Phase sollte die Durchführung eines **Langzeit-EKGs** veranlasst werden. Eine weiterführende Abklärung der Tachykardieursache findet meist in Zusammenarbeit mit dem Spezialisten statt und beinhaltet die Suche nach einer **Schilddrüsenüberfunktion**, nach einem **Mitralklappenprolaps** oder **anderen Vitien** oder nach **angeborenen Fehlbildungen des Reizleitungssystems** (akzessorische atrioventrikuläre Bündel) des Herzens.

Differentialdiagnostisch wäre eine **intermittierend auftretende Tachyarrhythmie bei Vorhofflimmern** denkbar, bei dieser Erkrankung ist das subjektiv empfundene Herzrasen meist von Schwindel, Synkopen, Dyspnoe, Angstgefühl und/oder Polyurie begleitet. Auch hier sind eine Dokumentation im Langzeit-EKG und eine ursächliche Abklärung anzustreben.

Häufig kann ein vom Patienten empfundenes **Herzrasen** später nicht mehr objektiviert werden. Tachykardien können **physiologisch** bei körperlicher Belastung, bei emotionalen Reaktionen, **pathologisch** zum Beispiel bei Fieber, bei Schilddrüsenüberfunktion, bei Anämie oder Hypotonie auftreten sowie durch Medikamente oder Genussmittel wie Kaffee, Alkohol und Nikotin ausgelöst werden. Oft ist subjektiv empfundenes Herzrasen auch Ausdruck von seelischen Belastungen.

Nach unauffälliger Diagnostik bezüglich des Herzrasens wird die Patientin vom Arzt informiert und zum Selbstmanagement angeleitet. Ängste der Patientin müssen abgebaut werden. Das Herzjagen kann von Patienten oft durch Ruhe und Entspannung selbst beherrscht werden und Medikamente sind meist überflüssig.

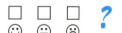

Frage: Welche Beschwerden oder pathologische Veränderungen der Herzfrequenz erfordern ein **Langzeit-EKG** zur Abklärung?

Antwort: Ein Langzeit-EKG ermöglicht es, auch im Tagesverlauf nur **kurzzeitig** aufgetretene **Herzrhythmusstörungen** zu erfassen, die für Schwindelanfälle, Synkopen oder stenokardische Beschwerden verantwortlich sein können. Alle subjektiv empfundenen Rhythmusstörungen müssen mittels Langzeit-EKG abgeklärt werden. Ebenso können Bradykardien, Tachykardien und Arrhythmien oder Herzschrittmacher-Dysfunktionen durch ein Langzeit-EKG weiter differenziert werden.

Fallbeispiel: Eine 71-jährige Patientin ruft in der Praxis an und bittet wegen eines plötzlich aufgetretenen Schwindels um einen dringenden Hausbesuch. Bei diesem Besuch schildert die Patientin nach genauerem Befragen folgende Symptome: Sie fühle sich seit einer Woche nicht wohl und sei nicht so leistungsfähig wie früher. Sie habe den Schwindel heute das erste Mal bemerkt. Bei der körperlichen Untersuchung fällt Ihnen eine Dyspnoe auf, die Sie auskultatorisch nicht begründen können. Sie hat eine Tachykardie von 120 Schlägen pro Minute bei einem normotonen Blutdruck. Es fallen diskrete Knöchelödeme beidseits auf.
Welche weiteren Informationen und nicht apparativen Untersuchungen fehlen, um ein umfassenderes diagnostischeres Bild zu erhalten?

Antwort: Anamnestisch führt die Angabe zu **kardialen Vorerkrankungen** oder über bisherige **medikamentöse Therapie** unter Umständen zu einem genaueren diagnostischen Bild. Zur Differenzierung der diagnostizierten Tachykardie ist die **Pulsqualität** von Bedeutung. Ein arrhythmischer Puls bei ggf. vorbekannter koronarer Herzkrankheit wäre als Hinweis auf eine Tachyarrhythmia absoluta zu werten. Angaben über einen zumindest orientierenden **neurologischen Befund** könnten einen Verdacht auf einen cerebral ischämischen Insult erhärten bzw. ausräumen.

Frage: An welche abwendbar **gefährlichen Verläufe** müssen Sie denken?

Antwort: Als Ursache für den beklagten, plötzlich aufgetretenen Schwindel muss eine **Tachyarrhythmie** auf dem Boden eines Vorhofflimmerns in Betracht gezogen werden. Auch ein **zerebral ischämischer Insult** mit kardial-embolischer Genese muss als abwendbar gefährlicher Verlauf bedacht werden. Der beschriebene akute Schwindel könnte beispielsweise durch eine **transistorisch ischämische Attacke** ausgelöst sein. Die Dyspnoe der Patientin kann in Verbindung mit den festgestellten Knöchelödemen als Zeichen einer beginnend **dekompensierten Herzinsuffizienz bei Vorhofflimmern** gewertet werden und könnte im Verlauf zu einer zunehmenden Linksherzdekompensation mit daraus resultierendem **Lungenödem** führen.

Frage: Wie verfahren Sie weiterhin in dem beschriebenen Fall?

Antwort: Zur Klärung der oben vermuteten Differentialdiagnosen und entsprechender Therapie sollte der Patientin zur unverzüglichen **stationären Einweisung** geraten werden. Nach Einverständnis der Patientin ist ein Transport durch den **Rettungsdienst**, ggf. mit **ärztlicher Begleitung** zu organisieren.

7.4 Herzinsuffizienz

Frage: Nennen Sie die wichtigsten **Ursachen** für eine **Herzinsuffizienz**!

Antwort: Eine Herzinsuffizienz ist Folge einer Erkrankung des Herzens selbst oder einer Beeinträchtigung der Pumpfunktion des Herzens durch extrakardiale Erkrankungen. Zu den **Ursachen der Herzinsuffizienz** gehören:
- koronare Herzkrankheit
- arterielle Hypertonie
- tachykarde und bradykarde Herzrhythmusstörungen
- Herzklappenveränderungen und Shuntvitien
- dilatative und restriktive Kardiomyopathien
- pulmonale Hypertonie
- Myokarditis
- konstriktive Perikarditis
- Herzbeuteltamponade

Frage: Welches sind die **klinischen Zeichen** einer **Links-** bzw. einer **Rechtsherzinsuffizienz?**

Antwort: Zu Beginn einer Herzinsuffizienz kann man anhand folgender Leitsymptome klinisch oft zwischen Links- und Rechtsherzinsuffizienz unterscheiden. In fortgeschrittenen Stadien der Erkrankung vermischen sich die Symptome jedoch zunehmend. Manche Symptome können generell bei beiden Formen der Herzinsuffizienz auftreten.

Linksherzinsuffizienz	Rechtsherzinsuffizienz	Gemeinsame Symptome
• Dyspnoe • Orthopnoe • Asthma cardiale • Lungenödem • Zyanose • Leistungsknick	• Venenstauungen • Ödeme/Gewichtszunahme • Gastrointestinale Symptome bei Stauungsleber und Stauungsgastritis	• Nykturie • Tachykardie • Herzvergrößerung • Pleuraerguss

Tab. 7.3: Klinische Zeichen der Herzinsuffizienz

7.4 Herzinsuffizienz

> **Fallbeispiel:** Sie werden in der Sprechstunde von der Tochter eines 79-jährigen Patienten angerufen. Sie berichtet, dem Vater ginge es nicht gut, er bekäme schlecht Luft und „brodelt so komisch". Aus ihrer Dokumentation gehen folgende Dauerdiagnosen hervor: Herzinsuffizienz, arterielle Hypertonie, insulinpflichtiger Diabetes mellitus. Sie führen einen sofortigen Hausbesuch durch. Welche Verdachtsdiagnose stellen Sie und welche Untersuchungsergebnisse sind demnach zu erwarten?

Antwort: Hier werden Symptome einer **akut dekompensierten Herzinsuffizienz** möglicherweise mit **Lungenödem** geschildert. Bei der körperlichen Untersuchung des Patienten wird die von der Tochter bereits geschilderte **Ruhedyspnoe mit Rasseln** über der Brust, möglicherweise mit Orthopnoe, **Zyanose** und **schaumigem**, evtl. sogar blutig tingiertem **Auswurf** auffallen. Je nach Ausprägung sind gegebenenfalls auch **Knöchelödeme** oder eine **Jugularvenenstauung** zu erwarten. Bei der **Perkussion** des Thorax wird der Lungenschall **gedämpft** sein. **Auskultatorisch** erwartet man beidseits vor allem basal, wohl aber über dem ganzen Thorax hörbare, **rasselnde, grobblasig feuchte Nebengeräusche**. Hat sich bereits ein **Pleuraerguss** entwickelt, so kann an dieser Stelle auch ein abgeschwächtes Atemgeräusch auskultiert werden.

> **Frage:** An welche **Differentialdiagnosen** müssen Sie denken?

Antwort: Ursächlich für die akute Dekompensation der bekannten Herzinsuffizienz könnte ein **hypertensiv entgleister Blutdruck** oder gar ein **Myokardinfarkt** sein, der wegen der Zuckerkrankheit des Patienten „stumm" verläuft. Der Auskultationsbefund der Lunge kann auch Ausdruck einer **Bronchopneumonie** sein. Nicht selten entwickelt sich auf dem Boden einer Lungenstauung eine **Stauungspneumonie**.

> **Frage:** Welche **Sofortmaßnahmen** ergreifen Sie?

Antwort: In erster Linie sollte eine **Klinikeinweisung**, ggf. mit Arzt bzw. **Notarzt-Begleitung** eingeleitet werden. Der Hausarzt beruhigt den Patienten, lagert ihn mit **erhöhtem Oberkörper** und nach **unten hängenden Beinen**, um mechanisch die Vorlast zu senken. Falls er beim Hausbesuch entsprechend ausgestattet ist, versorgt der Hausarzt den Patienten mit **Sauerstoff** und behandelt medikamentös **intravenös** mit **Furosemid**, gibt, je nach Blutdruck, **Nitro-Spray sublingual** und sediert den Patienten, wenn nötig mit **Diazepam**.

7 Erkrankungen von Herz und Kreislauf

Frage: Welches ist die **häufigste Ursache** für eine **akute Rechtsherzinsuffizienz?**

Antwort: Die häufigste Ursache für das akute Rechtsherzversagen ist eine **Lungenembolie**. Durch embolischen Verschluss einer Lungenarterie kommt es zu einer akuten pulmonalarteriellen Hypertonie und damit zu einem Druckanstieg im rechten Ventrikel. Bei fehlender Perfusion des Lungengewebes kommt es zur arteriellen Hypoxämie und Myokardischämie, wodurch wiederum das Rechtsherzversagen beschleunigt wird.

Frage: Beschreiben Sie kurz die **typische Klinik** einer **Lungenembolie!**

Antwort: Lungenembolien verlaufen oft schubweise und rezidivierend. Die Patienten berichten zunächst über **Schwindelanfälle** und **kurzfristige Synkopen**. Bei größeren Embolien setzen **Dyspnoe**, **Tachypnoe** und eine **Tachykardie** bei den meisten Patienten akut ein. Neben **thorakalen Schmerzen** beklagen die Patienten **Angst**, **Beklemmungsgefühl** und **Husten**. **Periphere Lungenembolien** sind im Gegensatz zu den zentraler gelegenen Embolien oft **schmerzhaft**, da sie nahe an der innervierten Pleura liegen. Die **Symptomatik** kleinerer Lungenembolien ist oft **untypisch**. Die Diagnose ist dann schwieriger zu stellen.

Frage: Welche Medikamente spielen eine Rolle bei der **Langzeitbehandlung** der **Herzinsuffizienz?** Beschreiben Sie kurz deren Wirkung!

Antwort: Bei der Therapie der Herzinsuffizienz sind mehrere Medikamentengruppen von Bedeutung. **ACE-Hemmer** senken durch Eingreifen in den Renin-Angiotensin-Mechanismus den peripheren Gefäßwiderstand und entlasten das insuffiziente Herz. Sie sind Medikamente der ersten Wahl bei der Herzinsuffizienz und verbessern deren Prognose. Neuere Studien zeigen, dass **Angiotensin-II-Rezeptorantagonisten** den ACE-Hemmern wohl gleichwertig sind. Diese Substanzgruppe spielt aber aus Kostengründen eine untergeordnete Rolle. Vielmehr sind dagegen **Betarezeptorenblocker** für die Therapie wichtig. In mehreren Studien konnte gezeigt werden, dass Herzinsuffizienz-Patienten von einer Betablockertherapie einerseits durch Schutz des Herzens vor schädlicher Katecholaminwirkung und andererseits durch Verhinderung der „Downregulation" der Betarezeptoren profitieren. **Diuretika** vermindern vor allem die Vorlast am Herzen und bewirken die Rückbildung von Ödemen und pulmonaler Stauung. Bei der akut dekompensierten Herzinsuffizienz ist eine rasche intravenöse Gabe eines Schleifendiuretikums nötig, im Rahmen der Langzeitbehandlung ist manchmal auch eine intermittierende Diuretikatherapie ausreichend. **Herzglykoside** bewirken über die Erhöhung der intrazellulären Kalziumkonzentration eine Verbesserung der elektromechanischen Kopplung im Herzmuskel und stärken so die Herzkraft. Als klassisches Einsatzgebiet der Digitalispräparate ist die Herzinsuffizienz auf dem Boden eines chronischen Vorhofflimmerns zu sehen.

7.5 Herzklappenerkrankungen

Fallbeispiel: Bei einer 85-jährigen, rüstigen Patientin hören Sie bei der Herzauskultation ein spindelförmiges, raues Systolikum im Auskultationsgebiet der Aortenklappe. Die Patientin berichtet über selten auftretenden leichten Schwindel, sei aber sonst gesund. Außer einem Weißdornpräparat nimmt sie nichts ein.
An welchen Herzklappenfehler denken Sie, wie beraten Sie die Patientin?

Antwort: Das im Beispiel beschriebene Herzgeräusch ist typisch bei der **Aortenklappenstenose**. Das Geräusch ist dabei meist in die **Karotiden fortgeleitet**. Der Hausarzt sollte der Patientin zur Verifizierung und zur Bestimmung des Stenoseausmaßes durch eine Herzechountersuchung raten. Viele Patienten mit Aortenklappenstenose bleiben lange Zeit ohne Beschwerden. Die Patientin gibt hier auch nur geringe Symptome an, weshalb eine **Therapie zunächst nicht nötig** ist. Es wird ihr zu **regelmäßigen Kontrolluntersuchungen**, **körperlicher Aktivität** ohne Überlastung und zur **Prophylaxe einer Endokarditis bei operativen Eingriffen** mit potentieller Bakteriämie geraten.

Frage: Welche Patienten haben ein **erhöhtes Endokarditisrisiko**?

Antwort: Defekte an Herz und Herzklappen erhöhen das Risiko, an einer Endokarditis zu erkranken. Zur **Risikogruppe** gehören insbesondere Patienten:
- bei Zustand nach früherer bakterieller Endokarditis
- nach Herzklappenoperation
- mit angeborenen und erworbenen Herzklappenfehlern
- mit hypertropher Kardiomyopathie

Frage: Ein Patient mit **mechanischer Herzklappenprothese** wird vom Zahnarzt zur Vorbereitung vor einer **geplanten Zahnextraktion** zu Ihnen geschickt. Was müssen Sie beachten?

tipp Genauere Dosierungen werden in der Allgemeinmedizinprüfung selten abgefragt, ggf. aber noch mal die Standards im Lehrbuch nachschlagen!

Antwort: Patienten mit mechanischem Herzklappenersatz sind dauerhaft antikoaguliert. In zeitlicher Absprache mit dem Zahnarzt muss zum Beispiel eine **Marcumartherapie pausiert** und überlappend mit **Heparin** antikoaguliert werden. Dazu sind häufigere Kontrollen der Gerinnung nötig, der Patient muss ggf. zur selbstständigen subkutanen Heparininjektion angeleitet werden. Zur **Endokarditisprophylaxe** wird dem Patienten eine Stunde vor dem geplanten Eingriff Amoxicillin oder bei Penicillinallergie wahlweise Clindamycin, Azithromycin oder Clarithromycin verabreicht.

7.6 Hypotonie und funktionelle Herzbeschwerden

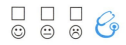

Fallbeispiel: In der Sprechstunde beklagt eine Patientin, dass ihre 16-jährige Tochter einen zu niedrigen Blutdruck habe. Der Kinderarzt habe schon Untersuchungen durchgeführt, aber nichts festgestellt. In letzter Zeit sei die Tochter immer wieder sehr schlapp und konnte deshalb einmal die Schule nicht besuchen. Die Mutter fordert Sie vehement auf, nun endlich ein Medikament zu verordnen, welches den Blutdruck der Tochter kräftigt.
Wie verhalten Sie sich und was raten Sie der Mutter?

Antwort: In erster Linie muss der Hausarzt die Mutter über die **Harmlosigkeit** und die in Bezug auf die Lebenserwartung sogar eher günstige Prognose der Erkrankung ihrer Tochter aufklären. Der **erniedrigte Blutdruck** an sich stellt keine Behandlungsindikation dar, allenfalls die von der Tochter geäußerten Beschwerden. Dazu werden der Tochter allgemeine Maßnahmen wie **vermehrte Flüssigkeitszufuhr**, **Kreislauftraining** oder **Kneippsche Hydrotherapie** angeraten. Es werden ihr **Verhaltensregeln** mitgegeben, wie zum Beispiel langsames Aufstehen aus dem Bett mit sofortiger Aktivierung der Muskelpumpe der Beine. Eine medikamentöse Therapie ist dann oft nicht mehr nötig. Bei stark beeinträchtigenden Beschwerden kann jedoch mit Sympathomimetika, Dihydroergotamin oder ggf. mit Mineralokortikoiden behandelt werden.

7.6 Hypotonie und funktionelle Herzbeschwerden

Fallbeispiel: Eine Patientin kommt zum wiederholten Male in Ihre Praxis und berichtet über thorakale Schmerzen, die unabhängig von Belastung auftreten und manchmal auch in den linken Arm ausstrahlen. In der letzten Nacht konnte sie kaum schlafen, weil sie zudem heftiges Herzklopfen verspürt und dabei große Angst zu sterben gehabt habe. Eine kürzlich beim Kardiologen durchgeführte Untersuchung erbrachte keinen objektivierbaren organpathologischen Befund.
Welche Diagnose vermuten Sie bei der Patientin, an welche Differentialdiagnosen und abwendbar gefährliche Verläufe denken Sie?

Antwort: Wiederkehrende Herzbeschwerden, die auch nach umfassender Diagnostik und ohne Hinweis auf eine gestörte Organfunktion auftreten bezeichnet man als **funktionelle oder polymorphe Herzbeschwerden**.

Bevor diese Diagnose gestellt werden kann müssen andere, organische Erkrankungen wie koronare Herzkrankheit, Herzrhythmusstörungen, Lungenembolie, Aneurysma der Aorta, Refluxerkrankung des Ösophagus oder durch HWS- bzw. BWS-Veränderungen verursachte thorakale Beschwerden ausgeschlossen werden.

Frage: Was raten Sie und wie therapieren Sie die Patientin?

Antwort: Im Rahmen eines ausführlichen ärztlichen Gespräches wird der Patientin die **Harmlosigkeit** ihrer Beschwerden versichert. Zudem wird verdeutlicht, dass die **Beschwerden ernst genommen** und wenn nötig erneut apparative Untersuchungen eingeleitet werden. Die Schwierigkeit bei chronischen Verläufen liegt für den Hausarzt darin, unnötige Doppeluntersuchungen, Medikamenteneinnahmen oder gar Krankenhauseinweisungen zu vermeiden und dabei nicht doch eine Organerkrankung zu übersehen. Die Patientin kann durch Erlernen von **Entspannungstechniken** oder durch **psychosomatische Therapie** eine Linderung ihrer Beschwerden erlangen. Bei heftiger Symptomatik und starken Angstgefühlen können vorübergehend **Tranquilizer** oder langfristig **Antidepressiva** verordnet werden.

8 Erkrankungen der Atemwege

8.1 Atemwegsinfektionen

Frage: Welche **infektbedingten Erkrankungen der Atemwege** sehen Sie in der Allgemeinarztpraxis regelmäßig häufig und welche davon am häufigsten?

Antwort: Banale Infekte der Atemwege, vom Patienten oft als Erkältung oder als Schnupfen und vom Arzt als **grippaler Infekt** bezeichnet, stellen den weitaus größten Anteil der Atemwegsinfektionen in der allgemeinmedizinischen Praxis dar. Darüber hinaus sieht man folgende infektbedingte Atemwegserkrankungen regelmäßig häufig:
- akute Bronchitis
- spastische Bronchitis/Bronchitis asthmatica
- Tonsillitis
- Pharyngitis/Laryngitis
- akute Sinusitis
- Pneumonie
- Pleuritis

Frage: Die Diagnostik beim banalen Atemwegsinfekt stellt eine der häufigsten Aufgaben des Hausarztes dar. Worin besteht diese **Diagnostik** und in welchem Umfang wird sie betrieben?

Antwort: Bei der **Anamnese** wird der Hausarzt unter anderem nach den Beschwerden, deren Beginn und nach begleitendem Fieber fragen. Die **körperliche Untersuchung** wird sich neben der äußerlichen Inspektion auf eine **Untersuchung von Mund und Rachen**, **Auskultation der Lungen** und besonders bei Kindern eine Otoskopie beschränken. Beim unkomplizierten Verlauf ist weitere Diagnostik meist überflüssig. Im Allgemeinen wird der Arzt bezüglich der Diagnose abwartend offen bleiben und der Patient wird bei Verschlechterung der Beschwerden oder zur Kontrolle wieder einbestellt.

Frage: Welche **abwendbar gefährlichen Verläufe** muss der Hausarzt bei einem Patienten mit vermeintlich banalem Atemwegsinfekt bedenken?

Antwort: Der erfahrene Allgemeinarzt weiß, dass die banalen Erkältungsinfekte bei sonst gesunden Kindern und Erwachsenen in der Regel ohne Komplikationen verlaufen. Er wird aber trotz ihrer Seltenheit stets mögliche abwendbar gefährliche Verläufe bedenken. Gerade bei Säuglingen und Kleinkindern, aber auch bei sehr alten Patienten oder Patienten mit Vorerkrankungen können sich hinter vermeintlich banalen Symptomen schwerwiegende Erkrankungen verbergen oder sich gefährliche Krankheitsverläufe daraus entwickeln. **Differentialdiagnostisch** muss der Arzt bei banalen grippalen Infekten an die Entwicklung einer **eitrigen Tonsillitis**, einer **Mononukleose** oder an **beginnende Kinderkrankheiten** wie Scharlach, Masern oder Keuchhusten denken. Eine **Influenza** kann mit den gleichen Symptomen wie ein banaler Infekt beginnen, die Entwicklung einer **Sinusitis**, **Otitis media** oder gar einer **Pneumonie** muss bedacht werden.

Frage: Erläutern Sie kurz mögliche **Therapieansätze** beim banalen **Atemwegsinfekt!**

Antwort: Eine kausale Therapie der banalen Atemwegsinfekte ist meist nicht möglich, die **Therapie** bleibt daher **symptomatisch**. Die Patienten werden zur körperlichen Schonung und bei Fieber zur Bettruhe angehalten, ggf. muss vom Arzt eine Arbeitsunfähigkeitsbescheinigung ausgestellt werden. Dem Patienten wird geraten **viel** zu **trinken** und unterstützende Maßnahmen wie **Inhalationen**, **Brusteinreibungen** oder **Wickel** anzuwenden. **Medikamentös** wird fiebersenkend, schmerzlindernd, ggf. mukolytisch oder mit abschwellenden Nasensprays behandelt. Sehr oft werden Erkältungskrankheiten naturheilkundlich behandelt. Pflanzliche Zubereitungen oder homöopathische Medikamente finden dabei häufig Anwendung.

Fallbeispiel: Ein 27-jähriger Bauarbeiter war vor knapp einer Woche wegen eines grippalen Infektes in Ihrer Sprechstunde. Er berichtet nun, dass das anfänglich vorhandene Fieber und die Kopfschmerzen sich deutlich gebessert hätten, mittlerweile sei aber ein hartnäckiger Husten mit gelbgrünlichem Auswurf aufgetreten. Beim Husten verspüre er teilweise Schmerzen in der Brust.
An welche Erkrankung denken Sie und wie gehen Sie weiter vor?

Antwort: Die Beschreibungen des Bauarbeiters deuten darauf hin, dass sich aus dem vor einer Woche diagnostizierten grippalen Infekt mittlerweile das Bild einer **akuten Bronchitis** entwickelt hat. Durch Auskultation der Lunge werden spastische Bronchitis oder Pneumonie, klinisch zunächst ausgeschlossen, als mögliche abwendbar gefährliche Verläufe aber nach wie vor bedacht. Da der Patient momentan fieberfrei ist muss zunächst auch keine weiterführende Diagnostik eingeleitet werden. Der Patient soll sich weiterhin schonen, zur Schleimverdünnung wird ihm zu **erhöhter Flüssigkeitszufuhr** geraten und er wird mit **Mukolytika** oder ggf. mit **Antitussiva zur Nacht** behandelt. Eine Antibiotikatherapie muss nicht zwingend eingeleitet werden, der Patient muss jedoch weiterhin überwacht und der Auskultationsbefund kontrolliert werden.

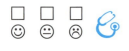

Fallbeispiel: Sie werden ins Altenheim zu einem bisher rüstigen 89-jährigen Patienten gerufen, der hohes Fieber und Husten hat. Bei der körperlichen Untersuchung ergeben sich folgende Befunde: Blutdruck 130/85 mmHg, Herzfrequenz 98/min, Pulmo: inspiratorische klingende feinblasige Rasselgeräusche über dem linken Lungenunterfeld. Der Patient ist exsikkiert, schwach und atmet schwer.
Wie lautet Ihre Verdachtsdiagnose und wie handeln Sie?

Antwort: Die Gesamtschau der Befunde, insbesondere des Lungenauskultationsbefunds spricht für eine **Pneumonie**. Aufgrund des fortgeschrittenen Alters und des bereits deutlich reduzierten Allgemeinzustandes mit Atemnot und Exsikkose muss der Patient zur weiteren Diagnostik und Therapie **stationär eingewiesen** werden.

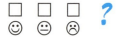

Frage: Muss jeder Patient mit **Pneumonie** im Krankenhaus behandelt werden? Welches sind die **Kriterien** für eine **stationäre Behandlung**?

Antwort: Die **meisten Patienten** mit Pneumonie in der Allgemeinpraxis können **ambulant** behandelt werden. Der Hausarzt kann den Verdacht auf eine Pneumonie selten durch bakteriologischen oder virologischen Erregernachweis sichern. Er klassifiziert die Erkrankung bei eindeutiger Klinik auch ohne radiologische Diagnosesicherung als Bild einer Pneumonie und behandelt frühzeitig ambulant **antibiotisch**. Der Patient wird dabei **engmaschig überwacht** und zur Kontrolluntersuchung einbestellt.

Unter **folgenden Voraussetzungen** muss ein Patient mit Pneumonie jedoch **stationär** behandelt werden:
- wenn trotz ambulanter Antibiotikatherapie nach 3-4 Tagen das Fieber nicht zurückgeht
- bei schlechtem Allgemeinzustand des Patienten bedingt durch das Alter oder durch Vorerkrankungen sowie bei Risikopatienten
- bei rezidivierend auftretenden Pneumonien
- bei Patienten mit verminderter Immunabwehr, z.B. bei AIDS oder bei immunsupprimierten Patienten
- schwere pneumonische Verläufe bei Säuglingen

Fallbeispiel: Sie haben einen 52-jährigen Raucher mit anhaltendem Husten und Fieber zur Röntgenuntersuchung des Thorax geschickt. Der Patient kommt mit diesem Röntgenbild zurück in Ihre Sprechstunde. Beschreiben Sie den Röntgen-Befund! Wie lautet Ihre **Diagnose?**

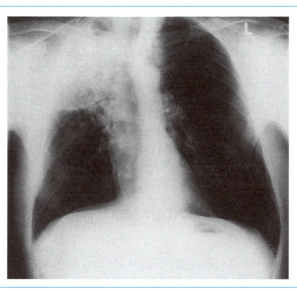

Abb. 8.1: Röntgen-Thorax eines 52-jährigen Rauchers [4]

Antwort: An pathologischen Veränderungen zeigt sich auf dem Röntgenbild eine dichte, homogene, relativ scharf begrenzte, großflächige Verschattung im rechten Oberlappen. Dieses Bild ist typisch für eine **Lobärpneumonie**.

Frage: Woran müssen Sie **differentialdiagnostisch** denken?

Antwort: Differentialdiagnostisch könnte die festgestellte Pneumonie auf dem Boden eines **Bronchialkarzinoms** entstanden sein. Sollte sich das Infiltrat nach antibiotischer Behandlung nicht vollständig zurückbilden, dann muss weitere Diagnostik durchgeführt werden. Auch eine **Tuberkulose** oder eine **Lungenmykose** kommen differentialdiagnostisch in Betracht.

Fallbeispiel: Einen jungen Patienten mit anhaltenden grippeähnlichen Symptomen und Belastungsdyspnoe haben sie zum Thoraxröntgen geschickt. Der Radiologe beschreibt eine fleckig-netzartige Verdichtung nahe dem linken Hilus. Trotz erneuter sorgfältiger Auskultation der Lunge können Sie kein pathologisches Atemgeräusch hören.
An welche Erkrankung denken Sie und wie müssen Sie therapieren?

Antwort: Die deutliche Diskrepanz zwischen Auskultationsbefund und dem Ergebnis der Röntgenuntersuchung legt den Verdacht auf eine **atypische Pneumonie** nahe. Die klinischen Symptome sind bei diesem Pneumoniebild meist nur moderat ausgeprägt, radiologisch lassen sich jedoch eindeutig kleinfleckig retikuläre Verschattungen nachweisen. Die Erreger der atypischen Pneumonien sind häufig **Mykoplasmen** oder **Chlamydien**, seltener **Viren** oder **Legionellen**. Medikamente der ersten Wahl sind **Makrolide** oder **Doxycyclin**.

8.2 Obstruktive Atemwegserkrankungen

Fallbeispiel: Ein 23-jähriger Patient kommt in Ihre Sprechstunde und berichtet über ein- bis zweimal im Monat, vor allem nachts verstärkt auftretende Atemnot, die teilweise von einem Pfeifen beim Atmen und Hustenanfällen begleitet ist. Bei ihm sei ein Heuschnupfen bekannt, der zu dieser Zeit im Jahr oft schlimmer wird. Wie lautet beim geschilderten Fall Ihre erste Verdachtsdiagnose?

Antwort: Nächtliche bzw. frühmorgendliche, anfallsartig auftretende Atemnot in Verbindung mit Husten und einem stridorartigen Atemgeräusch sind als Zeichen eines **Asthmaanfalls** zu werten. Der anamnestisch erwähnte Heuschnupfen als atopische Vorerkrankung unterstreicht die Verdachtsdiagnose Asthma bronchiale und lässt auf eine **allergische Form** schließen.

Frage: Welche Möglichkeiten zur **weiteren Abklärung** haben Sie in der Allgemeinarztpraxis?

Antwort: Neben **ausführlicher Anamnese** und **Auskultation der Lunge** führt der Allgemeinarzt einfache apparative Tests durch, die bereits in der Praxis zur Diagnosesicherung führen können. Die **Peak-flow-Messung** ist eine einfache und für den Patienten schnell erlernbare Methode zur Objektivierung einer bronchialen Obstruktion. Diese Messungen kann der Patient selbstständig weiterführen und Peak-flow-Protokolle zur Therapieüberwachung anfertigen. Die **Spirometrie** als Basistest der

Lungenfunktionsuntersuchungen ist in der Praxis ebenfalls gut durchführbar. Der Hausarzt kann in seiner Praxis auch **Allergiediagnostik** durchführen. Pricktest oder Intrakutantest geben Hinweise auf auslösende Allergene, im RAST (Radio-allergo-Sorbent-Test) werden spezifische IgE-Antikörper im Blutserum nachgewiesen.

Fallbeispiel: Ergebnis der Spirographie beim oben genannten Patienten ist folgendes Fluss-Volumen-Diagramm:

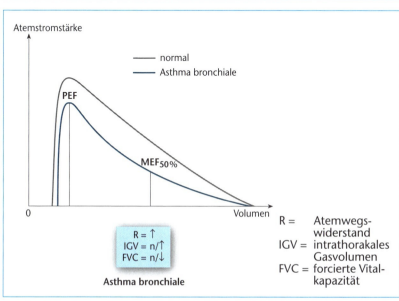

Abb. 8.2: Spirographisches Fluss-Volumen-Diagramm des 23-jährigen Patienten [4]

Frage: Was können Sie aus diesem Diagramm ablesen und für welche **Atemwegserkrankung** ist das gezeigte Fluss-Volumen-Diagramm typisch?

Antwort: Die Fluss-Volumen-Kurve zeigt im **exspiratorischen Verlauf** eine deutlich **konvexe Form** und repräsentiert eine Verringerung der exspiratorischen Flüsse über den gesamten Ausatmungsbereich. Der **maximale exspiratorische Spitzenfluss** (PEF) ist im Vergleich zur normalen Fluss-Volumen-Kurve **erniedrigt**. Diese Veränderungen sind typisch für eine **obstruktive Ventilationsstörung**.

Frage: Welche beiden, spirographisch ermittelten **Lungenvolumina** sind für die Basisdiagnostik einer obstruktiven Ventilationsstörung meist ausreichend und wie sind diese dabei verändert?

Antwort: Auch mit kleineren Spirographiegeräten lassen sich die **Vitalkapazität (VC)** und das **forcierte exspiratorische Volumen** in der 1. Sekunde **(FEV1)** in der Praxis gut bestimmen und daraus der sog. **Tiffeneau-Wert (FEV1/VC)** ermitteln. Diese beiden Basisparameter reichen für die Diagnosestellung einer obstruktiven Ventilationsstörung und deren Therapieüberwachung oft schon aus. Typisch für die **Obstruktion** sind ein vermindertes FEV1 bzw. ein verminderter Tiffeneau-Wert bei normaler bis leicht verminderter Vitalkapazität.

> **Frage:** Welchem **Schweregrad** entspricht das im Fall beschriebene **Asthma bronchiale?**

Antwort: Die deutsche Atemwegsliga unterscheidet beim Asthma bronchiale folgende Schweregrade:

Schweregrad	Symptome am Tag	Symptome in der Nacht
1. intermittierend	2x/Woche oder seltener	2x/Monat oder seltener
2. persistierend, leicht	seltener als 1x/Tag	öfter als 2/Monat
3. persistierend, mittelgradig	täglich	öfter als 1x/Woche
4. persistierend, schwer	ständig	häufig

Tab. 8.1: Schweregrade des chronischen Asthma bronchiale

Das im Fall beschriebene Asthma kann demnach als intermittierendes Asthma Grad 1 klassifiziert werden.

> **Frage:** Wie würden Sie in diesem Fall behandeln?

✚ Die Hyposensibilisierungstherapie ist eine spezifische Immuntherapie, bei der durch wiederholte Applikation zunehmender Mengen eines Allergens die Empfindlichkeit auf dieses Allergen schrittweise verringert wird.

Antwort: Falls sich der Verdacht auf ein allergisches Asthma in den Allergietests bestätigt und ein ursächliches Allergen nachgewiesen werden kann, dann muss zunächst ein kausaler Behandlungsversuch eingeleitet werden. Dazu gehört der Versuch einer **Allergenkarenz** und ggf. eine **Hyposensibilisierungstherapie**. Symptomatisch wird beim **Asthma Grad 1 bedarfsweise** mit **kurzwirksamen, inhalativen Beta-2-Mimetika** (Fenoterol, Salbutamol) behandelt. Antiallergika können bei saisonal auftretendem allergischem Asthma von Nutzen sein. Mastzellstabilisatoren (Cromoglicinsäure) in Form von Aerosolen können prophylaktisch eingesetzt werden, sind aber nicht für die Therapie des Asthmaanfalls geeignet.

Frage: Nehmen Sie Stellung zur **medikamentösen Therapie** beim **Asthma bronchiale!**

Antwort: Medikamente, die die Beta-2-Rezeptoren in den Bronchien stimulieren, lassen die Bronchialmuskulatur erschlaffen und bewirken so eine Bronchodilatation. Zu dieser Gruppe der **Beta-2-Sympathomimetika** gehören die kurz wirkenden Substanzen Fenoterol, Salbutamol oder Terbutalin und die lang wirksamen wie Formeterol und Salmeterol. Beide Formen werden hauptsächlich inhalativ angewandt, da Dosieraerosole im Vergleich zu oralen Präparaten wesentlich niedriger dosiert werden müssen, um die gleiche Wirkung zu erzielen. Die **Nebenwirkungen** dieser Medikamente reichen von Tachykardie und ventrikulären Herzrhythmusstörungen, Tremor und Unruhe bis hin zum Auslösen einer Angina pectoris bei koronarer Herzkrankheit. Deshalb sind diese Bronchodilatatoren bei koronarer Herzkrankheit, Tachyarrhythmie und Hyperthyreose kontraindiziert. **Theophyllin** wirkt ebenfalls bronchospasmolytisch, aber auch zentral atemstimulierend und wird bei schwerer Obstruktion zusätzlich eingesetzt. Das Nebenwirkungsprofil entspricht in etwa dem der Beta-2-Sympathomimetika, wegen der **geringen therapeutischen Breite** des Theophyllins sollte die Therapie mit Plasmaspiegelbestimmungen kontrolliert werden. **Parasympatholytika** wie Ipratropiumbromid werden ebenfalls meist inhalativ eingesetzt, sind aber schwächer bronchospasmolytisch wirksam als Beta-2-Sympathomimetika.

Kortikoide werden prophylaktisch zur Inhalation eingesetzt und wirken an der Bronchialschleimhaut entzündungshemmend. Nur bei akuter Verschlechterung unter Dauermedikation oder beim schweren Asthmaanfall werden Kortikoide auch systemisch, oral oder intravenös eingesetzt. **Inhalativ** angewandt haben Kortikoide außer einer selten auftretenden **Candidose** im **Mund-Rachen-Raum** keine nennenswerten Nebenwirkungen. **Systemisch** verabreicht können bei Langzeitbehandlung die bekannten **Glukokortikoid-Nebenwirkungen** eintreten.

Mastzellstabilisatoren wie Dinatriumcromoglicin (DNCG) und Nedocromil wirken nur prophylaktisch und sind somit für die Therapie des Asthmaanfalls nicht geeignet. **Leukotrien-Rezeptorantagonisten** (z.B. Montelukast) sind auch nur prophylaktisch einzusetzen und spielen eine eher untergeordnete Rolle.

Eine Orientierungshilfe bei der Therapie des Asthma bronchiale bietet folgender Stufenplan der Deutschen Atemwegsliga:

Schwere-grad	Dauermedikation	Bedarfsmedikation
1	keine	kurz wirksame Beta-2-Mimetika
2	niedrig dosiert inhalative Kortikoide	kurz wirksame Beta-2-Mimetika
3	inhalative Kortikoide in mittlerer Dosis, langwirkende Beta-2-Mimetika, ggf. Theophyllin	kurz wirksame Beta-2-Mimetika
4	inhalative Kortikoide in hoher Dosis, lang wirkende Beta-2-Mimetika, ggf. Theophyllin, ggf. orale Kortikoide	kurz wirksame Beta-2-Mimetika

Tab. 8.2: Stufenplan der Asthmatherapie

Bei der Behandlung des Asthma bronchiale muss unter Umständen durch frühzeitige Kombination verschiedener Medikamente die Therapie optimiert werden. Bei einer Verschlechterung der Krankheit muss im Stufenschema rasch fortgeschritten werden. Bei Besserung darf die Reduktion der Medikamente nur sehr vorsichtig erfolgen.

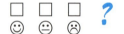

Frage: Worin bestehen die Aufgaben eines Hausarztes bei der Führung und **Langzeitbetreuung** eines **Asthmapatienten?**

Antwort: Der Asthmapatient muss vom Hausarzt zu **regelmäßigen Kontrolluntersuchungen** einbestellt und zu weiterführender Diagnostik oder zur Therapieanpassung falls nötig zum Facharzt überwiesen werden. Zudem wird der Patient zur korrekten Anwendung seiner „Sprays", richtigen **Atmungstherapie** und zur **Selbstkontrolle** mit dem Peak-flow-Meter **geschult.** Inhalative Kortikoidtherapien dürfen aus falscher Angst vor Kortisonnebenwirkungen nicht zu spät angewandt werden, der Patient muss über die weitgehend nebenwirkungsfreie Therapiemöglichkeit aufgeklärt werden. Patienten mit allergischem Asthma müssen bezüglich der Allergenvermeidung beraten und ggf. einer **Hyposensibilisierungstherapie** zugeführt werden. Rauchern muss der Hausarzt dingend zum **Nikotinverzicht** raten. Patienten mit schwerem Asthma sollten eine **Infektprophylaxe** betreiben, eine Pneumokokken- und/oder Grippeschutzimpfung ist sinnvoll und vom Hausarzt anzuraten.

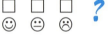

Frage: Welche **Applikationsgerätschaften** zur **inhalativen Asthmatherapie** kennen Sie, welche sind für Kinder geeignet?

Antwort: Seit dem Verbot von FCKW-haltigen Treibgasen werden die **Dosieraerosole** auf dem Arzneimittelmarkt weniger. Häufiger werden jetzt **Turbohaler** oder **Discusgeräte** zur Pulverinhalation angeboten. Die Anwendung der meisten Dosieraerosole ist erst ab dem Schulalter sinnvoll. Bei manchen Geräten kann ohne manuelles Betätigen durch einen leichten Atemzug ein Sprühstoß ausgelöst werden. Solche neueren Dosieraerosole können deshalb auch von Kindern ab 4–5 Jahren benutzt werden. Gerade für Kinder eignen sich Inhalierhilfen. Die **Rondo®-Inhalierhilfe** können schon kleinere Kinder benutzen, für etwas ältere Kinder eignet sich ein **Spacer-System** (z.B. Aero-Chamber®, Jetspacer® oder Volumatic®). Kleinkinder können besser mit **elektronischen Druckvernebler-Systemen**, z.B. mit dem Pari-Boy®, inhalieren.

Frage: Welche, unter den **exogenen Faktoren**, glauben Sie ist die **Hauptursache** einer **chronisch obstruktiven Lungenerkrankung (COPD)**?

Antwort: Die Hauptursache für eine COPD ist zweifelsohne das **langjährige Zigarettenrauchen**. Etwa 50% der Raucher über 40 Jahren erkranken an einer chronischen Bronchitis oder COPD. Je ausgeprägter der Nikotinkonsum, umso größer ist das Erkrankungsrisiko.

Fallbeispiel: Vom Lungenfacharzt bekommen Sie folgenden Befund der Lungenfunktionsuntersuchung eines 65-jährigen, langjährigen Rauchers mit Atemnot bei Belastung: **FEV1** = 50% vom Soll; **Atemwegswiderstand** = 1,2 kPa/l/s; erhöhtes **Residualvolumen Fluss-Volumen-Diagramm:**

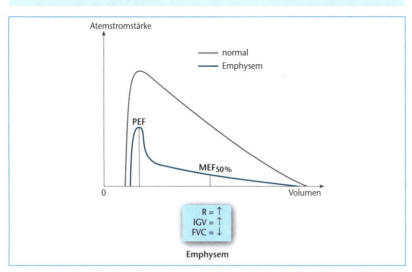

Abb. 8.3: Fluss-Volumen-Diagramm eines 65-jährigen Rauchers [4]

Frage: Welche Atemwegserkrankung vermuten Sie aufgrund dieser Befunde?

Antwort: Die Ganzkörperplethysmographie ermöglicht die Bestimmung des Atemwegswiderstandes. Der Atemwegswiderstand beim Gesunden beträgt weniger als 0,3 kPa/l/s. Hier liegt ein mittelgradig erhöhter Wert vor und ist zusammen mit der erniedrigten Einsekundenkapazität Ausdruck einer **obstruktiven Ventilationsstörung**. Ein erhöhtes Residualvolumen kann auf ein bereits vorhandenes **Lungenemphysem** hinweisen. Dafür spricht auch der typische „Emphysemknick" im Fluss-Volumen-Diagramm. Die Anamnese des Patienten mit langjährigem Nikotinabusus unterstreicht die Verdachtsdiagnose: Chronisch obstruktive Lungenerkrankung mit Lungenemphysem.

> tipp Fluss-Volumen-Diagramme werden in der Allgemeinarztprüfung immer wieder zur Beurteilung vorgelegt. Man sollte die Diagramme obstruktiver von restriktiven Ventilationsstörungen unterscheiden können und wissen, was ein „Emphysemknick" ist.

Frage: Nennen Sie mindestens drei Unterschiede in der **Differentialdiagnostik** von **Asthma bronchiale** und **chronisch obstruktiver Lungenerkrankung**!

Antwort: Asthma bronchiale und chronisch obstruktive Lungenerkrankung unterscheiden sich in Ätiologie, Klinik und diagnostischen Befunden. In der folgenden Tabelle sind die **wichtigsten Unterschiede** aufgeführt:

Kriterien	Asthma bronchiale	COPD
Alter bei Beginn der Erkrankung	Kinder und Jugendliche, selten Erwachsene	Erwachsene, meist älter als 40 Jahre
Beginn der Beschwerden	plötzlich, häufig nach Heuschnupfen und Infekten	langsam zunehmend
Nikotinabusus	nicht zwingend	fast immer
Atemnot	im Anfall	bei Belastung und bei Infekten
Husten	meist unproduktiver Reizhusten, auch nachts	produktiver Husten frühmorgens
Qualität der Beschwerden	wechselnd mit völliger Besserung, rasch einsetzend	bleibende Einschränkung mit Zunahme bei Infekten

Tab. 8.3: Differentialdiagnose von Asthma bronchiale und COPD

Frage: Bei der Langzeitbetreuung eines **COPD-Patienten** muss der Hausarzt häufig Komplikationen der Grundkrankheit behandeln. An welche **Komplikationen** denken Sie?

Antwort: Die größte Rolle bei den Komplikationen der COPD spielen **Infekte der Atemwege** bis hin zur Bronchopneumonie und einer dadurch bedingten akuten Exazerbation der Grunderkrankung. Bei den meisten Patienten kommt es im Laufe der Zeit zu irreversiblen Schäden am Lungenparenchym und es entwickelt sich ein **Lungenemphysem**. Die Erkrankung kann zu einer **Hypertonie im Lungenkreislauf** führen und so zu einem **Cor pulmonale**. Die COPD prädestiniert zudem zur Entstehung einer **Lungenembolie**.

Frage: Welche Therapiemaßnahmen muss der Hausarzt beim Patienten mit COPD zusätzlich zur antiobstruktiven Dauertherapie noch einleiten?

Antwort: Der **COPD-Patient** muss eine Reihe von **Allgemeinmaßnahmen** befolgen. In erster Linie muss er auf das **Rauchen verzichten.** Da sich auch das Passivrauchen negativ auf die Erkrankung auswirkt, sollten auch die Angehörigen das Rauchen aufhören und ein längerer Aufenthalt in stark verrauchten Räumen vermieden werden. Andere **inhalative Gifte**, zum Beispiel am Arbeitsplatz, müssen durch entsprechende Schutzmaßnahmen **vermieden werden**. Der Patient wird zur **Atmungsgymnastik** und selbstständigen **Inhalation** angeleitet. Diese Maßnahmen führen im Zusammenhang mit **reichlicher Flüssigkeitszufuhr** und dem Langzeiteinsatz von **Sekretolytika** zur Erleichterung des Abhustens. Der Hausarzt überprüft die Medikation des Patienten und muss Medikamente, die Bronchospasmen auslösen können, ggf. absetzten. **Akute bakterielle Infektionen** müssen **frühzeitig antibiotisch** behandelt werden. Eine **infektbedingt verschlechterte Obstruktion** muss vorübergehend forciert, ggf. auch mit **systemischer Kortisongabe**, therapiert und überwacht werden. COPD-Patienten müssen darüber hinaus zur jährlichen **Grippe-Schutzimpfung** angehalten werden.
Bei bereits eingetretenem **Lungenemphysem** ist der Hausarzt gefordert in Zusammenarbeit mit dem Facharzt, eine **Sauerstofflangzeit-Therapie** einzuleiten. Andere Komplikationen, wie Cor pulmonale und Herzinsuffizienz erfordern spezielle Therapiestrategien, die meist vom Facharzt eingeleitet und vom Hausarzt weiter überwacht werden.

8.3 Bronchialkarzinom

Frage: Bronchialkarzinome werden nach ihrer Histologie unterteilt und von der WHO entsprechend klassifiziert. Welche **Bronchialkarzinom-Typen** kennen Sie? Welches dieser Karzinome kommt am häufigsten vor?

Antwort: Die WHO klassifiziert die Bronchialkarzinome wie folgt:

Plattenepithel-Karzinom	ca. 40%
kleinzelliges Bronchialkarzinom	ca. 25%
Adenokarzinom	ca. 25%
großzelliges Bronchialkarzinom	ca. 10%

Tab. 8.4: Histologische Klassifizierung der Bronchialkarzinome (WHO)

Aus der Statistik geht hervor, dass die Plattenepithel-Karzinome unter den Bronchialkarzinomen am häufigsten vorkommen. Es gibt immer wieder Tumoren, die verschiedene histologische Anteile aufweisen. Nach praktisch-therapeutischen und prognostischen Gesichtspunkten werden Plattenepithel-, Adenokarzinome und großzellige Bronchialkarzinome auch als **nicht-kleinzellige Bronchialkarzinome** (NSCLC = non small cell lung cancer) zusammengefasst und vom **kleinzelligen Bronchialkarzinom** (SCLC = small cell lung cancer) unterschieden.

Frage: Zählen Sie mindestens drei Ursachen für die **Entstehung** von **Bronchialkarzinomen** auf!

✚ Die Intensität und Dauer der Rauchgewohnheiten wird in „pack-years" beschrieben. "Pack-years" sind das Produkt aus der Anzahl der Raucherjahre und der gerauchten Zigarettenschachteln pro Tag.

Antwort: Das langjährige **inhalative Rauchen** ist für die Entstehung von ca. 85% der Bronchialkarzinome verantwortlich. Die Anzahl der „pack-years" bestimmt dabei das Erkrankungsrisiko. Passivrauchen verdoppelt in etwa das Risiko an Lungenkrebs zu erkranken. Andere pulmotrope Karzinogene sind für ca. 10 % der Bronchialkarzinome verantwortlich. Dazu gehören **berufliche Gifte** wie vor allem **Asbest, Chrom-, Nickel-** und **Arsenverbindungen** sowie Kokereigase. Auch die **allgemeine Luftverschmutzung**, eine **genetische Disposition** und andere Risikofaktoren wie **Lungennarben** spielen eine Rolle bei der Entwicklung von Bronchialkarzinomen.

Frage: Für welches Bronchialkarzinom wird das Rauchen weniger verantwortlich gemacht?

Antwort: Das **Adenokarzinom** der Lungen ist die häufigste Lungenkrebsform bei **Nichtrauchern**.

> **Fallbeispiel:** Ein Ihnen bisher unbekannter 63-jähriger Patient wird von seiner Lebensgefährtin in ihre Sprechstunde gebracht. Die Frau ist beunruhigt, weil ihr Partner nun schon seit 3 Monaten anhaltend hustet und bei Belastung schlecht Luft bekommt. Nach einer Penicillin-Therapie durch den früheren Hausarzt waren die Beschwerden vorübergehend gebessert, der Patient konnte jedoch nicht zur Kontrolle kommen, weil er zwischenzeitlich umgezogen war. Auf Nachfragen erfahren Sie, dass der Patient seit seinem 25. Lebensjahr raucht, er leidet unter wechselnd starkem Nachtschweiß, Gewichtsabnahme und seit einer Woche habe er etwas Blut im Sputum bemerkt.
> An welche **abwendbar gefährlichen Verläufe** müssen Sie als Hausarzt bei diesem Fall denken und was veranlassen Sie?

Antwort: Die Anamnese des Patienten mit therapierefraktärem Husten, der länger als 3 Wochen besteht und die zuletzt aufgetretene Hämoptoe lassen den hochgradigen Verdacht auf eine **neoplastische Erkrankung der Lunge** aufkommen. Raucheranamnese und B-Symptomatik, wie Gewichtsabnahme und Nachtschweiß, unterstützen den Verdacht. **Differentialdiagnostisch** könnten den beschriebenen Symptomen auch eine Pneumonie, ein Lungenabszess, eine Lungentuberkulose oder seltener vorkommende interstitielle Lungenparenchymerkrankungen zu Grunde liegen.

Der Hausarzt muss hier auf jeden Fall schnell handeln und nach **klinischer Untersuchung** weitere Diagnostik einleiten. Zunächst durch **Röntgenuntersuchung des Thorax**, später ggf. durch eine **Computertomographie** müssen bereits genannte Differentialdiagnosen ausgeschlossen bzw. verifiziert werden. Mittels **Bronchoskopie** oder **Mediastinoskopie** und **Gewebebiopsie** muss die Verdachtsdiagnose ggf. histologisch gesichert werden. Da zur Stadieneinteilung oder Metastasensuche bei malignen Erkrankungen meist mehrere Untersuchungen nötig sind, bietet sich an, den Patienten dafür stationär einzuweisen.

> **Frage:** Welche Aufgaben hat der Hausarzt bei der **Nachsorge** eines Patienten mit **Bronchialkarzinom**?

Antwort: Nach chirurgischer Intervention oder Radio-Chemo-Therapie gilt es, für den Patienten **Rehabilitationsmaßnahmen** einzuleiten, ggf. muss der Hausarzt auch **häusliche Krankenpflege** verordnen. Zu den Aufgaben des Arztes gehört auch die **psychosoziale Betreuung** des Patienten und der Angehörigen mit Beratungen und Hilfestellung bei der Einleitung von **Rentenverfahren** oder bei der Antragstellung an das

Versorgungsamt. Im Finalstadium ist der Hausarzt möglicherweise gefragt, **häusliche Sauerstoff-Therapie** zu organisieren und für eine ausreichend gute **Schmerztherapie** zu sorgen. In einfühlsamen Gesprächen wird er den Patienten und die Angehörigen auf die finale Situation vorbereiten und durch Anbieten seiner Hilfe und Unterstützung ein Gefühl des „nicht alleine gelassen werden" vermitteln.

9 Erkrankungen der Verdauungsorgane

Fallbeispiel: Ein 34-jähriger, bisher gesunder Lehrer kommt zu Ihnen in die Sprechstunde, weil er seit einigen Tagen unter Appetitlosigkeit, Übelkeit, Erbrechen sowie einem Druckgefühl im Epigastrium leidet. Er berichtet, dass er in letzter Zeit viel Stress in der Schule gehabt habe und aufgrund einer hartnäckigen Erkältung öfter mal ein Aspirin eingenommen habe. Klinisch findet sich ein epigastrischer Druckschmerz, ansonsten ist das Abdomen weich, keine Abwehrspannung.
Welchen Verdacht haben Sie?

Antwort: Vermutlich leidet der Patient unter einer **akuten Gastritis**. Diese Krankheit wird begünstigt durch exogene Noxen wie z.B. Medikamente (ASS, Steroide), Alkohol- oder alimentäre Exzesse und Bakterien. Weiter Ursachen sind Stress (postoperativ, Traumata) oder Infektionen (z.B. im Rahmen einer akuten Gastroenteritis). **Differentialdiagnostisch** muss man an andere Erkrankungen z.B. des Magens (Ulkus, Magenkarzinom), der Gallenblase (Cholezystolithiasis), des Pankreas (Pankreatitis) sowie einen Herzinfarkt denken.

Frage: Wie ist Ihr weiteres **Vorgehen** bei **Verdacht** auf eine **Gastritis**?

Antwort: Bei unkomplizierter Symptomatik empfiehlt man **Allgemeinmaßnahmen** wie z.B. Schonkost, Alkohol-/Nikotinkarenz, Weglassen sonstiger Noxen (z.B. ASS!) und kann den Verlauf abwartend offen lassen. Leichte Fälle heilen meist spontan ab. In schwereren Fällen kann man **unterstützend Antazida** geben. **Rezidivieren** oder **Persistieren** die **Beschwerden** oder zeigen sich Anzeichen einer **Blutung,** so ist eine **Gastroskopie** indiziert.

Frage: Nennen Sie die klinischen **Leitsymptome** einer **Refluxösophagitis**.

Antwort: Typisch für diese Krankheit ist ein **Sodbrennen**, v.a. postprandial und im Liegen. Zusätzlich findet man oft **epigastrische** und/oder **retrosternale Schmerzen** sowie **saures Aufstoßen**. In fortgeschrittenen Fällen finden sich Zeichen peptischer Stenosen mit **Schluckbeschwerden**.

Frage: Was wissen Sie zur **Ätiologie** der **Refluxkrankheit?**

Antwort: Bei der Refluxkrankheit kommt es zu einem symptomatischen Rückfluss von saurem Mageninhalt in die Speiseröhre. Ursache ist meist eine **Insuffizienz** des **unteren Ösophagussphinkters**. Man unterscheidet zwischen einer
- **Primären Sphinkterinsuffizienz:** Ursache unbekannt, wird durch Hiatushernien begünstigt.
- **Sekundären Sphinkterinsuffizienz:** z.B. durch drucksenkende Faktoren (Medikamente, Fette, Alkohol), Adipositas permagna, Schwangerschaft, Operationen, diabetische Neuropathie, Magenausgangsstenose

Seltenere Ursachen sind Strahlentherapie, medikamentöse Erosionen, Infektionen (z.B. Candida).

Frage: Wie ist der **Wirkmechanismus** eines **Protonenpumpenhemmers?**

Antwort: Protonenpumpenhemmer sind spezifische, irreversible **Hemmer der H^+/K^+-ATPase** der Belegzellen des Magens. Sie bewirken eine lang anhaltende **Hemmung der Säureproduktion**. Indikationen der Protonenpumpenhemmer sind die Refluxösophagitis, das Ulcus ventriculi und duodeni sowie das Zollinger-Ellison-Syndrom.

Frage: Welche **klinischen Beschwerden** finden sich beim **gastroduodenalen Ulkus?**

Antwort: Typische Beschwerden bei einer gastroduodenalen Ulkuskrankheit sind **epigastrische Schmerzen** mit Ausstrahlung in den Oberbauch, nach retrosternal oder in den Rücken, sowie **Übelkeit**, **Erbrechen** und **Inappetenz**. Man unterscheidet zwischen einem Ulcus duodeni und einem Ulcus ventriculi. Das **Ulcus duodeni** liegt meist vorderwandseits im Bulbus duodeni. Klinisch treten die epigastrischen **Schmerzen** typischerweise 90 min bis 3 Stunden **postprandial** auf und **bessern sich unter Nahrungsaufnahme**. Häufiger findet man das **Ulcus ventriculi**. Es ist meist unmittelbar distal des Korpus-Antrum-Übergangs lokalisiert. Die **Schmerzen** sind **weniger typisch** als beim Ulcus duodeni, meist **verstärken** sie **sich unmittelbar nach dem Essen**. Jedoch sind auch asymptomatische Verläufe typisch.

Merke: Häufig verläuft die Krankheit asymptomatisch. 1/3 der Patienten wird erst im Komplikationsstadium symptomatisch.
Die Einnahme von Aspirin und anderen NSAR führt häufiger zum Ulcus ventriculi als zum Ulcus duodeni!

Frage: Welches **Eradikationsschema** wählen Sie bei einer Erstbehandlung einer **Helicobacter-pylori-Infektion?**

Antwort: Das **Therapieschema** bei der Erstbehandlung einer Helicobacter-pylori-Infektion besteht aus einer **Trippeltherapie** mit einem:
- Protonenpumpenhemmer (z.B. Omeprazol)
- Clarithromycin (z.B. Klacid)
- Metronidazol (z.B. Clont)

Die Therapie sollte über 7 Tage durchgeführt werden. Nachteil dieser Trippel-Therapie ist, dass regional unterschiedlich vermehrt Resistenzen gegen Metronidazol vorliegen (in Europa bis zu 30%). Alternativ kann statt Metronidazol Amoxicillin gegeben werden (= alternative, modifizierte Trippeltherapie/Französisches Schema).

Frage: Was versteht man unter **Meläna** und welche Ursachen ziehen Sie in Betracht?

Antwort: Unter Meläna (oder auch **Teerstuhl**) versteht man einen schwarzen, glänzend breiigen Stuhl. **Ursachen** können z.B. peptische Ulzera, erosive Gastritis, Mallory-Weiss-Syndrom, Ösophagusvarizen oder Tumoren sein.

Frage: Ein häufiges Symptom in der Allgemeinarztpraxis sind **Bauchschmerzen**. Beschreiben Sie einen **Untersuchungsvorgang** bei einem Patienten, der sich mit akuten, starken Bauchschmerzen vorstellt.

Antwort: Der Patient sollte sich möglichst **entkleidet** auf den **Rücken** legen. Beide Arme sollen neben dem Körper liegen. Zunächst erfolgt eine **Inspektion des Abdomens,** bei der man auf die Bauchform (z.B lokale Tumoren, Aszites) und Hautveränderungen achtet. Vor der Palpation lässt man den **Patienten** zunächst **selbst** mit einem Finger das **Punktum maximum** des Schmerzes **lokalisieren.** Dann beginnt man zunächst oberflächlich das gesamte Abdomen und danach die einzelnen Organe zu palpieren. Die **Palpation** sollte dabei nie im angegebenen Schmerzbereich beginnen. Bei der Untersuchung achtet man z.B. auf lokalen Druckschmerz, Loslassschmerz, lokale oder generalisierte Abwehrspannung sowie Resistenzen. Es empfiehlt sich immer auch eine **rektale Palpation** durchzuführen. Abhängig von der Schmerzlokalisation kann man einen Hinweis auf die Ursache bekommen und dann ggf. weitere Diagnostik einleiten.

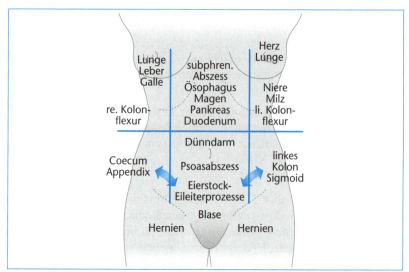

Abb. 9.1: Schmerzlokalisation bei abdomineller Palpation [2]

Fallbeispiel: In Ihrem Nachtdienst werden Sie zu einem Ihnen nicht bekannten Patienten gerufen, der soeben kaffeesatzartig erbrochen hat. Welche differentialdiagnostischen Überlegungen stellen Sie an?

Antwort: In Anwesenheit von HCl (z.B. im Magen) kommt es zu einer Umwandlung von Hämoglobin in Chlorhämin und es entsteht „Kaffeesatz". **Kaffeesatzartiges Erbrechen** deutet deshalb auf eine **Blutung im Bereich des oberen GI-Traktes** hin. Häufigste Ursache ist die **Ulkusblutung**. Weitere Blutungsquellen sind **Ösophagusvarizen**, **Läsionen** bei einer Ösophagitis, **erosiven Gastritis**, malignen sowie benignen **Tumoren** sowie **Mallory-Weiss-Läsionen**.

Fallbeispiel: In Ihrer Sprechstunde stellt sich ein 15-jähriger Junge mit Bauchschmerzen vor. Die Schmerzen waren anfänglich im Epigastrium und haben sich nach Stunden langsam in den Bereich des rechten Unterbauchs verlagert. Sie denken an eine Appendizitis. Welche weiteren Befunde erwarten Sie?

Antwort: Die Anamnese passt gut zu einer Appendizitis. Bei einer Entzündung des Wurmfortsatzes beginnen die Schmerzen meist epigastrisch und verlagern sich erst nach mehreren Stunden in den rechten Unterbauch. Häufig wird die Symptomatik von Übelkeit und Erbre-

chen begleitet. Bei einer **klassischen Appendizitis** findet man folgende weitere **Befunde:**
- **maximaler Druckschmerz** auf dem **McBurney-Punkt** (in der Mitte einer zwischen dem Nabel und der Spina iliaca anterior superior gezogenen Linie) und dem **Lanz-Punkt** (auf der Linie zwischen beiden Spinae iliacae anterior superior am Übergang vom mittleren zum lateral rechten Drittel).

✚ Bei atypischer Symptomatologie (z.B. retrozökaler Lage des Appendix) kann die Diagnose schwierig zu stellen sein! Es gibt keinen präoperativ erkennbaren klinischen oder apparativen Befund, durch den sich eine Appendizitis eindeutig beweisen lässt!

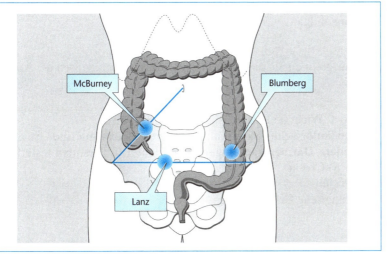

Abb. 9.2: Typische Druckpunkte bei akuter Appendizitis [5]

> **Merke:** Der Druckpunkt ist von der Lokalisation des Appendix abhängig und diese kann variieren. Eine Schmerzlokalisation abseits des McBurney-Punktes im rechten Unterbauch, im rechten Oberbauch oder sogar linken Unterbauch (Situs inversus) schließt eine Appendizitis nicht aus!

- **Loslassschmerz (Blumberg):** Drückt man kontralateral zum McBurney-Punkt die Bauchdecke ein und lässt plötzlich los, so empfindet der Patient durch die Peritonealreizung bei Appendizitis Schmerzen.
- **Ausstreichschmerz (Rovsing):** Schmerzen beim Ausstreichen des Kolons gegen den Zoekumpol
- Bei der **rektalen Untersuchung** äußert der Patient **Druckschmerz im Douglasraum** v.a. auf der rechten Seite.

> **Merke:** Eine rektale Untersuchung ist bei Appendizitisverdacht obligat!

- **Leukozytose** im Blutbild
- mäßiges **Fieber** (meist < 39 °C). Charakteristisch ist, dass die rektale Temperatur wesentlich höher ist als die axilläre (Temperaturdifferenz > 1 °C)

- evtl. **Diarrhoe**
- Darmgeräusche anfangs eher lebhaft (Diarrhoe), später abgeschwächt
- **Sonographisch** findet man im Bereich des Druckschmerzmaximums eine kleine, aperistaltische, wandverdickte Darmschlinge mit einem echoarmen Randsaum und evtl. freie Flüssigkeit im Douglasraum.

Da sich das Schicksal der akuten Appendizitis innerhalb der ersten 24–48 Stunden entscheidet, ist bei einem Verdacht eine **sofortige Klinikeinweisung** obligat.

Frage: Nennen Sie die wichtigsten **Differentialdiagnosen** bei **Appendizitis**.

Antwort: Wichtige Differentialdiagnosen sind:
- **Gynäkologische Erkrankungen:** Adnexitis, extrauterine Gravidität
- **Andere Darmerkrankungen:** Gastroenteritis, Erstmanifestation eines M. Crohn
- Hernien
- urologische Erkrankungen

Frage: Was versteht man unter einer **Linksappendizitis?**

Antwort: Der Begriff Linksappendizitis wird oft bei der **Kolondivertikulitis** verwendet.

Durch langjährige schlackenarme Kost und Obstipation kommt es bevorzugt im Sigma zur Ausbildung von **Pseudodivertikeln**. Während die Divertikulose in der Regel asymptomatisch verläuft, kann es durch eine **bakterielle Entzündung** eines oder mehrerer Divertikel zu einer Divertikulitis kommen.

Das klinische Beschwerdebild einer Sigmadivertikulitis entspricht der so genannten Linksappendizitis. Die Patienten haben **linksseitige**, teils **kolikartige Unterbauchschmerzen** begleitet von **Stuhlunregelmäßigkeiten** (Obstipation und/oder Diarrhoe) und Schleim- und Blutbeimengungen im Stuhl. Bei der Untersuchung findet sich oft eine **druckschmerzhafte Walze im linken Unterbauch** und die **Körpertemperatur** ist **erhöht**. Eine akute Divertikulitis ist eine Indikation zur **Klinikeinweisung**.

Frage: Fast jeder zehnte Patient in einer Allgemeinarztpraxis leidet an einer **Obstipation**. Nennen Sie **pathophysiologische Ursachen**, die zu einer Verzögerung der Stuhlentleerung führen können.

Antwort: Den Begriff Obstipation zu definieren ist sehr schwierig, da die Stuhlfrequenz und -beschaffenheit auch beim Gesunden sehr starke Variationen aufweist. Gewöhnlich wird unter Obstipation eine **Defäkationsfrequenz** von **weniger als 3-mal pro Woche** definiert. Klinisch muss man zwischen einer anhaltenden, einer akut einsetzenden und einer chronischen Obstipation unterschieden werden.

Ursachen einer Obstipation sind:
- **Stenosierende Kolonprozesse:** v.a. Kolonkarzinom, Divertikulitis, Kolonpolypen, extraintestinale Prozesse z.B. Urogenitaltumoren, Strahlenkolitis
- **Anale Erkrankungen:** Analfissur, Perianalthrombose
- **Medikamente:** Opiate, Analgetika, trizyklische Antidepressiva, Laxantien
- **Endokrine Störungen:** Hypothyreose, Diabetes mellitus, Hypokaliämie
- **Veränderungen der Lebensgewohnheiten:** Schlackenarme Kost, wenig Flüssigkeit, Bewegungsmangel, Urlaub, bewusste Unterdrückung des Defäkationsreizes
- **Gravidität**
- **Reizkolon**

✚ **Habituelle Obstipation:** meist Kombination aus mehreren, sich gegenseitig verstärkenden pathophysiologischen Mechanismen wie z.B. Störung der Darmmotorik, des Defäkationsrhythmuses und der Ernährung.

Frage: Was versteht man unter einer „falschen Diarrhoe"?

Antwort: Durch Obstipation kommt es zur Stagnation und sekundär zur Verflüssigung des Stuhles. Klinisch haben die Patienten **trotz Obstipation dünnflüssigen Stuhlgang** (= getarnte Obstipation).

Frage: Ein 50-jähriger Patient berichtet von **hellrotem Blut im Stuhlgang**. Was sind die wichtigsten **Differentialdiagnosen**?

Antwort: Beimengungen von frischem (hellrotem) Blut im Stuhl stammen meist aus dem **unteren Gastrointestinaltrakt**. Nur bei sehr großen Blutmengen und/oder rascher Darmpassage findet sich rotes Blut aus einer oberen GI-Blutung im Stuhl. Oft kann man aus einer genauen Anamnese bereits wichtige Hinweise auf die Blutungsquelle bekommen. So zeigt sich beim:
- **Hämorrhoidalleiden:** häufig hellrotes Blut am Toilettenpapier oder auf dem Stuhl
- **Analfissuren:** Schmerzen bei der Defäkation, hellrote Blutauflagerungen
- **Kolonpolypen, Kolonkarzinom, Divertikulitis:** hell- oder dunkelrote Blutbeimischungen zum Stuhl
- **Colitis ulcerosa:** blutig-schleimige Diarrhöen

☐ ☐ ☐ ❓ **Frage:** Was versteht man unter der **Adenom-Karzinom-Sequenz** beim Kolonkarzinom?
☺ 😐 ☹

Antwort: Da 90% der Kolonkarzinome durch die **Entartung eines gutartigen Tumors** entstehen, spricht man von einer Adenom-Karzinom-Sequenz. Mehr als 95% der Epitheldysplasien sind Adenome.

☐ ☐ ☐ ❓ **Frage:** Welche **Lokalisation** des **Dickdarmkarzinoms** ist am häufigsten und was sind die typischen **Metastasierungswege**?
☺ 😐 ☹

✚ 10% aller kolorektalen Karzinome sind durch die rektal-digitale Untersuchung tastbar, 75% kann man durch eine Rektosigmoidoskopie diagnostizieren und nur bei 25% der Dickdarmkarzinome benötigt man zur Diagnose eine komplette Koloskopie.

Antwort: Am häufigsten ist das Dickdarmkarzinom im **Rektum** lokalisiert. Abhängig von der Höhe des Tumorsitzes gibt es **unterschiedliche Metastasierungswege**:

Lokalisation (ab Anokutanlinie)	Metastasierungswege
oberes Rektum (8–16 cm)	paraaortale Lymphknoten
mittleres Rektum (4–8 cm)	paraaortale LK und Beckenwand
unteres Rektum (0–4 cm)	paraaortale LK, Beckenwand, inguinale LK

Tab. 9.1: Metastasierungswege des kolorektalen Karzinoms

Hämatogen metastasiert das Kolonkarzinom zunächst in **Leber** und **Lunge**, anschließend auch in andere Organe.

☐ ☐ ☐ ❓ **Frage:** In welche **Stadien** wird das **Hämorrhoidalleiden** eingeteilt?
☺ 😐 ☹

Antwort: Die Hämorrhoiden werden nach ihrem Prolapsverhalten in vier verschiedene Stadien eingeteilt:

Stadium	Befund	Klinik	Komplikationen
I	schwammige, prominente Knoten oberhalb der Linea dentata (nicht palpabel)	oft Blutung, Juckreiz	Gefäßarrosion mit Blutung, Schock
II	derbe, tastbare Knoten, prolabieren beim Pressen, spontane Retraktion nach der Defäkation	selten Blutung, oft Schmerzen, Pruritus, Nässen	Analekzem, Pruritus, Thrombose des Hämorrhoidalknoten im Analkanal

Stadium	Befund	Klinik	Komplikationen
III	bläulich, livide Knoten (fehlender venöser Abfluss), fehlende spontane Retraktion, Linea dentata-Verlagerung, manuelle Reposition möglich	oft Schmerzen, Pruritus, Schleim, selten Blutung	Analekzem, Pruritus, Inkarzeration, Thrombose, Analinkontinenz
IV	keine manuelle Reposition mehr möglich, Übergang in Analprolaps	starke Schmerzen, Pruritus, Schleim, selten Blutung	Thrombose, Inkarzeration

Tab. 9.2: Stadieneinteilung und Komplikationen beim Hämorrhoidalleiden

Frage: Welche **Therapieempfehlung** geben Sie einem Patienten mit **Hämorrhoiden 1. Grades?**

Antwort: Die Therapie des Hämorrhoidalleidens 1. Grades ist konservativ mit **Stuhlregulierung** (für weichen Stuhl sorgen: ballaststoffreiche Kost, ausreichend Flüssigkeit), **Analhygiene**, ggf. **Gewichtsreduktion** und **Salben** (z.B. Faktu-Salbe®). Ggf. kann zusätzlich eine **Sklerosierung** der Hämorrhoiden vorgenommen werden.

Fallbeispiel: Zu Ihnen in die Praxis kommt eine im 5 Monat schwangere Patientin, die nach dem Stuhlgang plötzlich starke Schmerzen im Analbereich verspürte. Klinisch sehen Sie einen kirschgroßen, derben, bläulich-livide verfärbten Knoten am Analrand.
Welche Verdachtsdiagnose haben Sie?

Antwort: Differentialdiagnostisch muss am ehesten an eine **Perianalvenenthrombose** oder eine **prolabierte, inkarzerierte Hämorrhoide** gedacht werden. Bei fehlender Anamnese handelt es sich eher um eine Perianalvenenthrombose. Dabei kommt es durch heftiges Pressen zu einer **Thrombose** aus **den Venen des Plexus haemorrhoidalis**. Bevorzugt werden jüngere Patienten befallen. Klinisch findet sich am Analrand ein bläulich-livider Knoten, der bei Berührung sehr schmerzhaft ist. Die Therapie ist entweder konservativ mit anästhesierenden Salben oder operativ durch Inzision.

Frage: Was versteht man unter einem **Ikterus** und was wissen Sie zur **Ätiologie?**

Antwort: Unter einem Ikterus versteht man die **Gelbfärbung von Skleren, Haut und Schleimhäuten** durch **Ablagerung von Bilirubin** bei einem erhöhten Gesamt-Bilirubingehalt im Blut (> 2 mg/dl). Man unterscheidet zwischen einem prähepatischen, hepatischen und posthepatischen Ikterus:

- **Prähepatischer Ikterus (hämolytisch):** hämolytische Anämien, Z.n. Bluttransfusionen, ineffektive Erythropoese
- **Hepatischer Ikterus (parenchymatös):** Gilbert-Meulengracht-Syndrom (Konjugationsstörung), Medikamente (z.B. Chloramphenicol), Exkretionsstörungen (z.B. Virushepatitiden, Leberzirrhose, Metastasenleber, Alkohol-Fettleber, Schwangerschaft, Stauungsleber)
- **Posthepatischer Ikterus:**
  - **Intraluminale Obstruktion:** z.B. Cholelithiasis, Gallengangstumoren, Cholangitis
  - **Extraluminale Obstruktion:** z.B. Pankreaskopfkarzinom, Pankreatitis, Lymphome der Leberpforte, Echinokokkuszyste

	prähepatisch	hepatisch	cholestatisch
Bilirubin direkt	↔	↑	↑
Bilirubin indirekt	↑	↔ (↑)	↔
Bilirubin im Urin	↔	↑ dunkler Urin	↑ dunkler Urin
Urobilinogen im Urin	↑	↑	↔
Stuhl	dunkel	dunkel oder hell	hell
GOT, GPT	↔	↑↑	↑
AP, γ-GT, GLDH	↔	↑	↑↑
LDH/HBDH	< 1,3	> 1,64	–
Haptoglobin	↓	↔	↔
Juckreiz	nein	möglich	ja

Tab. 9.3: Differentialdiagnostik des Ikterus nach den Laborwerten

Frage: Beschreiben Sie die **klinische Symptomatik** einer **Cholelithiasis**.

Antwort: 75 % der Gallensteinträger sind **asymptomatisch**, d.h. nur bei 25 % der Patienten mit Gallensteinen treten klinische Beschwerden auf. Oft klagen die Patienten über unspezifische **Oberbauchschmerzen** mit **Druck-** und **Völlegefühl**, **Unverträglichkeit** von bestimmten **Speisen** (v.a. fette Speisen, Kaffee) und **Meteorismus**. Eine akute **Gallenkolik**

wird meist durch eine Steinpassage durch den Ductus cysticus ausgelöst. Die Patienten haben dann rezidivierende, starke, kolikartige Schmerzen im rechten Oberbauch, die oft in den Rücken und/oder in die Schulter ausstrahlen. Begleitet werden die Schmerzen meist von **Brechreiz**, Aufstoßen und eventuell einem flüchtigen Ikterus.

Frage: Nennen Sie 5 wichtige **Differentialdiagnosen** bei **Gallenkolik**!

Antwort: Differentialdiagnostisch muss an eine **akute Pankreatitis**, eine **Ulkuskrankheit**, einen **Herzinfarkt**, eine **Appendizitis** sowie eine **Nephrolithiasis** gedacht werden.

Frage: Welche **Komplikationen** können bei einer **chronisch rezidivierenden Cholezystitis** auftreten?

Antwort: Im Verlauf einer chronisch rezidivierenden Cholezystitis kann sich durch den chronischen Entzündungsreiz eine **Schrumpfgallenblase** sowie eine **Porzellangallenblase** entwickeln. Eine Spätkomplikation ist das **Gallenblasenkarzinom** mit einer meist sehr ungünstigen Prognose.

Frage: Welches sind die **häufigsten Ursachen** einer **akuten Pankreatitis**?

Antwort: Die häufigsten Ursachen einer akuten Pankreatitis sind **Gallensteine**. Bei der Cholelithiasis kommt es oft zu einer Verengung bzw. einen Verschluss des Ductus choledochus. Dadurch kann es zum Rückstau von Pankreassekreten und nachfolgend zur Infektion kommen. Weitere häufige Ursachen einer akuten Pankreatitis ist eine **Cholangitis** sowie **Alkoholexzesse**. Weitaus seltener sieht man die akute Pankreatitis als Nebenwirkung von **Medikamenten** (z.B. Steroide, Furosemid, Thiazid-Diuretika), als Folge von **Infektionen** (z.B. Mumps) oder bei anderen Grunderkrankungen (z.B. Hyperlipidämie, Hyperparathyreoidismus).

Frage: Welche **Schmerzen** sind bei einer **akuten Pankreatitis charakteristisch** und welche **anderen Symptome** fallen Ihnen zu der Krankheit noch ein?

Antwort: Charakteristisch ist ein akut einsetzender, heftiger, **gürtelförmiger Dauerschmerz** im **Epigastrium**, der beidseits entlang der Rippenbogen sowie in den Rücken ausstrahlt. Der an einer akuten Pankreatitis erkrankte Patient ist schwerkrank, hat **Übelkeit** und **Erbrechen**, ein **gerötetes Gesicht** (Flush) und häufig **Meteorismus**. Das Abdomen kann im Anfangsstadium weich sein und weist erst im späteren Stadium eine diffuse **Druckschmerzhaftigkeit mit Loslassschmerz** auf. Typisch ist der Kontrast zwischen der Schwere der Symptomatik und den relativ geringen physikalischen Befunden zu Beginn der Krankheit.

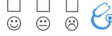

Fallbeispiel: Bei Ihnen in der Praxis stellt sich ein 59-jähriger Patient mit Abdominalschmerzen vor. Die Schmerzen seien diffus, teilweise habe er auch Rückenschmerzen. Bei der genaueren Anamnese stellt sich heraus, dass er in den letzten 6 Monaten ungewollt 9 kg an Gewicht abgenommen habe, der Urin manchmal bierbraun sei und es ihn oft am Körper juckt. Außerdem sei er in letzter Zeit sehr müde. Welche Verdachtsdiagnose haben Sie und nach welchen weiteren Symptomen bzw. klinischen Befunden fahnden Sie?

✚ Unter dem Courvoisier-Zeichen versteht man eine prall gefüllte, vergrößerte Gallenblase bei chronischem Verschluss des Ductus choledochus.

Antwort: Der starke, ungewollte Gewichtsverlust weist auf eine **Tumorkrankheit** hin. Der bierbraune Urin sowie der Pruritus werden durch eine **Erhöhung des Bilirubins** verursacht. Vermutlich leidet der Patient an einem **Pankreaskarzinom. Differentialdiagnostisch** sollte man ein **Gallenblasenkarzinom** ausschließen. In der weiteren Anamnese sowie bei der **klinischen Untersuchung** sollte man nach einer Gelbfärbung der Skleren, einer Entfärbung des Stuhls sowie dem Courvoisier-Zeichen fahnden. Als nächster diagnostischer Schritt empfiehlt sich die **Sonographie**. Eine Blutentnahme bringt meist nur unspezifische Befunde, da sich darin keine eindeutigen Kriterien im Unterschied zur chronischen Pankreatitis finden lassen.

10 Erkrankungen des Stoffwechsel- und Hormonhaushaltes

10.1 Stoffwechselerkrankungen

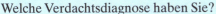

> **Fallbeispiel:** Ein 45-jähriger Mann kommt zu Ihnen in die Abendsprechstunde. Er leidet seit 3 Wochen unter Müdigkeit, brennenden Augen, trockenen Lippen, Gewichtsabnahme und verstärktem Harndrang.
> Welche Verdachtsdiagnose haben Sie?
> Welchen abwendbar gefährlichen Verlauf gibt es und welche weiteren Maßnahmen schlagen Sie vor?

Antwort: Vermutlich handelt es sich hier um die **Erstmanifestation** eines **Diabetes mellitus Typ II**. Typischerweise leiden Patienten mit Hyperglykämie an Müdigkeit, Schwindel, Durst, Polyurie, Gewichtsabnahme trotz Heißhunger, erhöhter Infektanfälligkeit.

Der abwendbare gefährliche Verlauf ist das **hyperosmolare Koma**. Als Sofortmaßnahmen sollte der **Blutzucker** sowie die **Ketonkörper im Urin** gemessen werden. Liegt ein Präkoma oder ein diabetisches Koma vor, so sollte ein **i.v. Zugang** gelegt und eine Infusion mit **0,9%iger NaCl-Lösung** gegeben werden. Zusätzlich ist zur langsamen Senkung des Blutzuckers die **i.m.** Gabe von **20 IE Normalinsulin** indiziert. Ein Präkoma oder ein Coma diabeticum sind eine Indikation zur **Klinikeinweisung!** Kann dieser Zustand ausgeschlossen werden, sollte der Patient zur Sicherung der Diagnose am nächsten Tag zur Blutentnahme mit Nüchtern-Glucose, HbA$_{1c}$, Kreatinin in die Praxis einbestellt werden.

> **Frage:** Sie haben den klinischen Verdacht, dass ein Patient einen **Diabetes mellitus** hat. Wie sichern Sie Ihre Diagnose?

Antwort: Die **Diagnose** eines Diabetes mellitus wird durch die **Messung mehrfach erhöhter Blutzuckerwerte** an mindestens 2 verschiedenen Tagen gesichert. Finden sich bei verdächtigen klinischen Symptomen widersprüchliche Messergebnisse, so kann zur Diagnostik der **orale Glukosetoleranztest** herangezogen werden. Es ist unbedingt darauf zu achten, dass die Diagnostik nicht durch andere Faktoren (z.B. akute Infektionen, Glukokortikoideinnahme) verfälscht wird.

Ein Nüchtern-Blutzuckerwert von > 7,0 mmol/l oder ein Nicht-Nüchtern-Blutzuckerwert von > 11,1 mmol/l gemessen an 2 verschiedenen Tagen oder ein erhöhter BZ-Wert von > 11,1 mmol/l nach einem Glucosetoleranztest sind beweisend für das Vorliegen eines Diabetes mellitus.

Frage: Welche Komplikationen bzw. Folgeschäden bei **Diabetes mellitus** kennen Sie?

Antwort: Typische Komplikationen und Folgeschäden eine Diabetes mellitus sind:
- Gefäßschäden:
  - **Makroangiopathie:** KHK, pAVK, arterielle Verschlusskrankheit der Hirnarterien, arterielle Hypertonie
  - **Mikroangiopathie:** diabetische Nephropathie (häufigste Todesursache beim Typ I), diabetische Retinopathie (häufigste Erblindungsursache in Industrieländern), diabetische Neuropathie, diabetisches Fußsyndrom
- **Erhöhte Infektanfälligkeit:** v.a. rezidivierende Haut- und Harnwegsinfektionen
- **Fettstoffwechselstörung:** v.a. Hypertriglyzeridämie, Fettleber
- diabetisches Koma, Hypoglykämischer Schock
- hyporeninämischer Hypoaldosteronismus
- erektile Impotenz
- Überlaufblase

Merke: Die häufigsten Komplikationen bei einem Diabetes mellitus treten von Seiten der Mikro- und Makroangiopathie auf. Deshalb sollten Patienten mit dieser Grunderkrankung andere Gefäßrisikofaktoren (z.B. Rauchen, Übergewicht, Hypertonie) vermeiden.

Frage: Wie unterscheidet sich ein **neuropathischer** von einem **ischämischen Fuß**?

Antwort: Die **Differenzierung** zwischen einem neuropathischen und einem ischämischen Fuß gelingt größtenteils **klinisch:**

	neuropathischer Fuß	ischämischer Fuß
Anamnese	Diabetes mellitus Pelzigkeitsgefühl im Fuß	pAVK, Schmerzen bei Belastung, später Ruheschmerz

	neuropathischer Fuß	ischämischer Fuß
Klinik	warmer, rosiger Fuß, schmerzlose, neuropathische Ulzera an druckbelasteten Stellen (= Mal perforans) Hyperkeratose, tastbare Fußpulse	kühler, blass livider Fuß, schmerzhafte Ulzera / Gangrän / Nekrose (druckunabhängig) keine Hyperkeratose Fußpulse schwach bzw. fehlend
Diagnostik	Tiefensensibilität gestört Dopplerindex > 1	normale Tiefensensibilität Dopplerdruck < 1

Tab. 10.1: Differentialdiagnose neuropathischer und ischämischer Fuß

Frage: Was ist das **metabolische Syndrom**?

Antwort: Das metabolische Syndrom ist ein **Wohlstandssyndrom** und steht für das Zusammentreffen von mehreren Zivilisationskrankheiten wie **Adipositas, arterieller Hypertonie, abnorme Blutfettwerte** (Hypertriglyzeridämie, erniedrigtes HDL-Cholesterin), **Glucosetoleranzstörung**.

Im Laufe der Jahre kann sich aus dem Metabolischen Syndrom ein Typ-II-Diabetes mellitus entwickeln.

Frage: Was fällt Ihnen am Fuß dieser Diabetikerin auf und wie sieht die **Therapie** aus?

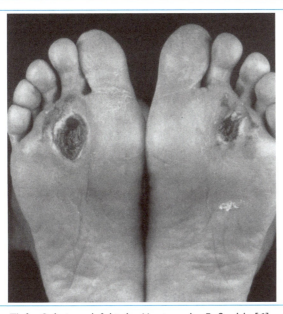

Abb. 10.1: Tiefer Substanzdefekt der Haut an der Fußsohle [6]

➕ Durch die Entwicklung eines diabetischen Fußes (auf Basis der Makroangiopathie) ist der Diabetiker gefährdet, beide Extremitäten zu verlieren. 1/3 der Diabetiker, denen ein Bein amputiert werden muss, muss im Verlauf der Krankheit auch das kontralaterale Bein amputiert werden.

Antwort: Auf dem Bild sieht man an der Fußsohle jeweils ein **diabetisches Ulkus** an einer typisch druckbelasteten Stelle. Als **diabetisches Fußsyndrom** bezeichnet man das Auftreten einer **Ulzeration**, **Infektion** oder **Destruktion** von Gewebe. Damit assoziiert sind **neurologische Störungen** und verschiedene Stadien einer **arteriellen Verschlusskrankheit**.

Auslösende Ursache eines diabetischen Fußulkuses ist meist ein vorausgegangenes Trauma bzw. eine Fehlbelastung durch schlechtes Schuhwerk. 60 % der diabetischen Fußulzera sind durch die diabetische Polyneuropathie bedingt, 30 % durch eine periphere arterielle Verschlusskrankheit und 10 % durch eine Kombination von beidem. Aus therapeutischen und auch prognostischen Gründen ist es wichtig, zwischen ischämisch und neuropathisch verursachten Ulzera zu differenzieren, was meistens allein durch die klinische Untersuchung möglich ist (↗ Tab. 10.1).

Die wichtigsten Eckpunkte einer **Therapie** des diabetischen Ulkus sind:
- **Lokale Wundbehandlung** und **Druckentlastung**, ggf. **chirurgische Intervention**
- Therapie der Infektion
- **Wiederherstellung** einer adäquaten **Gefäßversorgung**
- Optimierung der Blutzuckerwerte
- **Patientenschulung**, Pflegeinstruktionen, regelmäßige Kontrolle des Fußes auch nach Abheilung

! **Merke:** Für die beim Diabetiker gehäufte Amputationsrate ist in erster Linie der Schweregrad der Makroangiopathie verantwortlich, wobei insbesondere auch das Ausmaß der Begleitinfektion eine Rolle spielt.

Frage: Sie beraten einen 65-jährigen übergewichtigen Patienten mit einem bekannten **Diabetes mellitus Typ II** hinsichtlich der Ernährung und besseren **Einstellung** der hyperglykämischen Blutzuckerwerte. Nennen Sie bitte die **wichtigsten Grundsätze**, die der Patient hierbei beachten soll!

➕ Durch Umstellung der Ernährung, vermehrte Bewegung und Selbstkontrolle gelingt es bei etwa 25 % der frisch diagnostizierten Typ-2-Diabetiker einen HbA_{1c}-Wert < 7 % zu erreichen.

Antwort: Die wichtigsten Säulen der Therapie des Diabetes mellitus Typ II sind die Gewichtsreduktion – Diabetesdiät – körperliche Aktivität – Patientenschulung – medikamentöse Therapie.
- Oberste Priorität hat die **Gewichtsreduktion** bei Übergewicht!
- **Diät:** 6–7 kleine Mahlzeiten über den Tag verteilt statt 3 großer Mahlzeiten, Alkoholrestriktion, ausgewogene Kost, d.h. bevorzugt Kohlenhydrate mit hohem Ballaststoffgehalt 10–15 % Eiweiß, 30 % Fett, 55–60 % Kohlehydrate.
- körperliche Bewegung

- häufigere Kontrolle des Blutzuckerwertes
- **Patientenschulung:** Wichtig ist beim Patienten Verständnis und mehr Eigenverantwortung für die Maßnahmen zu erreichen. Dies kann auch durch die Teilnahme von Gruppenschulungen unterstützt werden.
- Ggf. Beginn einer medikamentösen Therapie

> **Merke:** Überernährung und Übergewicht sind die entscheidenden Manifestationsfaktoren des Typ-II-Diabetes mellitus. Die Umstellung auf eine gesunde Lebensweise gehört neben der Entwicklung eines eigenen Gesundheitsbewusstseins und der Bereitschaft zur Blutglucoseselbstkontrolle für viele Typ-2-Diabetiker zu den größten Therapieproblemen.

Frage: Wann sollten **orale Antidiabetika** zum Einsatz kommen? Welche verschiedenen **Medikamentgruppen** von oralen Antidiabetika kennen Sie und wie ist deren Wirkmechanismus?

Antwort: Normalisieren sich beim Typ-II-Diabetes mellitus auch unter Gewichtsreduktion und Diät die Blutzuckerwerte nicht, so sollten zusätzlich orale Antidiabetika eingesetzt werden. Bei diesen unterscheidet man zwischen:
- **α-Glucosidasehemmer** (z.B. Glucobay): Sie senken v.a. postprandiale BZ-Werte durch Hemmung der α-Glucosidase. Nachteil: Sie führen oft zu Flatulenzen und sind teuer.
- **Biguanide** (z.B. Metformin): Sie verzögern die Glucoseresorption, hemmen die Gluconeogenese, vermindern die Insulinresistenz und haben einen appetitsenkenden Effekt. Da Biguanide weder Hypoglykämien induzieren noch die Hyperinsulinämie verstärken, sind sie für den adipösen Typ-2-Diabetiker Medikament der 1. Wahl. KI: Niereninsuffizienz, dekomp. Herzinsuffizienz, Leberfunktionsstörungen.
- **Sulfonylharnstoffe** (z.B. Glibenclamid): Sie stimulieren die Insulinsekretion. Cave: Hypoglykämien! KI: Schwere Leber-/Niereninsuffizienz, Gravidität. Nachteil: sie sind teuer.
- **Glitazone** (z.B. Avandia): Sie führen zu einer Senkung der prä- und postprandialen Blutglukose-Spiegel sowie zu einer signifikanten Senkung des HbA_{1c}. Bei der Kombination von Glitazonen mit Sulfonylharnstoffen oder Metformin kommt es zu synergistischen Effekten. Die Gabe von Glitazonen ist in Deutschland nur als Kombination mit Metformin zugelassen sowie, bei Metformin-Unverträglichkeit, in Kombination mit Sulfonylharnstoffen.
- **Glinide** (z.B. Novonorm): Sie steigern kurzzeitig die Insulinfreisetzung, senken v.a. postprandiale Werte. KI: Schwere Leber-/Niereninsuffizienz, Gravidität. Nachteil: sie sind teuer.

Patienten, bei denen nach 3–6 Monaten oraler antidiabetischer Therapie – auch unter Kombination von 2 Therapieprinzipien – das individuelle Therapieziel nicht zu erreichen ist, sollten auf Insulin umgestellt werden. Weitere Indikationen zur Umstellung auf Insulintherapie sind: perioperativ, akuter Herzinfarkt, Schlaganfall, schwere Infektionen, akute Erkrankungen, Stoffwechselentgleisungen, Komplikationen (z.B. diabetischer Fuß).

> **Merke:** Auch wenn sich die meisten Patienten zunächst dagegen wehren: Bei Versagen der oralen Therapie sollten unsinnige, meist teure Medikamentenkombinationen vermieden und die Insulintherapie frühzeitig eingeleitet werden.

Frage: Welche **klinische Bedeutung** hat das **HbA$_{1c}$**?

Antwort: Durch Glykosilierung des Hämoglobins entsteht das HbA$_{1c}$. Es ist das **Blutzuckergedächtnis** des Körpers und spiegelt die Blutzuckerstoffwechsellage der letzten 2 Monate wider. Normalerweise liegt der Anteil des HbA$_{1c}$ < 6,5 % des Gesamthämoglobins.

Das HbA$_{1c}$ informiert den Arzt über die Blutzuckerstoffwechselführung der letzten Wochen. Erhöhtes HbA$_{1c}$ trotz normaler Blutglukosewerte kann z.B. stärkere Blutzuckerschwankungen zwischen den Mahlzeiten aufdecken. Der HbA$_{1c}$-Wert hat zusammen mit der Blutzuckermessung eine wichtige Aussagekraft über die Effektivität der aktuellen Therapie bzw. die weitere Therapieplanung.

tipp Auch wenn hier nur nach den Symptomen gefragt wird, empfiehlt es sich, den Begriff der Hypoglykämie zunächst zu definieren.

Frage: Schildern Sie die typischen **Symptome** einer **Hypoglykämie**.

Antwort: Eine Hypoglykämie liegt vor, wenn der **Blutzuckerspiegel** < 2,5 mmol/l (= 45 mg/dl) sinkt. Klinisch äußert sich eine Hypoglykämie typischerweise in:
- Unruhe, Kaltschweißigkeit, Konzentrationsschwäche, Angst
- Heißhunger, Übelkeit, Erbrechen
- Zittern, Parästhesien, Lähmungen
- Tachykardie, Hypertonus
- Somnolenz, Koma

Da der Hirnstoffwechsel einzig Glukose als Energiequelle nutzen kann, kann eine länger dauernde Hypoglykämie zu bleibenden neurologischen Schäden führen.

Die **Überdosierung von Insulin** oder **Sulfonylharnstoffen** ist die häufigste Ursache einer Hypoglykämie. Durch eine Interferenz mit anderen blutzuckersenkenden Mitteln oder bei **erhöhter körperlicher Akti-**

vität und **verstärktem Alkoholgenuss** sinkt der Insulinbedarf und es kann bei Fortführen des gewohnten Schemas zur Hypoglykämie kommen.

Fallbeispiel: Nach den Weihnachtstagen kommt ein 46-jähriger, leicht übergewichtiger Patient mit einem schmerzhaftem, geröteten und geschwollenen Großzehengrundgelenk zu Ihnen in die Praxis.
Welchen Verdacht haben Sie?
Wie sichern Sie Ihre Diagnose?
Machen Sie einen Therapievorschlag.

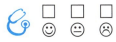

Antwort: Die beschriebenen Symptome passen sehr gut zu einem **akuten Gichtanfall**. Bei der Gicht handelt es sich um eine Störung des Harnsäuremetabolismus. Steigt die Harnsäurekonzentration über den kritischen Wert von 6,4 mg/dl, so lagern sich extrazellulär Urate ab. **Ursachen** für einen Anstieg der Harnsäurekonzentration sind eine verminderte renale Ausscheidung (genetisch bedingt oder bei Alkoholkonsum), eine gesteigerte Harnsäurebildung durch z.B. purinreiche Kost (Fisch und Fleisch) oder durch den vermehrten Zellabbau bei Tumoren, Zytostatika- bzw. Strahlentherapie. Adipositas, höheres Lebensalter, Hyperlipidämie und das männliche Geschlecht begünstigen die Manifestation. **Klinisch** äußert sich ein akuter Gichtanfall typischerweise durch eine plötzliche, v.a. nachts auftretende Monarthritis mit Schwellung, Schmerzen, Rötung und Überwärmung des betroffenen Gelenkes. Meist haben die Patienten leichtes Fieber. Bevorzugt wird das Großzehengrundgelenk (Podagra) befallen. Seltener manifestiert sich der akute Gichtanfall in den Fingergelenken, Sprunggelenken, Fußwurzelgelenken oder Kniegelenken.

Die **Diagnose** eines akuten Gichtanfalles kann aus Anamnese und Klinik meist eindeutig gestellt werden. **Differentialdiagnostisch** sollte man v.a. Arthritiden anderer Genese (z.B. eitrige Arthritis, Lyme-Arthritis, Pseudogicht, aktivierte Arthrose) ausschließen. Ggf. kann man zusätzlich die Harnsäurekonzentration im Blut bestimmen. Dies hat allerdings nur eine bedingte Aussagekraft, da die Harnsäure auch im akuten Stadium im Normbereich (< 6,5 mg/dl) liegen kann.

Die **Therapie** des akuten Gichtanfalls besteht in der Ruhigstellung und Kühlung der betroffenen Extremität. Medikamentös ist das Mittel der Wahl Indometacin. Als Reservemittel oder bei diagnostischer Unsicherheit bietet sich die Gabe von Colchicin. Bei Nichtansprechen dieser Medikamente kann die zusätzliche Gabe von Glukokortikoiden erwogen werden.

Frage: Beschreiben Sie kurz die **klinischen Zeichen** der **chronischen Gicht** sowie die Säulen der **Langzeittherapie**.

Antwort: Durch die Harnsäureablagerungen kommt es zur Bildung von harten, gelblichen schimmernden Knötchen, den so genannten **Gichttophi**, die bevorzugt im Bereich der Ohrmuschel, der Hände oder der Streckseiten der Ellenbogen auftreten. Durch rezidivierende Gichtanfälle und Arthralgien kommt es zu einer langsamen **Zerstörung der Gelenke**. Uratablagerungen in der Niere sind Ursache von **Nephrolithiasis** (Uratsteine) sowie einer langsam progredienten **Niereninsuffizienz**.

Das **Therapieziel** ist, die Harnsäurekonzentration dauerhaft zu senken. Dazu sollte man zunächst die **Risikofaktoren**, z.B. durch purinarme Diät, Gewichtsreduktion, Alkoholkarenz, **reduzieren**. Liegt die Harnsäurekonzentration dennoch > 9 mg/dl, so ist eine zusätzliche medikamentöse Therapie indiziert. Mittel der Wahl ist hier **Allopurinol** oder bei dessen Unverträglichkeit Benzbromaron.

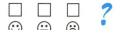

Frage: Wie ist die **Adipositas definiert?**

Antwort: Normal- und Idealgewicht basieren auf dem **Broca-Index (BI)**, benannt nach dem französischen Arzt P. Broca. Er berechnet sich aus der Körpergröße in cm, von der die Zahl 100 abgezogen wird. So erhält man das Normalgewicht in kg. Das Broca-Normalgewicht abzüglich 10 Prozent ergibt das so genannte Idealgewicht.

Häufiger wird heute als Maß für das gesunde Mindest- oder Höchstgewicht der international anerkannte **BMI (Body mass index)** verwendet. Er ist viel aussagekräftiger als der BI, da nicht nur die Körpergröße, sondern auch das Gewicht (die Fettmasse) und der individuelle Konstitutionstyp berücksichtigt werden. Man berechnet ihn, indem man Körpergewicht durch das Quadrat der Körpergröße in Meter dividiert: BMI = KG in kg/(Körperlänge in m)^2. Dabei gilt:

- BMI < 20   Untergewicht
- BMI 20–25   Normalgewicht
- BMI 26–30   Adipositas Grad I
             (= leichtes bis mäßiges Übergewicht)
- BMI 31–35   Adipositas Grad II
             (= Adipositas mit Gesundheitsgefährdung)
- BMI > 35   Adipositas Grad III
             (= deutlich erhöhtes Gesundheitsrisiko)

Eine **Indikation zur Therapie** der Adipositas besteht ab einem **BMI > 30** mit oder ohne gleichzeitigem Vorhandensein von Erkrankungen, die durch die Adipositas verschlimmert werden.

Merke: Der BMI verschiebt sich mit zunehmendem Alter etwas nach oben und gilt nur eingeschränkt für Kinder im Wachstumsalter, Schwangere und sehr muskulöse Sportler.

Fallbeispiel: Zu Ihnen in die Praxis kommt eine übergewichtige Frau mit einem Zeitungsartikel, in dem eine Fastenkur angepriesen wird, bei der man in 14 Tagen 5 kg Fett verlieren könne. Sie möchte Ihre Meinung dazu hören.
Was raten Sie der Frau?

Antwort: Langfristig führt eine Umstellung der Ernährungs- und Lebensgewohnheiten eher zur Gewichtsreduktion als kurzzeitige Diäten. Bei radikalen Diäten kommt der Gewichtsverlust in den ersten Tagen hauptsächlich durch einen Wasserverlust zustande. Nach der Diät führt ein gesteigerter Appetit gemeinsam mit einer besseren Nahrungsverwertung durch den Körper meist zu einer raschen und oft stärkeren Gewichtszunahme als vor der Diät.

Aber bezogen auf den Zeitungsartikel: 1g Fett enthält 9 kcal, d.h. 1 kg Fett enthält 9000 kcal. Wenn die Frau in 14 Tagen 5 kg Fett abnehmen will, so entspricht dies 45000 kcal. Der durchschnittliche, tägliche Kalorienbedarf einer Frau mit leichter körperlicher Tätigkeit liegt bei ca. 2300 kcal., d.h., selbst bei einer Nulldiät würde es 19,5 Tage dauern, um 45000 kcal zu verbrauchen.

Frage: Welche gängige **Einteilung** von **Lipoproteinämien** kennen Sie?

Antwort: Die Einteilung der komplexen Hyperlipoproteinämien ist nicht einheitlich. Für die Praxis hat sich die Einteilung **nach Fredrickson** bewährt:

Typ	Pathogenese	Cholesterin	Triglyceride	Lipoproteinabnormalität	Artherosklerose-risiko
I	Mangel an Lipoproteinlipase	normal	↑↑↑↑	Chylomikronen ↑	nein
IIa	Defekt des LDL-Rezeptors	↑↑↑↑	normal	LDL ↑	hoch
IIb	multifaktorielle Genese	↑↑↑↑	↑↑	LDL + VLDL ↑	hoch
III	Defekt der Apolipoproteine	↑↑↑	↑↑↑	IDL ↑	hoch

Typ	Pathogenese	Cholesterin	Triglyceride	Lipoproteinabnormalität	Artheroskleroserisiko
IV	endogen gesteigerte Synthese bzw. gestörter Abbau von Triglyceriden	Normal	↑↑	VLDL ↑	evtl. erhöht
V	multifaktorielle, gemischt exogene + endogene Ursachen	↑↑	↑↑↑↑	VLDL + Chylomikronen ↑	erhöht

Tab. 10.2: Einteilung der Hyperlipoproteinämien nach Fredrickson

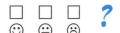

Frage: Wie sieht die **Therapie** der **Hyperlipoproteinämie** aus?

Antwort: Ist das Gesamtcholesterin bei normalem HDL-Cholesterin erhöht, so steigt das Infarktrisiko an. Die Höhe des Infarktrisikos ist sowohl von der Höhe des Cholesterins als auch vom gleichzeitigen Vorhandensein von Risikofaktoren abhängig. Die Therapie der Hyperlipoproteinämien besteht in:
- **Ursachenbeseitigung** bei sekundären Formen: z.B. bessere Einstellung eines Diabetes, Gewichtsreduktion bei Adipositas, vermehrte körperliche Aktivität, Alkoholkarenz
- **Beseitigung** von weiteren **Risikofaktoren:** z.B. Rauchen, Alkohol, Hypertonie
- **Diät:** Fettreduktion, bevorzugt pflanzliche Fette mit ungesättigten Fettsäuren, Cholesterinzufuhr auf < 300 mg/d reduzieren, vermehrt Ballaststoffe
- vermehrte körperliche Aktivität
- Medikamentöser Therapie:
  - **Fibrate:** bei Hypertriglyceridämie und/oder mittlerer Hypercholesterinämie
  - **Anionenaustauscher:** bei mittlerer Hypercholesterinämie
  - **Nikotinsäurederivate:** bei Hypertriglyceridämie und oder mittlerer Hypercholesterinämie
  - **Cholesterinsynthesehemmer = Statine:** bei schwerer Hypercholesterinämie, bei der Sekundärprävention nach Myokardinfarkt

10.2 Erkrankungen des Hormonhaushaltes

Frage: Bei einer Patientin diagnostizieren Sie eine **Struma**. Nach welchen Kriterien erfolgt die **Stadieneinteilung?**

Antwort: Bei der Untersuchung der Schilddrüse wird die Halsregion zunächst klinisch inspiziert, wobei man auf die **Größe**, eine **Asymmetrie** oder **Stauungszeichen** achtet. Danach wird die Schilddrüse von dorsal mit beiden Händen palpiert. Dabei achtet man auf die **Konsistenz**, **eventuelle Knoten** und auf die **Verschieblichkeit** der Schilddrüse beim Schlucken. Die Einteilung erfolgt nach der **WHO-Klassifikation:**
- **Grad Ia:** tastbare, aber auch bei rekliniertem Kopf nicht sichtbare Struma
- **Grad Ib:** tastbare und nur bei rekliniertem Kopf sichtbare Struma
- **Grad II:** bei normaler Kopfhaltung sichtbare Struma
- **Grad III:** sichtbare Struma mit lokalen Stauungs- und Kompressionszeichen

Merke: Im Vergleich zu bösartigen Neubildungen findet sich bei einer Struma eine typische Beweglichkeit beim Schlucken.

Frage: Was wissen Sie zur **Ätiologie** einer **euthyreoten Struma** und wie **behandeln** Sie diese?

Antwort: Häufigste Ursache einer euthyreoten Struma in Deutschland ist der **Jodmangel**. Sporadische Strumen findet man bei **angeborenen Störungen** der **Schilddrüsenhormonsynthese**, einer **erhöhten endokrinen Belastung** wie z.B. während der **Schwangerschaft** oder bei der Einnahme von strumenbegünstigenden **Medikamenten** (z.B. Lithium). Zur Beurteilung der Hormonlage sollte bei jeder Struma das **TSH basal** bestimmt werden. Liegt dies im Normbereich, so liegt eine Euthyreose vor. Bei erniedrigtem TSH basal und klinischem Verdacht auf eine Hyperthyreose sollte zusätzlich **T4** und **Gesamt-T3** bestimmt werden. Bei erhöhtem TSH basal und V.a. eine Hypothyreose empfiehlt sich, zusätzlich T4 zu bestimmen. Liegt das TSH im Grenzbereich, so kann der **TRH-Stimulationstest** weitere Aufklärung bringen.

Die **Therapie der euthyreoten Struma** ist:
- Medikamentös:
  - Alleinige Jodidgabe: bei Kindern und Jugendlichen ohne Autonomie
  - Alleinige T4-Gabe: bei älteren Patienten ohne Autonomie
  - Kombination von Jodid und T4: bei allen anderen Strumen ohne Autonomie

- **Operativ:** bei Kompressionsbeschwerden, Autonomie oder geringstem Malignomverdacht
- **Radiojodtherapie:** bei großen Knotenstrumen in höherem Lebensalter, disseminierter Autonomie oder Rezidivstrumen

Frage: Nennen Sie **Ursachen** einer **Hypothyreose?**

Antwort: Die häufigste Ursache einer Hypothyreose ist die **Autoimmunthyreoiditis** oder auch **chronisch lymphozytäre Thyreoiditis (Hashimoto)** genannt. Es handelt sich um eine Autoimmunerkrankung, die man bevorzugt bei Frauen findet. Die Hashimoto Thyreoiditis verläuft **klinisch symptomarm** und wird deshalb oft erst im Spätstadium aufgrund der Hypothyreose diagnostiziert. Charakteristisch sind hohe Titer der Autoantikörper gegen mikrosomales Schilddrüsenantigen. Die **Diagnose** kann durch eine Feinnadelbiopsie gesichert werden. Die **Therapie** besteht in einer L-T4-Substitution bei Vorliegen einer Hypothyreose. Des Weiteren findet man eine Hypothyreose bei einer **Schilddrüsenaplasie**, einer **Schilddrüsendysplasie** oder **nach Operationen, nach Radiojodtherapie**, bei **Mailgnomen** oder sie kann **iatrogen medikamentös** induziert sein.

Klinisch äußert sich eine Hypothyreose durch Abgeschlagenheit, Antriebsschwäche, Konzentrations- und Gedächtnisschwäche, Kälteintoleranz, trockene, teigig-blasse Haut, brüchiges Haar und Obstipation.

Merke: Bei älteren Menschen mit unklarer motorischer und geistiger Retardierung immer auch an eine Hypothyreose denken!

Frage: Was versteht man unter einer **Schilddrüsenautonomie?**

Antwort: Bei einer Schilddrüsenautonomie findet man entweder einzelne oder mehrere Areale in der Schilddrüse, deren funktionelle Leistung nicht mehr dem Schilddrüsenregelkreis unterliegen. Diese Areale produzieren und sezernieren unabhängig von der hypophysären Steuerung – also autonom – Schilddrüsenhormone. Peripher kann dabei ein euthyreoter oder hyperthyreoter Zustand vorliegen.

11 Erkrankungen des Urogenitalbereichs

11.1 Urogenitale Infektionen

Frage: Welche der folgenden Infektionen im Bereich der Harnwege und der Genitalien werden in der Allgemeinarztpraxis nicht mehr regelmäßig häufig gesehen? Epididymitis – Prostatitis – Zystitis – Mumpsorchitis.

Antwort: Einzig die **Zystitis** wird in der Allgemeinpraxis **regelmäßig häufig** gesehen und zählt sogar zu den häufigsten Beratungsergebnissen überhaupt. In den Fallzahlstatistiken der berufstheoretisch arbeitenden Allgemeinärzte kommen **Epididymitis, Prostatitis** und **Mumpsorchitis** nicht mehr regelmäßig häufig vor. Das heißt, sie werden in der durchschnittlichen Hausarztpraxis **seltener als 1-mal pro Jahr**, gerechnet auf ca. 3000 Beratungsergebnisse, gesehen.

Fallbeispiel: Eine 23-jährige Frau kommt in Ihre Sprechstunde und klagt über Brennen beim Wasserlassen begleitet von Harndrang, häufigem Wasserlassen und krampfartigen Unterbauchschmerzen. Welche Verdachtsdiagnose haben Sie und welche Diagnostik leiten Sie ein?

Antwort: Die beschriebenen Beschwerden mit Algurie, Pollakisurie und Unterbauchschmerzen lassen eine **akute Zystitis** vermuten. Nach einer körperlichen Untersuchung mit Palpation des Abdomens und der Nierenlager wird die Patientin gebeten eine **Urinprobe** zur Untersuchung abzugeben. In der Allgemeinarztpraxis kann der Urin mittels **Teststreifen** und nach Abschleudern das Urinsediment unter dem **Lichtmikroskop** beurteilt werden.

Frage: Wonach müssen Sie bei der Anamnese der oben genannten Patientin noch fragen, um einen **fortgeleiteten Harnwegsinfekt** weitgehend ausschließen zu können?

Antwort: Die Frage nach **Fieber** und **Flankenschmerzen** ist zur Beurteilung der Schwere eines Harnwegsinfektes wichtig. Während beim unkomplizierten Harnwegsinfekt Fieber nur sehr selten auftritt, verlaufen die in parenchymatöse Organe, wie Nieren oder Prostata, fortgeleiteten Harnwegsinfektionen meist fieberhaft. Flankenschmerzen können als Hinweis auf eine Pyelonephritis gewertet werden und erfordern eine sorgfältige Abklärung.

> tipp Die DEGAM-Leitlinie „Brennen beim Wasserlassen" bietet gute, großteils „evidence"-basierte Anhaltspunkte zum diagnostischen und therapeutischen Vorgehen bei Harnwegsinfekten. (DEGAM = Deutsche Gesellschaft für Allgemeinmedizin)

Frage: Der Befund von Urinstreifentest und Urinsediment bestätigt ihre Verdachtsdiagnose. Wie behandeln Sie die junge Patientin?

Antwort: Bei der unkomplizierten Zystitis der Frau wird der Hausarzt zu einer **Erhöhung der Trinkmenge** und ggf. zu einer unterstützenden, naturheilkundlichen „Durchspültherapie" mit **Teezubereitungen** oder **Phytopharmaka** aus Brennnessel, Goldrute oder Bärentraubenblätter raten. Antibiotisch sollte der Arzt nach der Leitlinie über 1–3 Tage mit **Trimethoprim** oder alternativ mit **Nitrofurantoin** therapieren.

Frage: Nennen Sie physiologische und pathologische **Bestandteile** im **Harnsediment!**

Antwort: Zur Beurteilung des Urinsediments wird der frisch gelassene Urin zentrifugiert, der Überstand abgegossen und der verbleibende Schleudersatz unter dem Mikroskop untersucht. Die wichtigsten Bestandteile des Urinsediments sind unter anderem:
- Zellelemente: Leukozyten, Erythrozyten, Epithelien, Zylinder, Spermien
- Bakterien, Pilze, Trichomonaden
- Kristalle

Leukozyten und Erythrozyten kommen auch physiologischerweise im Urinsediment vor, mehr als 5 Leukozyten bzw. mehr als 2 Erythrozyten pro Gesichtsfeld im Mikroskop sind jedoch pathologisch. Epithelien, Spermien, Kristalle und hyaline Zylinder sind pysiologische Urinbestandteile. Andere Zylinderformen sind stets pathologisch.

Fallbeispiel: Ihre Arzthelferin teilt Ihnen folgenden Urinbefund einer 50-jährigen Patientin mit:
- **Urin pH:** 5
- **Nitrit:** positiv,
- **Eiweiß:** schwach positiv,
- **Urinsediment:** mit zahlreichen Leukozyten, Bakterien und Erythrozyten und vereinzelt Epithelzellen.

Nehmen Sie Stellung zu diesem Urinbefund!

Antwort: Der **frische Urin** ist **normalerweise schwach sauer** mit einem pH-Wert von 5–6, also hier nicht auffällig verändert. Die **positive Nitritreaktion** gilt als Hinweis auf eine **bakterielle Infektion**. Erreger, wie Escherichia coli und manche andere gramnegative Bakterien, reduzieren Nitrat zu Nitrit. Ein Farbumschlag durch Nitrit auf dem Teststreifen spricht also für das Vorhandensein dieser Bakterien. Der **positive Nachweis von Eiweiß** im Urin ist **häufig infektbedingt**, allerdings müssen hier auch glomeruläre und tubuläre Schädigungen oder eine Überlaufproteinurie bedacht werden. Eventuell muss nach Behandlung des Infektes der Urin noch einmal kontrolliert werden, um solche schwerwiegenden Erkrankungen auszuschließen. Dies gilt auch bezüglich der **Hämaturie**, welche bis zum Ausschluss des Gegenteils immer als **malignitätsverdächtig** gilt. Der erfahrene Hausarzt weiß, dass in der **Mehrzahl der Fälle** die Hämaturie **infektbedingt** auftritt und bei der Kontrolle nach Infektbehandlung keine Mikrohämaturie mehr nachzuweisen ist. Leukozyten und Bakterien in zahlreicher Menge unterstreichen den Verdacht auf eine bakterielle Infektion.

Frage: Bei der Gesundheitsvorsorge einer Patientin fällt im Urinsediment eine **Mikrohämaturie** auf. Was könnte der Grund hierfür sein? Was müssen Sie tun?

Antwort: Eine rezidivierende Hämaturie ist bis zum Ausschluss des Gegenteils immer **verdächtig auf** eine **Tumorerkrankung** im Bereich der Harnwege. **Steinerkrankungen** oder **Verletzungen** der Harnwege können ebenfalls Auslöser einer Mikrohämaturie sein, genauso wie **Infekte** im Harntrakt oder entzündliche Veränderungen anderer Genese. Selten ist die Hämaturie Ausdruck einer **hämorrhagischen Diathese** oder Koagulopathie. Eine seltene harmlose Ursache ist eine durch körperliche Anstrengung vorübergehend auftretende **„Marschhämaturie"**. Die häufigste Ursache einer Hämaturie bei Frauen ist eine **Verunreinigung** des Urins durch **vaginale Blutungen**.

Bei der oben genannten Patientin wird eine Kontrolluntersuchung des Urins veranlasst. Bei anhaltender Mikrohämaturie kann durch sterilen Einmalkatheterismus Urin direkt aus der Blase gewonnen und eine Verunreinigung weitgehend ausgeschlossen werden. Wird auch dann noch eine Hämaturie nachgewiesen, muss weiter diagnostiziert und dazu meist zum Facharzt überwiesen werden.

Frage: Eine junge Patientin berichtet Ihnen über auffallend **häufige** Probleme mit **Blasenentzündungen**, seit sie einen **neuen Freund** hat. Welche Ursache vermuten Sie für die häufigen Harnwegsinfekte und was raten Sie der Patientin?

Antwort: Entzündungen der Harnblase entstehen bei der Frau durch aufsteigende bakterielle Infektion, ausgehend von der Vagina über die Harnröhre. Häufig beginnen die Symptome einer Zystitis nach **mechanischer Beanspruchung beim Geschlechtsverkehr**. In der Literatur findet sich bezeichnenderweise der Begriff **Flitterwochenzystitis** für diese Infektion, die wohl auch der im Fall beschriebenen Patientin Probleme bereitet. Der Hausarzt rät der Patientin daher zur **verbesserten Hygiene** im ano-genitalen Bereich und zum **postkoitalen Wasserlassen**. Die Erhöhung der Trinkmenge und warme Kleidung sind ebenfalls vorbeugend gut wirksam.

Frage: Nennen Sie mindestens drei Faktoren, die zu **rezidivierenden Harnwegsinfektionen** prädisponieren!

Antwort: Rezidivierende Harnwegsinfektionen sind unter anderem durch folgende Faktoren verursacht:
- die kurze Harnröhre der Frau
- Harnabflussstörungen bei Harnröhrenengen, Prostatahyperplasie oder Steinleiden
- Anomalien der Nieren und ableitenden Harnwege
- hormonelle Faktoren, zum Beispiel im Klimakterium und in der Postmenopause
- nicht ausreichend behandelte akute Zystitis
- Benutzung von Diaphragmen zur Empfängnisverhütung
- Anlage von Dauerkatheter oder suprapubischer Harnblasenfistel

Frage: Wann spricht man von **komplizierten Harnwegsinfekten**?

Antwort: Harnwegsinfektionen bei **Männern, Kindern** und **Schwangeren** sind immer als kompliziert einzustufen, genauso wie bei Patienten mit **Niereninsuffizienz, Zystennieren** oder **Diabetes mellitus** und bei **immunsupprimierten Patienten**. Weitere komplizierende Faktoren sind Harnabflussstörungen, Steinleiden, Dauerkatheteranlage oder ein Zustand nach Operationen an den Harnwegen.

Frage: Welche **abwendbar gefährlichen Verläufe** muss der Allgemeinarzt bei einem **Harnwegsinfekt mit Fieber** bedenken?

Antwort: Hinter einer fieberhaften Harnwegsinfektion kann sich eine **Pyelonephritis** mit oder ohne **Harnstauung** verbergen. Unbehandelt birgt diese Infektion ein großes Risiko für die Entwicklung einer **Urosepsis**. Vorsicht ist vor allem bei Kindern und sehr alten Patienten geboten, da bei diesen Patienten der Verlauf oft symptomarm bleibt.

Frage: Bei welchen Patienten mit Harnwegsinfektion müssen Sie **weitere Diagnostik** mittels Urinkultur, Antibiogramm oder Sonographie durchführen?

Antwort: Ist das Ergebnis der einfachen Urinuntersuchung unklar und besteht der Verdacht auf eine komplizierte Harnwegsinfektion oder Pyelonephritis, dann muss versucht werden, mittels **Urinkultur** und **Antibiogramm** einen Keim zu isolieren, um gezielt antibiotisch behandeln zu können. Die Keimisolierung ist auch nach primärem Therapieversagen beim unkomplizierten Infekt anzustreben. Bei häufig rezidivierenden Harnwegsinfekten sowie bei Verdacht auf Restharn oder Harnsteinleiden ist die sonographische Untersuchung der Nieren und der ableitenden Harnwege sinnvoll. Gegebenenfalls muss dazu auch zu einem Facharzt überwiesen werden. Grundsätzlich müssen alle Kinder mit Infekten, alle Männer mit Rezidivinfektionen, Patienten mit Urolithiasis oder nach rezidivierender Pyelonephritis fachärztlich untersucht werden.

Fallbeispiel: Ein 32-jähriger Patient klagt über schwachen Harnstrahl, Brennen beim Wasserlassen, dumpfe Schmerzen in der Dammregion und über seit ein paar Stunden zunehmend hohes Fieber mit Schüttelfrost. Welche Erkrankung vermuten Sie?

Antwort: Schmerzen in der Dammregion, die zusammen mit Algurie, Dysurie und hohem Fieber insbesondere bei Männern zwischen dem 25. und 40. Lebensjahr auftreten, sind typische Symptome einer **akuten bakteriellen Prostatitis**.

Frage: An welche abwendbar gefährlichen Verläufe und mögliche **Komplikationen** denken Sie?

Antwort: Die gefährlichste Komplikation der akuten Prostatitis mit entsprechenden Konsequenzen für die weitere Behandlung stellen der **Prostataabszess** und die dadurch drohende **Urosepsis** dar. Durch aufsteigende Infektion können **Pyelonephritiden** oder **Nebenhodenentzündungen** entstehen. Eine zunehmende entzündliche Schwellung der Prostata kann zu einem Harnverhalt führen und gehäuft auftretende Prostataentzündungen können bleibende **Fertilitätsstörungen** auslösen.

Frage: Wie **behandeln** Sie einen Patienten mit **Prostatitis**?

Antwort: Dem Patienten wird zu **körperlicher Schonung** und bei Fieber zu Bettruhe, zu **reichlicher Flüssigkeitszufuhr** und zu **sexueller Karenz**

geraten. Antibiotisch wird mit einem **Breitspektrumantibiotikum**, beispielsweise mit einem Gyrasehemmer anbehandelt und ggf. nach Keimisolierung auf eine testgerechte Therapie umgestellt. Bei Bedarf wird **fiebersenkend**, **schmerzlindernd** und **spasmolytisch** behandelt. Zum Ausschluss einer Abszessbildung wird die Prostata sonographisch untersucht. Bei nachgewiesenem Prostataabszess muss der Patient zur **Abszessdrainage** stationär urologisch behandelt werden. Sollte ein **Harnverhalt** auftreten, darf keinesfalls an der Prostata oder der Harnröhre manipuliert werden. Zur Harnableitung ist ggf. durch den Urologen vorübergehend eine **suprapubische Harnblasenfistel** anzulegen.

Frage: Welche **Gefahren** birgt eine Orchitis bei Mumps für den Patienten? Wie können sie eine **Mumpsorchitis** behandeln?

Antwort: Die stark schmerzhafte Entzündung der Hoden mit Schwellung und Rötung des Skrotums bei der Mumpsorchitis birgt die Gefahr einer resultierenden **Infertilität** und des **Verlustes des Hodens**. Die Therapie bleibt **symptomatisch, schmerzlindernd** und **fiebersenkend**, der Patient sollte dazu in aller Regel **stationär urologisch** behandelt werden. Zur Vermeidung einer bakteriellen Superinfektion wird ggf. **antibiotisch** behandelt. Einzig hilfreich zur sicheren Vermeidung der Komplikationen ist die vorbeugende **Schutzimpfung** gegen Mumps.

Frage: Nennen Sie klinische Zeichen einer **Adnexitis** und die wichtigsten **Differentialdiagnosen** zu dieser Erkrankung!

Antwort: Da ein geöffneter Gebärmuttermund als begünstigender Faktor wirkt, tritt die Adnexitis meist **kurz nach der Menstruation** auf und geht in der Regel mit heftigen **Schmerzen** im Unterbauch, **Fieber**, manchmal mit **Übelkeit, Erbrechen** und **Dysurie** einher. Vaginaler **Ausfluss** und **Schmierblutungen** können begleitend auftreten. Bei diesen klinischen Symptomen müssen andere abdominelle Erkrankungen **differentialdiagnostisch** bedacht werden. Neben einer **Appendizitis** kommen auch die **Extrauteringravidität, stielgedrehte Ovarialzysten, Myome** oder **Endometriosezysten** in Frage.

Frage: Welche **Komplikationen** können im Verlauf einer **Adnexitis** auftreten?

Antwort: Zu den gefährlichsten akuten Komplikationen der Adnexitis zählen **intraabdominelle Abszesse** und die **Peritonitis** mit der Gefahr einer **Sepsis**. Häufige Entzündungen der Adnexe führen zu Verklebungen und Verwachsungen der Eileiter. Dadurch steigt die Gefahr von **Eileiterschwangerschaften** an und das Risiko einer **Sterilität** nimmt zu.

11.2 Harnsteinleiden

Fallbeispiel: Ein Patient kommt unruhig und von krampfartigen Schmerzen in der rechten Flanke getrieben in Ihre Praxis. Die Schmerzen strahlen bis in die rechte Leiste aus. Er habe bereits mehrmals erbrochen und habe bemerkt, dass der Urin leicht blutig sei. Welche Erkrankung vermuten Sie?

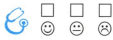

Antwort: Krampfartige, in die Leiste ausstrahlende Schmerzen lassen an eine **Nierenkolik** oder **Harnleiterkolik** denken. Dabei kommt es begleitend oft zu Übelkeit und Erbrechen, die Patienten sind unruhig und vom Schmerz umhergetrieben. Bei etwa 30% der Patienten mit Harnleiterkoliken tritt eine Makrohämaturie auf.

Frage: Woran müssen Sie bei o.g. Beschwerden **differentialdiagnostisch** denken und welche **gefährlichen Verläufe** müssen Sie bei einer **Nieren- oder Harnleiterkolik** bedenken?

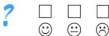

Antwort: Die beschriebenen Symptome mit kolikartigen Flankenschmerzen und Makrohämaturie sind meist durch **Nierenbecken- oder Harnleitersteine** verursacht, können aber auch durch **Tumore** der Nieren oder ableitenden Harnwege oder durch **Blutkoagelbildung** bei **Gerinnungsstörungen** ausgelöst werden. Die Harnleiterkolik kann durch die **Entstehung eines Harnstaus** mit oder ohne gleichzeitiger **Harnwegsinfektion** einen **abwendbar gefährlichen Verlauf** nehmen. Die sog. infizierte Harnstauung wiederum birgt als große Gefahr die Entwicklung einer **Urosepsis**.

Frage: Wie verfahren Sie **diagnostisch** und **therapeutisch** bei einem Patienten mit **Harnleiterkolik** in Ihrer Praxis?

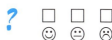

Antwort: Zur Basisdiagnostik in der Hausarztpraxis gehören hier neben der **körperlichen Untersuchung** eine **Urin- und Blutanalyse** sowie die **Sonographie der Nieren** zum Nachweis von Konkrementen oder einer Dilatation im Nierenbecken/-kelch-System. Weiterführende Diagnostik mit **Röntgenuntersuchung** des Abdomen, **Ausscheidungsurogramm** oder **Zysto-Ureteroskopie** liegt in der Hand des Facharztes. Zur **Schmerzbekämpfung** kann man z.B. **Metamizol** und **Butylscopolamin** langsam intravenös oder im Dauertropf applizieren. Bei anhaltenden Koliken kann mit **Morphinderivaten** wie Pethidin oder Tramadol behandelt werden. **Nicht steroidale Antiphlogistika** reduzieren das

Schleimhautödem im Harnleiter und können deshalb auch therapeutisch eingesetzt werden. Gelingt es in der Praxis nicht, die Kolik erfolgreich zu behandeln oder sind Komplikationen zu vermuten, so muss der Patient stationär eingewiesen werden. In einer urologischen Fachabteilung können dann, falls nötig, auch instrumentelle Therapiemaßnahmen eingeleitet werden.

Frage: Warum ist bei den meisten **Harnsteinerkrankungen** keine **instrumentelle Therapie** nötig?

Antwort: Etwa 80% aller Harnleitersteine gehen unter konservativer spasmo-analgetischer Therapie spontan ab. Der Steinabgang kann daher bei komplikationslosem Verlauf meist abgewartet werden. Bei Steinen, die im Durchmesser größer als ca. 10 mm sind, ist ein spontaner Abgang unwahrscheinlich. In diesen wenigen Fällen muss instrumentell interveniert werden.

Frage: Welche **Diät** empfehlen Sie einem Patienten mit **Harnsteinleiden**?

Antwort: Eine strenge Diät wird nach einer einmaligen Nieren- oder Harnleiterkolik nicht zwingend nötig sein, einige allgemeine Maßnahmen sollte der Patient allerdings beachten. Die **Trinkmenge** sollte, falls aus anderen gesundheitlichen Gründen nichts dagegen spricht, auf mindestens **2 Liter am Tag** erhöht werden. Der Patient muss auf **ausreichend Bewegung** achten, sollte möglichst **auf Alkohol verzichten** und den **Anteil von tierischem Eiweiß** in der Nahrung **reduzieren**. Übergewichtige Patienten sollten bei gesunder Mischkost eine **Gewichtsreduktion** anstreben. Bei wiederholt nachgewiesenen Harnsteinen kann je nach Steinanalyse eine spezielle Diät eingehalten werden. Patienten mit **Kalzium-Oxalat-Steinen** beispielsweise müssen oxalatreiche Nahrungsmittel wie Schwarztee, Spinat und Rhabarber meiden.

11.3 Tumorerkrankungen des Urogenitalbereichs

Frage: Welcher **Tumor des Urogenitalbereichs** glauben Sie wird in der Allgemeinarztpraxis **regelmäßig häufig** gesehen?

Antwort: In den Fällestatistiken der berufstheoretisch arbeitenden Allgemeinärzte Braun, Landolt-Theus und Danninger wird die **benigne Prostatahyperplasie (BPH)** stets als regelmäßig häufig geführt. Da bis zu 60% aller über 50-jährigen Männer eine Prostatahyperplasie entwickeln, ist die Wahrscheinlichkeit groß, dass dieses Beratungsergebnis auch beim Hausarzt häufiger dokumentiert wird.

Frage: Über welche **Symptome** berichten Patienten mit einer **BPH**?

Antwort: Die klinischen Symptome bei Patienten mit BPH sind recht unterschiedlich. Die Größe der Prostata ist dabei zum Ausmaß der Beschwerden nicht unbedingt proportional. Die Patienten berichten über obstruktive Beschwerden, wie **abgeschwächten Harnstrahl, verzögerten Miktionsbeginn, Harnstrahlunterbrechung, Nachträufeln** oder **Restharngefühl**. Dazu kommen oft irritative Symptome, im Sinne von **Pollakisurie, imperativem Harndrang** oder **Nykturie**.

Frage: Mit welchen **Komplikationen** muss der Hausarzt beim Patienten mit **BPH** rechnen?

Antwort: Beim Patienten mit einer benignen Prostatahyperplasie können sich folgende Komplikationen oder Begleiterkrankungen einstellen:
- Restharnbildung mit dadurch erhöhter Neigung zu Harnwegsinfekten
- Harnverhaltung
- Überlaufinkontinenz
- Stauung des oberen Harntraktes mit Gefahr einer resultierenden Niereninsuffizienz
- Hämaturie durch Blutung aus gestauten Prostatavenen
- Entwicklung einer Balkenblase, bzw. von Pseudodivertikeln
- Blasensteinbildung

Frage: Die Basisuntersuchung beim Patienten mit Verdacht auf **BPH** ist die rektale Tastung der Prostata. Welchen **Tastbefund der Prostata** erwarten Sie bei dieser Veränderung?

Antwort: Beim Vorliegen einer BPH ist die **Prostata** meist **vergrößert**, **prallelastisch**, mit **glatter Oberfläche** zu palpieren und gegenüber der Umgebung **gut abzugrenzen**. Der mittlere Sulcus der Prostata kann verstrichen oder noch unterschiedlich gut ausgeprägt sein.

✚ Durch die rektale Tastung kann die Größe der Prostata nicht sicher bestimmt werden, z.B. kann ein großer, in die Blase hineinragender Mittellappen von rektal nicht getastet werden. Außerdem kann vom Tastbefund oder der vermuteten Größe der Prostata nicht auf das Ausmaß der Beschwerden eines BPH-Patienten geschlossen werden.

Merke: Durch das Tasten der Prostata kann der PSA-Wert im Serum ansteigen. Bei einer nachträglichen Bestimmung des prostataspezifischen Antigen (PSA) könnten daher falsch erhöhte Werte gemessen werden.

Frage: Die **Therapie** der **BPH** im frühen Stadium wird häufig vom Hausarzt begonnen. Welche Therapiemöglichkeiten kennen Sie?

Antwort: Die BPH wird im frühen Stadium medikamentös therapiert. Zur Linderung der irritativen und teils auch der obstruktiven Beschwerden werden häufig **Phytopharmaka** mit Extrakten aus Brennnessel, Sägepalme oder Kürbiskernen eingesetzt. **Alpha-1-Rezeptorenblocker** werden zur Verbesserung der Harnflussrate verordnet und **5-Alpha-Reduktasehemmer** führen langfristig eingesetzt zu einer Reduktion des Prostatavolumens und dadurch zu einer Besserung der Symptomatik.

Fallbeispiel: Ein 61-jähriger Mann kommt zum ersten Mal zur Krebsvorsorge in Ihre Sprechstunde. Bei der rektal-digitalen Untersuchung tasten Sie eine knotig derb bis stellenweise harte, leicht vergrößerte Prostata, die an der Basis zur Umgebung nicht mehr abgrenzbar ist. Welche krankhafte Veränderung der Prostata vermuten Sie?

Antwort: Bei der rektalen Tastung der Prostata gilt zunächst jeder Knoten und jede derbe Verhärtung als suspekt. Insbesondere holzharte knotige Veränderungen mit höckeriger Oberfläche, die von der Umgebung schlecht abgrenzbar sind, gelten als höchst karzinomverdächtig. Bis zum Beweis des Gegenteils lautet die **Verdachtsdiagnose** hier: **Prostatakarzinom**.

11.3 Tumorerkrankungen des Urogenitalbereichs

Frage: Wie gestaltet sich die **weitere Diagnostik**?

Antwort: Neben der **Palpation der Prostata** haben die laborchemische Bestimmung des **prostataspezifischen Antigen (PSA)** und die **transrektale Sonographie** der Prostata den höchsten Stellenwert bei der Primärdiagnostik des Prostatakarzinoms. Diese Untersuchungen können zwar grundsätzlich bei Hausarzt durchgeführt werden, in der Regel wird der Patient jedoch dazu zum Facharzt überwiesen. Dieser kann, je nach Befundkonstellation, dann z.B. durch **bioptische Untersuchungen** den Befund weiter abklären.

Frage: Eine 67-jährige Patientin ist sehr beunruhigt, da Sie bei ihr im Ultraschall eine **Nierenzyste** festgestellt haben. Wie beraten Sie die Patientin?

Antwort: Einzelne Nierenzysten kommen bei **über 50% der älteren Erwachsenen** vor. Man unterscheidet intra- und extraparenchymale Zysten, die meist **symptomlos** bleiben und zufällig entdeckt werden. Größere Zysten können die Harnwege komprimieren oder eventuell Schmerzen im Abdomen und Rücken verursachen. Lediglich **0,5% der Nierenzysten entarten** zu malignen Geschwülsten. Der Arzt kann deshalb seine Patientin beruhigen, eine Therapie wird in den seltensten Fällen nötig sein. Er vereinbart eine sonographische Kontrolle der Zyste nach einem angemessenen Zeitraum oder überweist die Patientin bei zweifelhaftem Befund dem Facharzt zur Kontrolle.

Frage: Bei welchen vom Patienten geäußerten **Symptomen** und Beschwerden muss der Hausarzt an einen **malignen Tumor der Nieren** als Ursache denken?

Antwort: Patienten mit malignen Tumoren der Nieren sind **oft ohne Beschwerden**. Erste Symptome, wie **Hämaturie** oder **Flankenschmerzen** treten meist erst in einem fortgeschrittenen Tumorstadium auf. Der Hausarzt muss bei diesen Symptomen hellhörig werden und weitere Diagnostik veranlassen, insbesondere, wenn ein Tumor bereits palpabel sein sollte.

✚ Die meisten Tumore der Nieren werden zufällig bei einer Oberbauch-Sonographie entdeckt.

Frage: Beschreiben Sie die Aufgaben des Hausarztes bei der **Nachsorge** eines Patienten mit **Nierenzellkarzinom**!

Antwort: Neben der **psychosozialen Betreuung** des Patienten muss der Hausarzt in Zusammenarbeit mit dem Facharzt oder einer Klinik die Nachsorgeuntersuchungen mit zunächst **vierteljährlicher Anamnese**,

Ganzkörperuntersuchung, Laboranalyse und Sonographie durchführen. Er muss die bevorzugten Metastasierungsorte des Nierenzellkarzinoms, wie Leber, Lunge, Knochen oder Gehirn kennen, um bei ersten Anzeichen einer möglichen Metastasenbildung frühzeitig klärende Diagnostik einzuleiten.

11.4 Niereninsuffizienz

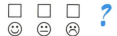

Frage: In einer durchschnittlichen Hausarztpraxis werden einige Patienten mit chronischer Niereninsuffizienz betreut. Bei welchen Erkrankungen müssen Sie mit der Entwicklung einer **chronischen Niereninsuffizienz** rechnen?

Antwort: Verschiedene Grunderkrankungen und chronische Nierenerkrankungen führen über Jahre zu einer zunehmenden Niereninsuffizienz. Zu den **häufigsten Ursachen** der chronischen Niereninsuffizienz gehören:
- Diabetes mellitus mit diabetischer Nephropathie
- arterielle Hypertonie
- chronische Glomerulonephritiden
- obstruktive Nierenerkrankungen und chronische Pyelonephritis
- seltenere Ursachen sind interstitielle Nephritis, Lupus erythematodes und andere Kollagenosen oder Vaskulitiden

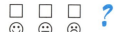

Frage: Welche Aufgaben hat der Hausarzt bei der **Behandlung** der Patienten mit **chronischer Niereninsuffizienz**?

Antwort: Die Betreuung von Patienten mit chronischer Niereninsuffizienz leitet der Hausarzt in Zusammenarbeit mit dem Spezialisten. Der Hausarzt übernimmt dabei die Aufgabe der Patientenführung, er leitet **nephroprotektive Allgemeinmaßnahmen** ein und schult den Patienten in **spezieller Diätetik**. Er **überwacht** die **medikamentöse Therapie** und kontrolliert den Krankheitsverlauf durch **körperliche Untersuchungen** und **laborchemische Analysen**. Der erfahrene Hausarzt bedenkt mögliche komplizierende Verläufe der Erkrankung und ergreift Maßnahmen zur Prophylaxe bzw. Therapie dieser Komplikationen.

12 Infektionskrankheiten

12.1 Diphtherie

Fallbeispiel: Ein Ihnen bekannter Geschäftsmann stellt sich in der Praxis mit Halsschmerzen, Abgeschlagenheit und mäßigem Fieber vor. Vor ein paar Tagen sei er von einer Geschäftsreise aus Osteuropa zurückgekommen. Die weitere Anamnese ist unauffällig. Bei der körperlichen Untersuchung fallen Ihnen eine Schwellung des Rachens und der regionalen Lymphknoten sowie weißliche Beläge im Rachen auf.
Welche differentialdiagnostischen Überlegungen stellen Sie an?

Antwort: Aufgrund der leeren Anamnese, des Fiebers und der lokalen Beschwerdesymptomatik denkt man eher an eine infektiöse Genese. Bei Fieber, Pharyngitis, Lymphknotenschwellung und Belägen der Angina tonsillaris kann man an eine **infektiöse Mononukleose** denken. Dabei sind die Beläge aber eher gräulich und oft besteht gleichzeitig eine Splenomegalie, seltener Hepatomegalie. Eine **Streptokokkenangina** geht meist mit hohem Fieber, Hals- und Gliederschmerzen sowie Husten und Übelkeit einher. Klinisch finden sich hierbei vergrößerte Tonsillen mit Eiterstippchen und Halslymphknotenschwellung. Bei **Scharlach** findet sich ein feinfleckiges Exanthem und ab dem 4. Krankheitstag die charakteristische Himbeerzunge. Eine **Angina Plaut-Vincenti** manifestiert sich in der Regel einseitig mit grau-weißlichen Belägen, schmierigen Nekrosen und Ulzera. Das Allgemeinbefinden ist dabei meist nicht beeinträchtigt. Bei einem erst kurz zurückliegenden Aufenthalt in Osteuropa sollte man auf alle Fälle an eine **Diphtherie** denken. In Mitteleuropa gab es in den letzten Jahren nur noch vereinzelte Krankheitsfälle. Meist wird sie von Osteuropa eingeschleppt, wo sie noch endemisch ist. Die Diphtherie wird durch das Corynebacterium diphteriae per Tröpfcheninfektion oder direktem Kontakt übertragen. Nach einer Inkubationszeit von 3–12 Tagen manifestiert sich die Krankheit am häufigsten im Rachen. Charakteristisch ist dabei eine Angina tonsillaris mit weißlichen, beim Abstreifen leicht blutenden Belägen, eine Schwellung der Lymphknoten und ein süßlicher Foetor.

tipp Diese Frage sollte man nicht gleich mit einer Diagnose beantworten. Vielmehr will der Prüfer hier mehrere Differentialdiagnosen mit ihrer Begründung hören. Dabei lässt sich sehr gut eine Diskussion einleiten.

Merke: Bei geschwollenen Lymphknoten sollte man immer auch an eine maligne Ursache denken!

Frage: Welche **weiteren Untersuchungen** leiten Sie bei diesem Patienten ein?

Antwort: Anamnese und Befund stimmen am ehesten mit einer Rachendiphtherie überein. Zunächst sollte man Auskunft über den **Impfstatus** des Patienten erhalten (evtl. hat er seinen Impfausweis dabei oder Impfungen sind in ihrer Karteikarte bzw. Computer dokumentiert). Zur Diagnosesicherung gehört neben dem **klinischen Befund** der **Nachweis der Bakterien aus einem Nasen- und Rachenabstrich**.

Frage: Welche weiteren **Manifestationsformen** der **Diphtherie** kennen Sie?

Antwort: Neben der am häufigsten vorkommenden Rachendiphtherie kann sich die Krankheit lokal noch in der **Nase** (Nasenbluten), im **Larynx** (Krupphusten, Atembehinderung), in den **Augen** (Konjunktivitis) und v.a. bei **Säuglingen** im **Nabel** manifestieren. Liegt die letzte Impfung mehr als 10 Jahre zurück kann es zu schweren Verläufen kommen. Typische **Komplikationen** sind ein toxisch bedingter Kreislaufkollaps, eine ödematöse Halsschwellung, eine Myokarditis, eine Polyneuropathie und Nierenschäden mit akutem Nierenversagen.

Frage: Was ist Ihr **weiteres Vorgehen** bezüglich Ihres Patienten?

✚ In größeren Zeitabständen kommt es immer wieder zum Auftreten von Epidemien. Zuletzt 1990 in den GUS. Aufgrund des Vorhandenseins von symptomlosen Trägern (in Epidemiezeiten bis 7%!) ist eine vollständige Eradikation der Diphtherie nicht möglich!

Antwort: Bereits bei Verdacht auf Diphtherie sollte eine Therapie eingeleitet werden. Nach Einleitung der **Diagnostik (Abstrich)** sollte umgehend mit der Therapie durch Gabe eines **Antitoxins** begonnen werden. Unterstützend beginnt man mit einer **antibiotischen Therapie** (in der Regel Penicillin, bei Unverträglichkeit Erythromycin). Verdachts- bzw. Krankheitsfälle sollten umgehend isoliert werden, d.h. der Patient sollte umgehend ins Krankenhaus **eingewiesen** werden. Bei klinisch gesunden **Kontaktpersonen** sollte ein Abstrich veranlasst werden. Besteht bei diesen kein Impfschutz, ist eine **aktive Immunisierung** indiziert. Wichtig: **Erkrankung** und **Tod** von Diphtherie sind **meldepflichtig**!

12.2 Mononukleose

Frage: Warum wird die **Mononukleose** auch **kissing disease** genannt?

Antwort: Die infektiöse Mononukleose ist eine **Viruserkrankung**, die durch das Epstein-Barr-Virus verursacht wird. Die **Übertragung** erfolgt

12.2 Mononukleose

durch **infizierten Speichel**, weshalb sie auch im Volksmund kissing disease genannt wird. Betroffen sind deshalb vor allem **Jugendliche** und **Kleinkinder**. Ein weiteres Synonym ist **Pfeiffersches Drüsenfieber**.

Frage: Schildern Sie einen klassischen **klinischen Verlauf** der **Mononukleose**.

Antwort: Die Krankheit tritt vor allem im **Frühjahr** auf. Im Kleinkindesalter verläuft die Infektion meist asymptomatisch. Im späteren Lebensalter findet sich oft das typische Krankheitsbild. Klinisch kommt es dabei nach einer Inkubationszeit von 1–3 Wochen zu Prodromi wie **Abgeschlagenheit** und **Kopfschmerzen**. Im anschließenden Akutstadium finden sich typischerweise **Fieber, Halsschmerzen**, in 95% eine **Schwellung v.a. der zervikalen Lymphknoten, Splenomegalie** (70%) mit Gefahr der Milzruptur, **Pharyngotonsillitis mit Pseudomembranen** (40%) sowie ein **petechiales Enanthem am Gaumen.** In 20% der Fälle tritt eine **Hepatomegalie**, in 10% gleichzeitig mit **Ikterus** auf. In seltenen Fällen kann es zu Komplikationen mit **Milzruptur, Meningoenzephalitis** und **hämolytischer Anämie** kommen. Bei Afrikanern spielt das EBV-Virus als Ko-Faktor des Burkitt-Lymphoms eine Rolle. Die Durchseuchungsrate ist hoch. In Westeuropa sind mehr als 95% der Menschen bis zum 30. Lebensjahr mit dem Virus infiziert.

Frage: Wie sichern Sie ihren klinischen Verdacht und wie sieht Ihr therapeutisches Vorgehen aus?

Antwort: Neben dem klinischen Befund zeigt sich im Blutbild eine Leukozytose mit 40–90% mononukleären Zellen (= Pfeiffer-Zellen). Des Weiteren steht der Paul-Brunell-Test zur Verfügung. Dieser ist beim Nachweis von heterophilen Antikörpern positiv.

In der Regel ist eine **symptomatische Therapie** mit Bettruhe, Mundpflege, ggf. Antipyretika und Antitussiva, ausreichend. Die Gabe eines Antibiotikums ist meist nicht erforderlich. Entscheidet man sich z.B. bei einer bakteriellen Superinfektion für eine Antibiotikagabe, sollte man auf keinen Fall Ampicillin oder Amoxicillin geben. Diese provozieren oft ein Exanthem. Ein Mittel der Wahl ist Roxithromycin.

Merke: Klassische Trias der Mononukleose:
- fieberhafte Angina tonsillaris/Pharyngitis
- Lymphknotenschwellung (95%)
- typisches Blutbild mit Pfeiffer-Zellen (= Virozyten)

12.3 Influenza

Frage: Vor allem im Herbst und im Winter kommt es immer wieder zur so genannten **Grippewelle**. Können Sie uns etwas über den **Infektionsmodus** und das **klinische Erscheinungsbild** der echten Grippe erzählen?

Antwort: Erreger der so genannten echten Grippe (= Influenza) ist das **Influenza-Virus**. Das Virus ist genetisch sehr variabel. Häufigste Ursache von Epidemien und Pandemien ist das Influenza-A-Virus. Das Influenza-B-Virus findet man v.a. bei Kindern und Jugendlichen während das Influenza-C-Virus klinisch praktisch keine Rolle spielt. Übertragungsweg ist die **Tröpfcheninfektion. 80 %** der Fälle verlaufen **asymptomatisch** oder im Rahmen **leichter Erkältungskrankheiten**. In den restlichen 20 % kommt es nach einer Inkubationszeit von 1–5 Tagen ohne Prodromi zu:
- hohem Fieber, Schüttelfrost
- Abgeschlagenheit
- Kopf- und Gliederschmerzen
- Halsschmerzen und trockenem Husten
- Tracheobronchitis
- Rhinitis, evtl. mit Nasenbluten
- abdominellen Beschwerden (v.a. Gastroenteritis)

Das Fieber hält meist 2–3 Tage an. Ein zweiter Fieberanstieg weist auf eine bakterielle Superinfektion hin.

Frage: Was ist die **häufigste Komplikation** der Influenza und welche Personen sind besonders gefährdet?

Antwort: Wichtigste Komplikation ist die **Pneumonie**. Dabei unterscheidet man 3 Pneumonietypen:
- primär hämorrhagische Grippepneumonie (meist letal endend!)
- interstitielle Grippepneumonie
- sekundär bakterielle Grippepneumonie (findet sich am häufigsten)

Besonders gefährdet sind Kinder, ältere Menschen mit Vorerkrankung und Patienten mit Abwehrschwäche.

Frage: Wie therapieren Sie eine gewöhnliche Influenza?

Antwort: Die Therapie einer unkomplizierten Influenza ist **symptomatisch** mit Bettruhe, ausreichend Flüssigkeitszufuhr, Antipyretika und ggf. Antitussiva. Bei V.a. eine **bakterielle Superinfektion** kann man zusätzlich **Antibiotika** (z.B. Amoxicillin, Roxithromycin) geben.

Kommentar: Wichtig ist im Rahmen der hausärztlichen Vorsorge, gefährdete Patienten frühzeitig auf die Möglichkeit der Grippeschutzimpfung hinzuweisen. Diese wird empfohlen für:
- alle Personen über 60 Jahre
- Pflegepersonal
- Erwachsene und Kinder ab dem 6. Lebensmonat mit chronischen Erkrankungen, v.a. des Herz-Kreislauf-Systems

12.4 Scharlach

Fallbeispiel: Sie werden am Montagmorgen telefonisch von einer Mutter um einen Hausbesuch gebeten. Ihr 7-jähriger Sohn habe am Samstag schlagartig hohes Fieber, teilweise bis 40 °C sowie Halsschmerzen, Husten und Schluckbeschwerden bekommen. Bei der klinischen Untersuchung fällt ihnen ein stecknadelkopfgroßes Exanthem im Bereich der Achseln und Leisten auf. An welche Krankheit denken sie?

Antwort: Das plötzliche klinische Beschwerdebild sowie das feinfleckige Exanthem, welches sich von den Armen aus ausbreitet, lässt sich am besten mit **Scharlach** vereinbaren. **Differentialdiagnostisch** kann man noch an Masern und Röteln denken. Maser beginnen ebenfalls plötzlich mit hohem Fieber und Halsschmerzen. Das Exanthem ist aber grobfleckig konfluierend und breitet sich von retroaurikulär aus. Patienten mit Röteln zeigen klinisch nur ein leichtes Krankheitsbild. Das Exanthem ist ebenfalls stecknadelkopfgroß, beginnt allerdings retroaurikulär und breitet sich von dort über Stamm und Extremitäten aus.

tipp Kinder sind in der Allgemeinpraxis häufige Patienten. Vor allem infektiöse Kinderkrankheiten werden von pädiatrisch belasteten Prüfern gerne abgefragt. Die Art der Exantheme sowie deren Ausbreitung sollte man sich deshalb gut einprägen.

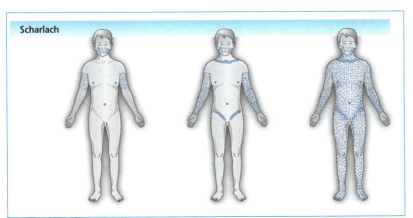

Abb. 12.1: Exanthemmorphologie von Masern, Röteln, Scharlach (Fortsetzung s. S. 136 oben)

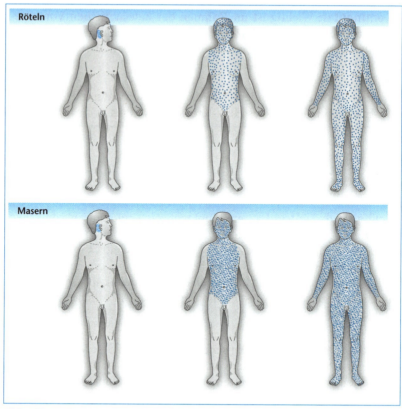

Abb. 12.1: Fortsetzung von S. 135

☐ ☐ ☐ **?** **Frage:** Welche weiteren **klinischen Befunde** können bei **Scharlach** auftreten?
☺ 😐 ☹

Antwort: Neben den oben erwähnten Symptomen findet man bei dieser Erkrankung oft:
- düsterrotes Enanthem der Rachenhinterwand und des weichen Gaumens
- Pharyngotonsillitis mit geröteten, geschwollenen Tonsillen evtl. mit stippchenförmigen, z.T. wegwischbaren Belägen
- Schwellung der submandibulären Lymphknoten
- belegte Zunge und ab dem 4. Tag Himbeerzunge (klassisch!)
- intensive Wangenrötung mit Aussparung des Mund-Kinn-Dreieckes
- Mundwinkelrhagaden
- Kleieartige, groblamellöse Schuppung der Haut, v.a. an den Handtellern und Fußsohlen

☐ ☐ ☐ **?** **Frage:** Wie ist Ihr **weiteres Vorgehen?**
☺ 😐 ☹

Antwort: Zur Bestätigung der klinischen Verdachtsdiagnose steht ein **Schnelltest** zur Verfügung. Dieser ist jedoch bei negativem Ausfall nicht aussagekräftig! Eine **Rachenabstrichkultur** kann man i.d.R. nach einem Tag beurteilen.

Das Mittel der Wahl zur Therapie des Scharlachs sind **Oral-Penicilline** (Penicillin V). Nahezu alle Streptokokken sind penicillinsensibel. Bei Therapieversagen oder Allergie kann man **alternativ Cephalosporine** der 2. Generation geben. Der Patient sollte frühestens nach 2 Tagen zuverlässiger Antibiose wieder in eine Gemeinschaftseinrichtung gehen. Unbehandelt sollten die Patienten bis zum Abklingen der Symptome – also mindestens 3 Wochen – abgesondert werden.

> **Frage:** Was ist die häufigste **Ursache** für ein **Therapieversagen** und welche **Komplikationen** gibt es bei Scharlach?

Antwort: Ein **frühzeitiger Abbruch der Antibiotikatherapie** nach Symptombesserung ist die häufigste Ursache für ein Therapieversagen.

Komplikationen von Scharlach sind:
- ulzerierende Tonsillitis, eitrige Sinusitis und Otitis media
- toxischer Verlauf mit Erbrechen, Durchfall, Kreislaufkollaps, Myokarditis
- septischer Verlauf mit Meningitis, Hirnsinusthrombose
- Streptokokkenallergische Nacherkrankungen wie z.B. rheumatisches Fieber, rheumatische Karditis, Glomerulonephritis und Chorea minor

Scharlach ist eine der wenigen Kinderkrankheiten, an denen man mehrfach erkranken kann. Ursache dafür ist das Vorhandensein verschiedener erythrogener Toxine der unterschiedlichen Streptokokken.

Wegen des möglichen Auftretens von streptokokkenallergischen Folgeerkrankungen sollten Patienten mit Scharlach routinemäßig nach 3 Wochen zu einer Kontrolluntersuchung einbestellt werden. Es empfiehlt sich bereits bei der Erstuntersuchung das **Herz auszukultieren**, da insbesondere Kinder häufig akzidentelle Herzgeräusche haben, die später die Interpretation der Auskultation erschweren können.

✚ Unter akzidentellen bzw. anorganischen Herzgeräuschen versteht man Herzgeräusche am klinisch gesunden Herzen. Diese treten v.a. bei Kindern und Jugendlichen, infolge eines vermehrten Blutdurchflusses, einer erhöhten Strömungsgeschwindigkeit, oder einer Änderung der Blutviskosität (z.B. bei Anämie) auf.

12.5 Masern

> **Frage:** Masern zählte bis zur Einführung der Impfung zu den klassischen Kinderkrankheiten. Welche **Altersklassen** sind heute vorwiegend betroffen und wie äußert sich heutzutage meist der **Krankheitsverlauf**?

Antwort: Bis zur Einführung der Impfung waren v.a. Kinder betroffen. Die natürliche Durchseuchung lag bei Kindern über 6 Jahren bei über 95%. Seit Einführung der Impfung erkranken vor allem **ungeimpfte Jugendliche und Erwachsene**. Oft kommt es bei ihnen zu einem atypischen, schweren Krankheitsverlauf. Erreger ist das Masernvirus, ein Paramyxovirus. Die Übertragung erfolgt per **Tröpfcheninfektion**. Nach einer Inkubationszeit von 10 Tagen verläuft die Masernerkrankung zweigipflig:
- **Prodromalstadium:** Fieberschub bis 39 °C, Konjunktivitis, Husten, Schnupfen, Koplik´sche Flecken an der Wangenschleimhaut in Höhe der Molaren (weißliche Stippchen mit rotem Hof), kurzzeitige Entfieberung nach dem 3. Tag
- **Exanthemstadium:** erneuter Fieberschub bis 41 °C, verstärktes Krankheitsgefühl, typisches Maserngesicht (verrotzt, verheult, verschwollen), Ausbruch eines makulopapulösen Exanthems, das sich von retroaurikulär über den Kopf kaudalwärts auf Stamm und Extremitäten ausbreitet. Die Rückbildung des Exanthems erfolgt in gleicher Reihenfolge.

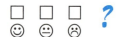

Frage: Die Diagnose wird in der Regel klinisch gestellt. Wie sieht Ihr **Therapievorschlag** bei einem klassischen Verlauf aus. An was müssen Sie als Hausarzt noch denken?

Antwort: In der Regel ist eine **symptomatische Therapie** ausreichend. Der Patient sollte bis zum Abklingen des Exanthems isoliert werden. Bei **Superinfektion** empfiehlt sich zusätzlich eine **Antibiotikatherapie**. Die Prognose ist gut.

Als **Komplikation** tritt am häufigsten eine Otitis media auf. Seltener kommt es zum Pseudokrupp, einer Bronchopneumonie, toxischem Kreislaufversagen oder einer Masernenzephalitis. Man unterscheidet 3 Formen der Masernenzephalitis:
- **Akute postinfektiöse Masernenzephalitis:** tritt nach 2 Tagen bis 2 Wochen auf, ist am häufigsten und hat eine Letalität von 20%
- **Subakute Masernenzephalitis:** tritt v.a. bei Immunsupprimierten auf
- **Subakute sklerosierende Panenzephalitis:** Dabei kommt es zu einem langsam fortschreitenden Kortexverlust. Sie manifestiert sich erst nach mehreren Jahren und endet letal.

Eine wichtige Aufgabe des Hausarztes ist es auch hier im Rahmen der Vorsorge frühzeitig auf die Möglichkeit einer **Impfung** aufmerksam zu machen. Der **Tod** infolge Masern ist **meldepflichtig!**

12.6 Röteln

Frage: Erzählen Sie uns etwas zur **Ätiologie** von Röteln.

Antwort: Röteln wird durch das **Rubella-Virus**, ein RNA-Virus der Togaviren, übertragen. Die Kontagiosität liegt unter 50%. Gehäuft tritt die Erkrankung bei Schulkindern auf. Nach einer Inkubationszeit von 1–3 Wochen treten die klinischen Symptome auf.

Frage: Welcher Zeitpunkt der Infektion wird am meisten gefürchtet?

Antwort: Bei Schwangeren kann es vor allem im 1. Trimenon zur **Rötelnembryopathie** kommen. Dabei können multiple schwere **Organschäden** des Foetus auftreten, wie z.B. am:
- **Auge** (70%): Katarakt, Retinopathie, Glaukom
- **Ohr** (60%): Taubheit
- **Herz** (50%): offener Ductus botalli, Septumdefekte, Pulmonalstenose
- zerebrale Schäden, geistige Retardierung
- Wachstumsstörung, vermindertes Geburtsgewicht

Die postnatale Rötelninfektion verläuft in der Regel gutartig. 50% der Fälle sind klinisch asymptomatisch. In den restlichen Fällen äußert sich die Rötelninfektion durch mäßiges Fieber und ein leichtes Krankheitsbild. Charakteristisch ist das makulopapulöse Exanthem, das nicht konfluiert. Typischerweise findet sich eine Schwellung der retroaurikulären Lymphknoten.

> **tipp** Die Rötelnembryopathie ist ein gern gefragtes Thema in den Prüfungen!

Frage: Welche Krankheiten kommen **differentialdiagnostisch** in Betracht?

Antwort: Differentialdiagnostisch muss man an **Masern** und **Scharlach** denken. Für Scharlach sind ein plötzlicher, heftiger Krankheitsbeginn und ein feinfleckiges Exanthem typisch. Masern gehen meist auch mit hohem Fieber und starkem Husten einher. Das Masernexanthem ist grobfleckig und konfluiert.

> **tipp** Wieder einmal wird hier die Morphologie der Exantheme sowie deren Ausbreitung abgefragt.

Frage: Wie sichern Sie Ihren klinischen Verdacht?

Antwort: Neben dem **klinischen Bild** zeigt sich im Blutbild oft eine **Leukopenie mit relativer Lymphozytose und Plasmazellen** (sog. buntes Blutbild!). V.a. bei Schwangeren kann man zusätzlich eine **Erregerdia-**

gnostik durchführen. Hinweis auf eine frische Infektion ist eine Serokonversion sowie ein 8facher Titeranstieg von IgG-Ak und ein IgM-Ak-Anstieg. Cave: IgM-Ak können z.T. bis zu einem Jahr persistieren. Dies äußert sich in einem niedrigen Titer. Bei einer Rötel-Reinfektion kommt es nur zu einem Titeranstieg der IgG-Ak. Die IgM-Ak bleiben meist negativ.

Bei der **pränatalen Diagnostik** (> 11. SSW) wird die **Virus-DNA** aus dem **Fruchtwasser** bzw. aus den **Chorionzotten** durch **PCR** nachgewiesen.

Bei **Neugeborenen** erfolgt der Infektionsnachweis ebenfalls im Blut durch **IgM-Ak-Anstieg** und ggf. **ergänzendem Virusnachweis**.

Krankheit	Scharlach	Röteln	Masern	Varizellen
Erreger	β-hämolysierende Steptokokken A	Rubellavirus	Paramyxovirus	Varizella-Zoster-Virus
IKZ	2–4 d	2–3 Wo	10 +/- 1 d	2–3 Wo
Infektiosität	1 d vor bis 2 d nach Krankheitsbeginn unter AB-Therapie	7 d vor bis 7 d nach Exanthembeginn	5 d vor bis 4 d nach Exanthembeginn	1 d vor bis 6 d nach Auftreten der Bläschen
Klinik	plötzlicher Beginn, hohes Fieber, Pharyngitis, Angina tonsillaris, zervikale LK-Schwellung	leichter Beginn, mäßiges Fieber, generalisierte LK-Schwellung	2-gipfliger Verlauf: Prodromi, dann hohes Fieber, zervikale LK-Schwellung	AZ wenig beeinträchtigt, evtl. leichtes Fieber, Juckreiz
Besonderes	Himbeerzunge	starke nuchale LK-Schwellung	Koplik´sche Wangenflecken	–
Exanthem	**stecknadelgroß**, beginnt in Achseln und Leisten, spart Munddreieck aus, kleieförmige Schuppung	**mittelfleckiges**, nicht konfluierendes Exanthem, retroaurikulärer Beginn	**großfleckig, konfluierendes** Exanthem, retroaurikulärer Beginn, später feine Schuppung	schubweiser Verlauf, polymorphes Bild, „**Sternenhimmel**", Mundschleimhaut befallen

Krankheit	Scharlach	Röteln	Masern	Varizellen
Komplikationen	streptokokken-allergische Nacherkrankungen, toxischer/septischer Verlauf, Sinusitis, Otitis	Enzephalitis, Purpura, Arthritis, Embryopathie	Otitis media, Pneumonie, Enzephalitis	Enzephalitis, fetales Varizellen-Syndrom, konnatale Varizellen
Sonstiges	nur antitoxische, keine antibakterielle Immunität → Wiedererkrankung möglich	Embryopathie	mehr als 1 Mio Tote/Jahr, v.a. in den Entwicklungsländern	

Tab. 12.1: Übersicht über exanthematische Erkrankungen Scharlach, Röteln, Masern, Varizellen

Frage: Bei einem 7-jährigen Kind haben Sie in Ihrer Praxis die Diagnose Röteln gestellt. Machen Sie einen **Therapievorschlag**. Über was sollten Sie die Eltern unbedingt aufklären?

Antwort: Bei einer unkomplizierten Röteln-Infektion genügt eine **symptomatische Therapie**. Nachdem der Patient an Röteln erkrankt ist, liegt es nahe, dass der Impfschutz nur unzureichend ist. Hier bietet sich eine gute Gelegenheit den **Impfausweis** nochmals genau zu **kontrollieren** und ggf. einen Termin zur Schließung von Impflücken zu vereinbaren. Aufklären sollten Sie die Eltern über die möglichen Komplikationen einer Rötelninfektion und dass sie sich bei Verdacht sofort in der Praxis vorstellen. Klassische **Komplikationen** einer Rötelninfektion sind:
- **Röteln-Enzephalitis:** in 1:6000 Fällen
- **Röteln-Purpura:** durch eine vorübergehende Thrombozytopenie mit günstiger Prognose
- **Röteln-Arthritis:** tritt v.a. bei Erwachsenen auf, hat ebenfalls eine günstige Prognose

Besonders wichtig ist es, die Eltern über die Möglichkeit der **Rötelnembryopathie** aufzuklären. Ein Kontakt mit Schwangeren sollte unbedingt unterbunden werden.

Eine **Infektiosität** besteht 7 Tage vor bis 7 Tage nach Exanthembeginn. Eine Zulassung zu Gemeinschaftseinrichtungen kann ab dem 8. Tag nach Exanthemausbruch erfolgen.

Frage: Wie verfahren Sie mit einer **Schwangeren** mit einem **negativen oder unbekannten Impfstatus**, die **Kontakt** zu einem **Rötelnpatienten** hatte?

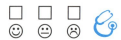 Auch hier ist es sinnvoll auf die wichtige Aufgabe des Hausarztes der Prävention durch Kontrolle des Impfschutzes hinzuweisen.

Antwort: In diesem Fall sollte man eine **passive Impfung mit Röteln-Immunglobulinen** vornehmen. Zusätzlich ist eine **Überweisung** zum Gynäkologen sinnvoll.

12.7 Erythema infectiosum

Fallbeispiel: In ihrer Praxis stellt sich eine schwangere Mutter mit ihrer 8-jährigen Tochter wegen eines Hautausschlages vor. Am rechten Arm habe ihre Mutter gestern einen Ausschlag bemerkt. Am Abend sei er verschwunden gewesen. Heute Morgen sei dem Mädchen der Ausschlag am Unterschenkel aufgefallen. In den letzten Tagen sei das Kind ein wenig abgeschlagen gewesen, ansonsten habe sie keine besonderen Krankheitssymptome.
Bei der klinischen Untersuchung fällt Ihnen an der Streckseite des Unterschenkels ein girlandenförmiges Exanthem auf, das Sie als makulopapulös mit zentraler Aufhellung beschreiben würden. An welche Krankheit denken Sie? Können Sie uns etwas über ihre Ätiologie und Pathogenese erzählen?

Antwort: Die Klinik passt am besten zum **Erythema infectiosum**. Die Krankheit ist auch unter dem Namen **Ringelröteln** bekannt. Überträger ist das **Parvovirus B19**. Nach **Tröpfcheninfektion** kommt es nach einer **Inkubationszeit von 1–2 Wochen** zum klassischen makulopapulösen Exanthem mit zentraler Aufhellung. **Dieses girlandenförmige Exanthem** beginnt meist im Gesicht und breitet sich von dort auf die Extremitäten aus. Bevorzugt werden die **Streckseiten der Extremitäten** befallen. Der Rumpf wird meist ausgespart. Typisch ist das **periodische Abblassen** und Neuentstehen des Ausschlages. Die Dauer des Exanthems ist selten länger als 10 Tage. Oft fühlen die Patienten sich sonst gesund oder haben **milde grippale Symptome** und **Arthralgien**. Die Krankheit verläuft bei Kindern meist gutartig und bedarf allenfalls einer symptomatischen Therapie.

Nur in Ausnahmefällen kommt es zu einer Komplikation im Rahmen einer **aplastischen Anämie**. Wichtig ist es auf das **Risiko** bei einer **pränatalen Infektion** zu achten! Die o.g. Mutter sollte auf alle Fälle sofort zum Gynäkologen überwiesen werden. Bei einer Infektion im 1. Trimenon der Schwangerschaft kommt es oft zum **Spontanabort**. Im 2. Trimenon findet sich meist eine **aplastische Anämie, ein Hydrops fetalis** und der **Fruchttod**. Bei einer Infektion im 3. Trimenon treten nur vorübergehend aplastische Phasen ohne Schädigung des Kindes auf. Der Durchseuchungsgrad im Erwachsenenalter liegt bei ca. 60%. Das o.g. Mädchen sollte sich auf alle Fälle von Schwangeren fern halten!

12.8 Varizellen-Zoster-Virus-Infektion

Frage: Die Familie der Herpesviren ist groß. Welche **Herpesviren** kennen Sie, bei denen der **Mensch natürlicher Wirt** ist?

Antwort: Die Familie der Herpesviren hat über 100 Mitglieder. Davon gibt es 7 humane Herpesviren, mit dem Menschen als natürlichem Wirt:
- Varizella-Zoster-Virus
- Herpes-simplex-Virus (Typ 1 und Typ 2)
- Cytomegalievirus
- Epstein-Barr-Virus
- Humanes-Herpes-Virus 6, der Erreger des Dreitagefiebers
- Humanes Herpesvirus 7 (ohne Pathogenese)
- Humanes Herpesvirus 8 (= Karposi-Sarkom-Herpesvirus → Kaposi-Sarkome)

Frage: Beschreiben Sie ein klassisches **Windpockenexanthem**.

Antwort: Die Erstinfektion des Varizella-Zoster-Virus äußert sich mit einem generalisierten vesikulärem Exanthem. Durch einen schubweisen Verlauf entsteht ein **polymorphes Bild** mit gleichzeitigem Vorhandensein von **Roseolen, Papeln, Bläschen** und **Krusten** (Sternenhimmel). Das Exanthem befällt die gesamte Körperoberfläche einschließlich **behaarter Kopfhaut** sowie der **Mund-** und **Genitalschleimhaut** und ist am Rumpf am dichtesten. Die Bläschen trocknen nach wenigen Tagen ein und bilden Krusten. Wenn die Krusten abfallen hinterlassen sie oft hypopigmentierte Flecken und v.a. nach Kratzeffekten Narben. Der Inhalt der Bläschenflüssigkeit ist hochinfektiös. Aufgrund des klassischen Exanthems kann die Diagnose Windpocken eigentlich immer klinisch gestellt werden.

Frage: Über welches **Begleitsymptom** klagen die Patienten meist?

Antwort: Das Exanthem geht mit einem **starken Juckreiz** einher. Wegen der Gefahr der Narbenbildung sollte man auf alle Fälle eine juckreizstillende Schüttelmixtur (z.B. Anästhesulf®) und ggf. zusätzlich ein Antihistaminikum verschreiben.

☐ ☐ ☐ **?** **Frage:** Welche weiteren **Therapiemaßnahmen** können noch notwendig sein?
☺ ☺ ☹

Antwort: Meist ist der Allgemeinzustand der Patienten nur wenig beeinträchtigt, so dass in der Regel **keine** weitere **Therapie** notwendig ist oder eine **Antipyrese** ausreicht. Bei einer bakteriellen Superinfektion kann man lokal **antiseptische Lösungen** (z.B. Rivanol) anwenden. Selten ist eine zusätzliche, **systemische Antibiose** notwendig. Ist ein schwerer Verlauf, z.B. aufgrund einer eingeschränkten Abwehrlage (Früh- und Neugeborene, Patienten mit Immundefizienz oder Kortisontherapie) oder bei älteren Patienten (> 16. LJ) zu erwarten, sollte frühzeitig mit einer **antiviralen Therapie** (Aciclovir®) begonnen und eine eventuelle Klinikeinweisung erwogen werden. Komplikationen sind z.B. eine meningeale Reizung mit günstiger Prognose, eine Zerebellitis oder Enzephalitis, eine Varizellenpneumonie und in sehr schweren Verläufen eine Mitbeteiligung innerer Organe.

☐ ☐ ☐ **?** **Frage:** Was müssen Sie bei dieser Krankheit bei **Schwangeren** beachten?
☺ ☺ ☹

Antwort: Bei einer Infektion bis zur 30. SSW kommt es in 2% der Fälle zum **Fetalen-Varizellen-Syndrom** mit Augen-, Haut-, ZNS- und Skelettanomalien. Bei den so genannten konnatalen Varizellen, einer Varizelleninfektion der Mutter um den Zeitpunkt der Geburt (5 Tage vor bis 2 Tage danach) kann es aufgrund mangelnden Nestschutzes zu einem bedrohlichen Verlauf für das Neugeborene kommen.

☐ ☐ ☐ **?** **Frage:** Welche Möglichkeiten der **Immunisierung** gegen **Varizellen** kennen Sie?
☺ ☺ ☹

Antwort: Es gibt die Möglichkeit einer aktiven sowie einer passiven Immunisierung.
- **Aktive Immunisierung** (abgeschwächter Varizellen-Lebendimpfstoff): bei gefährdeten, seronegativen Personen, z.B. vor immunsuppressiver Therapie, Frauen mit Kinderwunsch, Kinder mit malignen Erkrankungen
  Cave: nicht während einer Schwangerschaft oder während einer immunsuppressiven Therapie impfen!
- **Passive Immunisierung** (Varizella-Zoster-Immunglobulin): bei seronegativen, gefährdeten Personen nach Exposition: z.B. Schwangere mit Kontakt zu Varizellenerkrankten, Neugeborene, deren Mutter perinatal an Varizellen erkrankt ist

Frage: Warum kann man nach einer Erstinfektion auch **ohne erneute Exposition** an Varizellen **erkranken?**

Antwort: Herpesviren besitzen die Fähigkeit, lebenslang in den Zielzellen (z.B. Spinalganglien) ihres Wirtes zu **persistieren**. Deshalb kann es auch ohne erneute Exposition, z.B. bei Störung der Immunlage, zu einer **späteren Reaktivierung** kommen. Typisch ist dies bei immungeschwächten und alten Menschen. Bei der Reinfektion durch das Varizella-Zoster-Virus kommt es klinisch zum **Zoster (= Gürtelrose)**.

Frage: Wie ist das **klinische Erscheinungsbild** eines **Herpes zoster?**

Antwort: Die Zosterinfektion beginnt meist mit starken **neuralgiformen Schmerzen**, die sich auf ein oder mehrere Dermatome begrenzen. Nach einigen Tagen kommt es zur Eruption eines zunächst **makulopapulösen,** später **vesikulär-pustulären** Exanthems. Meist ist dies im Bereich des 1. Trigeminusastes oder am Stamm lokalisiert.

Häufigste Komplikation der Herpes-Zoster-Infektion ist die **postzosterische Neuralgie** (70%). Seltenere Komplikationen sind der Zoster ophthalmicus mit Gefahr einer Hornhautläsion, der Zoster oticus mit eventueller Fazialisparese sowie eine Meningoenzephalitis.

Merke: Die Zosterneuralgie sollte man auch als Differentialdiagnose bei thorakalen Schmerzen mit einbeziehen, denn oft haben die Patienten Schmerzen vor Auftreten des Exanthems!

12.9 Herpes-simplex-Infektion

Frage: Welche **Typen** des **Herpes-simplex-Virus** kennen Sie und wie äußert sich ihr klinisches Erscheinungsbild?

Antwort: Man unterscheidet 2 Typen: Das HSV1- und das HSV2-Virus. Beide werden über Kontakt-, Schmier- oder Tröpfcheninfektion übertragen. In 90% d.F. verläuft die Primärinfektion asymptomatisch.
- **HSV1-Primärinfektion:** befällt vor allem Kleinkinder. Sie manifestiert sich oral im Rahmen einer fieberhaften, sehr schmerzhaften Gingivostomatitis mit Bläschen im Mundraum und lokaler Lymphadenopathie.
- **HSV2-Primärinfektion:** tritt meist nach der Pubertät oder perinatal auf. Klinisch äußert sich die Infektion vor allem im Genitalbereich,

bei Frauen durch eine schmerzhafte Vulvovaginitis, bei Männern durch einen Herpes progenitales mit schmerzhaften Bläschen im Bereich des Penis.

Nach der Primärinfektion persistieren die Herpes-simplex-Viren in den Nervenganglien. Durch Infektionen, Immunschwäche, Fieber oder Sonneneinstrahlung kann es zu einer endogenen Reaktivierung kommen.
- **HSV1-Reaktivierung:** periorale Bläschenbildung (= Herpes labiales), ca. 30% aller Menschen sind davon betroffen
- **HSV2-Reaktivierung:** perigenitale Bläschen (= Herpes genitalis). Der HSV2 rezidiviert häufiger als der HSV1.

12.10 Dreitagefieber (Exanthema subitum)

Frage: Was wissen Sie zum **Dreitagefieber?**

Antwort: Das Dreitagesfieber – auch Erythema subitum genannt – wird durch das **humane Herpesvirus Typ 6** ausgelöst. Wie der Name bereits sagt, zeichnet sich die Krankheit durch **hohes Fieber** aus, das in der Regel 3 Tage lang anhält. Meist sind Kleinkinder befallen, so dass es bei entsprechender Bereitschaft zum Fieberkrampf kommen kann. Selten finden sich noch andere Krankheitszeichen. Nach 3 Tagen kommt es meist zu einer plötzlichen Entfieberung und es tritt ein **stammbetontes, feinmakulöses Exanthem** auf, welches oft nur für wenige Stunden sichtbar ist. Die Durchseuchung ist hoch und liegt bereits bei 3-Jährigen bei fast 100%. Mit Ausnahme der **Fieberkrämpfe** verläuft das Dreitagefieber komplikationslos. Die klassische **Therapie** besteht aus einer Antipyrese und ausreichender Flüssigkeitszufuhr.

Merke: Das Dreitagefieber ist die häufigste Ursache des ersten Fieberkrampfes!

12.11 Mumps

Fallbeispiel: Bei ihnen stellt sich ein Kind mit einer druckempfindlichen beidseitigen Schwellung der Parotis vor.
Welche Differentialdiagnosen kommen in Betracht?

Antwort: Differentialdiagnostisch kann es sich z.B. um eine **virale Parotitis (z.B. Mumps)**, einen **Speichelstein**, eine **Lymphadenitis colli** oder eine **Mononukleose** handeln.

12.11 Mumps

Frage: Nehmen wir mal an Ihr kleiner Patient hat **Mumps**. Welche **weiteren Befunde** würden Sie erwarten?

Antwort: Klinisch äußert sich eine Infektion mit dem Mumps-Virus durch:
- mäßiges Fieber um 38 °C
- gelegentlich Kaubeschwerden
- ein- oder (in 75%) doppelseitige, druckempfindliche, teigige, nicht scharf abgrenzbare Schwellung im Parotitisbereich, also vor und unter dem Ohr und meist abstehende Ohrläppchen
- Rötung der Speichelgangspapillen an der Wangeninnenseite.

Frage: Früher waren v.a. Kinder und Jugendliche von dieser Infektion betroffen. Durch die verfügbare Impfung sind heute zunehmend auch **Erwachsene** betroffen. Wenn zu Ihnen in die Praxis jemand kommt, der z.B. eine **Impfberatung** haben will, welche **Komplikationen** könnten Sie ihm bzgl. **Mumps** sagen?

Antwort: Komplikationen bei einer Mumpsinfektion können sein:
- **Häufig:** seröse Meningitis, Pankreatitis
- **Seltener:** Orchitis (meist postpubertär, evtl. mit nachfolgender Sterilität), Epididymidis, Oophoritis, Mastitis, Thyreoiditis, Myelitis, Arthritis, Myokarditis, Nephritis
- **Sehr selten:** Meningoenzephalitis, Innenohrschwerhörigkeit
- Bei Infektion im 1. Trimenon ist ein Spontanabort möglich!

Frage: Wie stellen Sie die **Diagnose** Mumps und welche **Therapiemaßnahmen** veranlassen Sie?

Antwort: In der Regel lässt sich die Diagnose rein **klinisch** stellen. Bei atypischen Verläufen kann man die **Serum-Amylase** bestimmen, die bei der akuten Mumpsinfektion erhöht ist. Die Therapie der komplikationslosen Mumpserkrankung ist rein **symptomatisch** (Mundhygiene, Antipyrese, Bettruhe). Bei einer **Orchitis** sollte man den Hoden hochlagern und ggf. gleichzeitig mit Antiphlogistika und Glukokortikoiden therapieren. Bei Komplikationen ist es ratsam einen Facharzt hinzuzuziehen bzw. eine Krankenhauseinweisung zu erwägen.

Eine Zulassung zu Gemeinschaftseinrichtungen ist frühestens 1 Woche nach Abklingen der Parotisdrüsenschwellung zulässig.

12.12 Lyme-Borreliose

Frage: Wer ist der Erreger der **Lyme-Borreliose** und in welche **klinischen Stadien** wird die Krankheit eingeteilt?

Antwort: Erreger der Lyme-Borreliose ist **Borrelia burgdorferi** aus der Gruppe der Spirochäten.

Die Krankheit wird in 3 klinische Stadien eingeteilt:
- **Stadium 1** (Frühstadium): tritt Tage bis Wochen nach Infektion auf
  - **Erythema migrans:** ein von der Bissstelle sich zentrifugal ausbreitendes Erythem mit zentraler Abblassung
  - **Uncharakteristische Begleiterscheinungen:** wie z.B. Abgeschlagenheit, Fieber, Kopfschmerzen, Arthralgie, Lymphadenopathie
- **Stadium 2:** tritt Wochen bis Monate nach der Infektion auf
  - **lymphozytäre Meningoradikulitis**, evtl. mit Fazialisparese
  - periphere Neuropathie
- **Stadium 3:** tritt Monate bis Jahre nach der Infektion auf
  - **Lyme-Arthritis:** Asymmetrische mono- oder oligoartikuläre Arthritis der großen Gelenke, v.a. des Knies
  - Acrodermatitis chronica atrophicans
  - **Neuroborreliose:** multifokaler Befall des ZNS wechselnder Ausprägung mit z.B. Ataxie, Para-/Tetraparesen, Hirnnervenausfällen

> **Merke:** Der Krankheitsverlauf ist individuell sehr variabel. So kann z.B. das Frühstadium übersprungen werden oder sich im Spätstadium nur einzelne Symptome manifestieren.

Frage: Die Diagnose **Lyme-Borreliose** ist klinisch nicht immer eindeutig zu stellen. Wie **sichern** Sie ihre **Diagnose?**

✚ Bei der Borreliose kann es zu Kreuzreaktion mit Treponema pallidum kommen.

Antwort: Die Diagnose kann aus der Anamnese (Zeckenbiss, Aufenthalt im Zeckengebiet), Klinik, Serologie (IgM-AK erhöht) und dem Erregernachweis (PCR) gestellt werden.

Frage: Machen Sie einen **Therapievorschlag**.

Antwort: Im Frühstadium der Krankheit findet sich eine hohe Spontanheilungsrate. Um jedoch den gefährlichen Spätmanifestationen vorzubeugen, sollte die Lyme-Borreliose immer durch eine frühzeitige Antibiotikatherapie behandelt werden, z.B. im Stadium 1 durch Doxycyclin und im Stadium 2 und 3 durch Ceftriaxon.

12.13 Frühsommer-Meningoenzephalitis (FSME)

Frage: Nennen Sie ein paar Gebiete, in denen das **FSME-Virus** endemisch ist.

Antwort: Das FSME-Virus ist in Deutschland v.a. im **Schwarzwald** und in **Ostbayern** sowie in Teilen **Österreichs**, **Osteuropa** und **Nordasiens** endemisch.

Frage: Nehmen wir mal an, Sie sind in einem der Endemiegebiet von einer Zecke gebissen worden. Ist die Wahrscheinlichkeit hoch, dass Sie an einer FSME erkranken?

Antwort: Nein. Das **Übertragungsrisiko** liegt in Endemiegebieten zwischen 1:500 bis 1:10.000 je Zeckenbiss. Nach einer Übertragung des FSME-Virus kommt es in bis zu 90% der Fälle zu einem **asymptomatischen Verlauf**. Die anderen 10% bekommen meist **grippale Erscheinungen**. Wiederum nur 10% dieser erkrankten Patienten erkranken mit einer **Meningitis** oder **Meningoenzephalitis**. Bei Verdacht sollte man als Hausarzt eine sofortige Krankenhauseinweisung einleiten.

12.14 Infektiöse Durchfallerkrankungen

Frage: Welche **Erreger** einer **infektiösen Durchfallerkrankung** kennen Sie?

Antwort: Infektiöse Durchfallerkrankungen können verursacht werden durch:
- **Bakterien:** Salmonellen (häufig), Escherichia coli, Campylobacter jejuni, Yersinia enterocolitica, Clostridium difficile, Staphylococcus aureus, Shigellen, Vibrio cholerae
- **Viren:** Rotavirus (v.a. bei Kindern), Norwalk-Virus
- **Protozoen:** Gardia lamblia, Entamoeba histolytica
- **Pilze:** Aspergillus, Candida

Merke: Der Verdacht, die Erkrankung, der Tod sowie Ausscheider dieser Erreger sind in Deutschland meldepflichtig!

Frage: Welche **Ursache** neben der **infektiösen Genese** kann eine **Diarrhoe** noch haben?

Antwort: Weitere Ursachen einer Diarrhoe sind:
- **Medikamente:** z.B. Laxantien, Antibiotika, Digitalis (v.a. bei Intoxikation), Diuretika
- **Nahrungsmittelunverträglichkeit/-allergie:** z.B. Milch
- **Vegetative Ursachen:** z.B. Angst („schiss haben"), Stress
- **Sonstige:** chronisch entzündliche Darmerkrankungen, Strahlenkolitis, Alkoholintoxikation

Fallbeispiel: Ein Ihnen bekannter, bisher gesunder 30-jähriger Patient stellt sich bei Ihnen mit einer seit 2 Tagen anhaltenden Diarrhoe vor. Anamnestisch in den letzten Monaten keine Auslandsreisen, Blut im Stuhl sei dem Patienten auch nicht aufgefallen. Wie ist Ihr weiteres Vorgehen.

Antwort: Zeigt sich klinisch ein guter AZ, keine Exsikkosezeichen und ist die Krankheitsdauer weniger als 3 Tage, kann man mit der Diagnostik warten und zunächst **symptomatisch therapieren**. Wichtig ist, eine Tätigkeit im Lebensmittelbereich sowie eine Epidemie auszuschließen.

Frage: Bei Ihrem Patienten kommt es auch unter symptomatischer Therapie nicht zum Sistieren der Durchfälle. Wie gehen Sie weiter vor?

Antwort: Dann ist zunächst eine weitere Diagnostik mit **Stuhluntersuchung auf Leukos** erforderlich. Diese ist billiger als eine mikrobiologische Stuhluntersuchung und bei 75% der bakteriellen Infektionen positiv. Beim Nachweis von Leukos sollte unmittelbar eine **mikrobiologische Stuhluntersuchung** angeschlossen werden. Werden keine Leukos im Stuhl nachgewiesen, kann (bei gutem AZ!) zunächst zugewartet werden. Erst bei weiterer Persistenz unter symptomatischer Therapie sollte man auch hier eine **mikrobiologische Diagnostik** einleiten. Zusätzlich kann man einen Test auf okkultes Blut durchführen sowie Labor (BB, BSG, Elektrolyte, Kreatinin) abnehmen.

Frage: Welche Patienten sind besonders gefährdet?

Antwort: Vor allem **ältere Patienten**, **Kleinkinder** und **Säuglinge** sind **gefährdet**, rasch zu exsikkieren. Sie bedürfen engmaschigen Kontrollen und ggf. einer frühzeitigen Klinikeinweisung.

Frage: Vor allem das Tiramisu assoziieren viele Leute mit einer Salmonellenerkrankung. Schildern Sie das **klinische Bild** einer **Salmonelleninfektion** sowie deren **Therapie**.

Antwort: Eine Salmonellenenteritis wird vor allem durch Salmonella enteritidis und S. typhimurium ausgelöst. Die Infektion erfolgt bevorzugt durch kontaminierte Lebensmittel (z.B. Geflügel, Eier).

Klinisch kommt es ca. 8–48 Std. nach Infektion zu:
- Übelkeit, Erbrechen
- krampfartigen Abdominalschmerzen
- massive, wässrige, blutige oder eitrige Diarrhoe

Die **Therapie** der unkomplizierten Erkrankung ist v.a. ausreichende Flüssigkeitszufuhr. Bei Fieber oder blutigen Stühlen kann man zusätzlich antibiotisch mit z.B. Ciprofloxacin therapieren.

Frage: Was müssen Sie bei **Beschäftigten** im **Lebensmittelgewerbe** beachten?

Antwort: Beschäftigte im Lebensmittelgewerbe haben bei Salmonelleninfektion ein sofortiges Tätigkeitsverbot! Erst wenn 3 aufeinander folgende Stuhlproben negativ sind, darf die Tätigkeit im Lebensmittelgewerbe wieder aufgenommen werden.

13 Hauterkrankungen

Frage: Welche Kriterien zur **Beschreibung** von **Hautkrankheiten** kennen Sie?

Antwort: Bei der Beschreibung einer Hautkrankheit benennt man die:
- **Effloreszenz:** Papel, Pustel, Ulkus, Schuppe, Rhagade, Fleck, Kruste, Narbe, Blase, Erosion
- **Lokalisation** der Effloreszenzen (Prädilektionsstellen)
- **Anzahl:** einzeln, mehrere
- **Verteilung:** symmetrisch, asymmetrisch
- **Anordnung** der Effloreszenzen zueinander: disseminiert, diffus, gruppiert, aggregiert, randbetont, kokadenförmig, girlandenförmig, linear
- **Begrenzung:** scharf, unscharf, symmetrisch, asymmetrisch

Frage: Was ist der Unterschied zwischen **primären** und **sekundären Effloreszenzen?** Nennen Sie jeweils 3 Beispiele.

Antwort: Primäre Effloreszenzen sind Hautveränderungen, die unmittelbar durch die Krankheit hervorgerufen werden. Dazu zählen z.B.: **Macula**, **Papula**, **Nodus**, Urtika, Bulla und Zysten. Sekundäreffloreszenzen entwickeln sich im Verlauf einer Dermatose aus bereits bestehenden Primäreffloreszenzen, z.B. **Erosion**, **Schuppe**, **Rhagade**, Ulkus.

Frage: Was ist der Unterschied zwischen einer **Makula** (Fleck) und einer **Papel** (Knötchen)?

Antwort: Während es sich bei einer Makula um eine **Farbveränderung** handelt, die im Niveau der Haut liegt, versteht man unter einer Papel eine **umschriebene erhabene Gewebevermehrung**.

Effloreszenz	Definition
Fleck (Makula)	umschriebene, im Hautniveau liegende Farbveränderung
Knötchen (Papula/Papel)	solide, durch epidermale und/oder dermale Veränderungen, über das Hautniveau vorstehende Gewebeveränderung (< 5 mm)

Effloreszenz	Definition
Knoten (Nodulus)	solide, durch epidermale und/oder dermale Veränderungen, über das Hautniveau vorstehende Gewebeveränderung (> 5 mm)
Plaque	großflächige, flache Erhebung über dem Hautniveau
Bläschen/Blase (Vesicula/Bulla)	mit Flüssigkeit (Serum, Blut, Lymphe) gefüllter Hohlraum, Lokalisation epidermal oder subepidermal, Bläschen < 5 mm, Blase > 5 mm
Pustel (Pustula)	mit Eiter gefüllter Hohlraum
Zyste	mit Flüssigkeit oder keratinösem Debris gefüllter Hohlraum
Quaddel (Urtikaria)	beetartig erhabenes Ödem
Squama (Schuppe)	größere Aggregation von Hornzellen, die makroskopisch sichtbar sind
Kruste (Crusta)	eingetrocknetes Serum oder Exsudat
Erosion	Substanzdefekt innerhalb der Epidermis, der ohne Narben ausheilt
Ulkus	chronischer, mindestens ins Korium reichender Substanzdefekt, der durch Gewebenekrosen entstanden ist und eine schlechte Heilungstendenz hat

Tab. 13.1: Definitionen der wichtigsten Effloreszenzen

Frage: Was ist der Unterschied zwischen einem **Erythem** und einem **Exanthem**?

Antwort: Unter einem Erythem versteht man eine **entzündliche Rötung** der Haut, die durch eine **Hyperämie** zustande kommt. Ein Exanthem ist durch ein **rasches, generalisiertes Auftreten** von **gleichartigen Hautveränderungen** gekennzeichnet (z.B. Rötelnexanthem, Arzneimittelexanthem).

Frage: Welche **verschiedenen Allergietypen** unterscheidet man? Nennen Sie jeweils ein Beispiel.

Antwort: Die allergische Reaktion wird in 4 verschiedene Typen eingeteilt:

Typ I	Allergische Reaktion vom Soforttyp durch spezifische IgE-AK	Pollenallergie, Insektengiftallergie, Latexallergie, Nahrungsmittelunverträglichkeit
Typ II	Zytotoxische Reaktion durch spezifische IgG/IgM-AK	V.a. nach Einnahme von Medikamenten, z.B. allergische, immunhämolytische Anämie, medikamentös induzierte Agranulozytose/Thrombozytopenie, hämolytischer Transfusionszwischenfall
Typ III	Immunkomplexreaktion durch Antigen-AK-Komplexe	exogen allergische Alveolitis (Farmerlunge)
Typ IV	verzögerte, meist nach 24–72 h auftretende allergische Reaktion durch sensibilisierte T-Lymphozyten	allergisches Kontaktekzem (Nickel/Cobald, Amalgam, Korbblütler)

Tab. 13.2: Klassifikation der allergischen Reaktionen nach Coombs und Gell

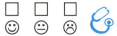

Fallbeispiel: In Ihre Praxis kommt ein Jugendlicher mit Verdacht auf eine Pollenallergie. Wie sichern Sie ihre Diagnose?

Antwort: Bei der **Pollenallergie** oder auch Rhinoconjunctivitis allergica handelt es sich um eine **allergische Reaktion vom Soforttyp (Typ I)** auf Aeroallergene. Zunächst sollte eine genaue **Anamnese** (Zeitpunkt, wann am Schlimmsten?) erfolgen. Manchmal kann man aufgrund der Jahreszeit schon verschiedene Allergene eingrenzen. Zur genauen Diagnostik kann man einen **Hauttest** (Prick- Test, Intrakutantest oder einen RAST-Test) durchführen. Führen die Hauttests zu keinem eindeutigen Ergebnis, kann man versuchen, das beschwerdeführende Allergen durch eine **nasale oder konjunktivale Provokation** zu identifizieren.

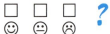

Frage: Wie wird ein **Pricktest** durchgeführt?

Antwort: Der Pricktest wird zur Diagnostik bei Verdacht auf **Allergien vom Soforttyp** durchgeführt (v.a. Pollenallergie). Dabei wird zunächst aus einer Testreihe aus **Standardsubstanzen** jeweils ein **Tropfen** bevorzugt auf die **Unterarmbeugeseite** (oder Rücken) aufgetragen. Danach wird die Epidermis mit z.B. einer Pricknadel oberflächlich angestochen. Es sollte immer gleichzeitig eine **Positivkontrolle mit Histaminlösung** sowie eine Negativkontrolle mit z.B. NaCl aufgetragen werden. Nach ca. 20 min. erfolgt die Ablesung. Ist der Test positiv, findet man durch die Sensibilisierung an der betroffenen Hautstelle eine **Rötung und/oder Quaddelbildung**. Zur Sicherheit sollte immer ein Vergleich mit der Positiv- bzw. Negativkontrolle erfolgen.

> **Merke:** Bei gleichzeitiger Anwendung von Antihistaminika oder Kortikosteroiden kann es zu falsch negativen Ergebnissen kommen.

Fallbeispiel: Zu Ihnen in die Praxis kommt ein langjähriger Diabetiker mit Fieber und einer scharf begrenzten, schmerzhaften Rötung am Unterschenkel. Welche Verdachtsdiagnose haben Sie?

Antwort: Der Befund passt am ehesten zu einem **Erysipel**. Das Erysipel – auch Wundrose genannt – ist eine meist durch **Streptokokken der Gruppe A** hervorgerufene Entzündung der Haut und des Unterhautzellgewebes. Von einer Eintrittspforte aus, z.B. bei Diabetikern ein Ulcus cruris, breiten sich die Bakterien auf dem Lymphweg aus. **Prädilektionsstellen** sind das Gesicht sowie der Unterschenkel. Klinisch kommt es nach einer **Inkubationszeit** von wenigen Stunden bis 3 Tagen zu einer **scharf begrenzten, überwärmten, ödematösen Rötung mit flammenförmigen Ausläufern**. Die Patienten haben **Schüttelfrost**, hohes **Fieber** und an der betroffen Stelle **Schmerzen** sowie **Juckreiz**.

Differentialdiagnostisch sollte man eine Kontaktdermatitis, ein Erysipeloid, eine Thrombophlebitis sowie eine Stauungsdermatitis ausschließen.

Frage: Welche **therapeutischen Maßnahmen** leiten Sie ein?

Antwort: Die Therapie des Erysipels besteht in einer **hochdosierten Antibiose** z.B. mit Penicillin, der Behandlung der Eintrittspforte, einer **lokal entzündungshemmenden Therapie** (z.B. Rivanolumschlägen), **Ruhigstellen** sowie **Hochlagerung** der Extremität und ggf. **Bettruhe**.

Frage: Welche **Komplikationen** des Erysipels kennen Sie?

Antwort: Durch die lymphogene Ausbreitung kann es zu einer **Lymphangitis** sowie einer **Lymphadenitis** kommen. Beim Vordringen der Bakterien in die Subkutis finden sich gangränöse Veränderungen. Weitere Komplikationen eines Erysipels sind **Nekrose, Sepsis, Endo- und Myokarditis**. Bei rezidivierendem Erysipel kommt es zu einer Obliteration der Lymphbahnen und nachfolgend zu einem **chronischen Lymphödem**, schlimmstenfalls zur **Elephantiasis**.

☐ ☐ ☐ ❓ **Frage:** Erzählen Sie uns etwas über Fußpilz.
☺ 😐 ☹

Antwort: Fußpilz ist eine **Infektion mit Hautpilzen** (Dermatophyten) am Fuß, am häufigsten durch **Trichophyton rubrum** (> 90% d.F.). Die wissenschaftliche Bezeichnung für Fußpilz ist Tinea pedis.

Fußpilz wird in der Regel **von Mensch zu Mensch** übertragen. Dies geschieht selten durch direkten Hautkontakt. Jeder Mensch verliert ständig feinste Hautschüppchen. Wenn man aber nun unter einer Pilzinfektion leidet, enthalten diese Hautschüppchen Pilzpartikel. Diese Partikel werden nun von Gesunden aufgesammelt und die Pilze können sich bei günstigen Voraussetzungen in der Haut der Fußsohlen und in den feuchten Kammern der Zehenzwischenräume festsetzen. Pilzhaltiges Schuppenmaterial findet man vor allem an Orten, an denen man **barfuß** läuft, wie z.B. in Schwimmbädern, Sporthallen, Saunen, Wasch- und Duschräumen. Für das Eindringen in die Haut nutzen die Pilze auch andere Wege: **kleine Verletzungen**, Risse und Schrunden der Haut. Zudem begünstigen Faktoren wie hohe Fußfeuchtigkeit (z.B. bei Jugendlichen, die immer Turnschuhe tragen), hohe mechanische Belastung (z.B. bei Sportler – im Englischen heißt die Krankheit Athlete's foot), geschwächtes Immunsystem (z.B. Diabetiker) eine Pilzinfektion.

✚ Unter Mazeration versteht man eine Auf- bzw. Erweichung der Haut, bevorzugt in Körperregionen mit ungünstigem Mikroklima.

Klinisch zeigt sich eine **verstärkte Schuppung, Rötung** und **Bläschenbildung**. Eine Variante des Fußpilzes ist die **Interdigitalmykose**. Sie tritt bevorzugt im 4. Zehenzwischenraum auf und äußert sich klinisch in einer Hautveränderung mit **Schuppung, Mazeration** und **Rhagadenbildung**. Dadurch können **bakterielle Erreger** leichter eindringen und schwere **Hautentzündungen** verursachen.

 Merke: Die Interdigitalmykose ist die häufigste Ursache für eine Wundrose (Erysipel)!

Die **Diagnose** Fußpilz kann meist aufgrund des **klinischen** Erscheinungsbildes gestellt werden. Ggf. kann die Diagnose durch die **mikroskopische Untersuchung** eines Abstriches gesichert werden. Die Therapie besteht in einer Lokalbehandlung von Cremes oder Sprays, die **Antimykotika** enthalten. Um eine Reinfektion zu vermeiden, sollten die Patienten kochbare Strümpfe tragen und eine regelmäßige Schuhdesinfektion durchführen.

☐ ☐ ☐ ❓ **Frage:** Welcher **Hautbefund** findet sich typischerweise bei **Tinea corporis**?
☺ 😐 ☹

Antwort: Typischerweise findet man umschriebene, **gerötete, schuppende Herde** mit **zentraler Abblassung**. Grundsätzlich kann die gesamte Haut befallen werden. Bevorzugt findet man eine Tinea corporis an den **Armen** und der **Bartregion**.

Frage: Vor allem bei älteren Menschen findet man häufig einen **Pilzbefall der Fußnägel**. Wie sieht das klinisch aus und welche therapeutischen Möglichkeiten kennen Sie?

Antwort: Ein durch Mykosen befallener Nagel ist **gelblich verfärbt**, **verdickt** und hat eine **spröde, bröckelige Nagelplatte**. Die Therapieempfehlung ist abhängig vom Ausmaß des Befalls. Ist der Nagel nur oberflächlich befallen, empfiehlt sich eine **lokale Therapie** mit einem Antimykotikum z.B. Nagel-Batrafen®. Bei einer ausgedehnten Onychomykose ist eine **systemische, orale Therapie** über mehrere Monate notwendig.

Frage: Welche versteht man unter **Soor**?

Antwort: Unter Soor werden alle Infektionen zusammengefasst, die durch Pilze der Gattung **Candida** (in über 80% Candida albicans) verursacht werden. Die Erkrankungen dieses Hefepilzes äußern sich besonders in **Körperfalten**, an den **Schleimhäuten** sowie am **Nagelwall**.

Frage: Welche **prädisponierenden Faktoren** für einen **Soor** kennen Sie?

Antwort: Candida albicans gehört bei etwa der Hälfte der Menschen zur physiologischen Haut- und Schleimhautflora. Nur bei einem kleinen Teil kommt es durch prädisponierende Faktoren zu Soor. Zu den begünstigenden Faktoren zählen:
- **Feuchtes, verschlossenes Milieu:** z.B. im Windelbereich von Säuglingen/alten Menschen
- **Geschwächtes Immunsystem:** z.B. bei Diabetes mellitus, Schwangerschaft, Antibiotikatherapie, Chemotherapie, Medikamente (Kortikosteroide, Antibiotika, Zytostatika), AIDS

Frage: Sicherlich haben Sie während Ihres Studiums schon mal einen Mundsoor gesehen. Welche Veränderungen sieht man bei so einem Befall in der Mundhöhle und welche Therapie schlagen Sie vor?

Antwort: Bei einem Soor in der Mundhöhle finden sich **weiße bis gelbe Flecken**, die sich leicht vom Untergrund abheben lassen. **Nach** dem **Entfernen** entstehen kleine, leicht **blutende Läsionen**. Die **Therapie** basiert auf einer **Ursachenbeseitigung** und einer lokalen oder in schweren Fällen einer systemischen Therapie mit **Antimykotika** (z.B. Amphothericin B).

> **Merke:** Bei geschwächtem Immunsystem durch AIDS oder nach Transplantationen kann eine Kandidose in einen lebensbedrohlichen Zustand übergehen und Herz, Lunge, Nieren oder das Gehirn befallen.

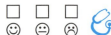

Fallbeispiel: Zu Ihnen in die Praxis kommt eine Ihnen wegen Zuzugs vorher nicht bekannte Mutter mit ihrer 6-jährigen Tochter wegen eines juckenden Hautausschlages. Bereits als Säugling habe das Kind rezidivierende Hauterscheinungen mit intensiver Rötung gehabt. Vor allem nach dem Genuss von Zitrusfrüchten haben die Beschwerden in letzter Zeit wieder zugenommen. Klinisch zeigt sich ein Ekzem an den Händen, Ellenbeugen und Kniekehlen mit deutlichen Kratzspuren. An welcher Krankheit leidet das Kind vermutlich?

✚ Unter Lichenifikation versteht man eine flächenhafte Infiltration der Haut einhergehend mit einer Vergrößerung der Hautfelderung.

Antwort: Das Kind hat wahrscheinlich eine **atopische Dermatitis**, bekannt auch unter dem Synonym **Neurodermitis** oder **endogenes Ekzem**. Dabei handelt es sich um ein chronisch rezidivierendes Hautekzem. Die Krankheit tritt bevorzugt im Kindesalter auf. Die Ekzeme finden sich meist an **typischen Lokalisationen:**
- **Säuglinge:** v.a. im Gesicht, an den Extremitätenstreckseiten und im Windelbereich
- **Kinder/Erwachsene:** Beugeekzem, d.h. Befall von Kniekehlen, Ellenbeugen, Handrücken, Fußsohlen. Mit dem Alter sieht man eine zunehmende Lichenifikation

Kennzeichnend sind in allen Altersgruppen die trockene Haut und der oft quälende Juckreiz.

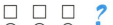

Frage: Was wissen Sie zur **Ätiologie** der **Neurodermitis**?

Antwort: Die Ätiologie ist bis heute **nicht eindeutig geklärt**. Man vermutet eine **multifaktorielle Vererbung**. Zudem begünstigen bestimmte **Triggerfaktoren** den Ausbruch der Krankheit:
- psychische Faktoren
- Nahrungsmittel (Kuhmilch, Nüsse, Zitrusfrüchte)
- trockene Luft
- Kratzen des Patienten

Frage: Beschreiben Sie die Hautveränderung auf dem Bild.

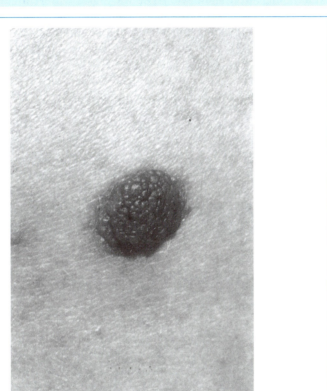

Abb. 13.1: Bräunlicher Hauttumor [7]

Antwort: Es handelt sich um einen regelmäßigen papulomatösen, flach erhabenen, scharf begrenzten, bräunlichen Hauttumor. Das klinische Bild passt zu einem **Naevuszellnaevus**.

Frage: Was sind die wichtigsten **Differentialdiagnosen** zu einem **Naevuszellnaevus?**

Antwort: Wichtigste Differentialdiagnose ist das **maligne Melanom**. Des Weiteren muss man an ein **pigmentiertes Basalzellkarzinom**, ein **thrombosiertes Hämangiom** sowie ein **pigmentiertes Histiozytom** denken.

Frage: Bei Ihnen in der Praxis stellt sich ein Patient mit einer Hautveränderung vor, die Sie als **Naevuszellnaevus** deuten. Wie ist Ihr **weiteres Vorgehen?**

Antwort: Beim Naevuszellnaevus handelt es sich um eine gutartige Neubildung aus Melanozyten. Die wichtigste Differentialdiagnose zum Naevuszellnaevus ist das maligne Melanom. Obwohl die meisten malignen Melanome de novo entstehen, sollten bräunliche Hautveränderungen regelmäßig kontrolliert werden. Dabei empfiehlt sich folgendes Vorgehen:
- Anleiten des Patienten zur Selbstkontrolle (Größenzunahme, Asymmetrie, unregelmäßige Begrenzung, Veränderung der Pigmentierung, Blutungen, Juckreiz)
- jährliche, ggf. 6-monatige klinische Kontrolle
- Empfehlen von UV-Schutzmaßnahmen
- bei unklarer Differentialdiagnose Exzision

Frage: Was versteht man unter der **ABCD-Regel** beim **malignen Melanom**?

Antwort: Die ABCD-Regel soll bei der Abgrenzung des malignen Melanoms gegenüber dem gutartigen melanozytären Naevi helfen. Dabei steht:
- **A** für **A**symmetrie (unregelmäßig)
- **B** für **B**egrenzung (unscharf)
- **C** für **C**olorit (unterschiedliches, variables Farb- und Pigmentmuster)
- **D** für **D**urchmesser (> 5 mm)

Je mehr Kriterien der ABCD-Regel bei einem Tumor vorliegen, desto wahrscheinlicher ist es, dass es sich um ein malignes Melanom handelt.

Frage: Wie **metastasiert** das **maligne Melanom** und was wissen Sie zur **Prognose**?

Antwort: Das maligne Melanom **metastasiert** sowohl **lymphogen** als auch **hämatogen**. Die **Prognose** ist entscheidend vom **Zeitpunkt der Diagnose** (Tumordicke, Größe, Metastasierung), von der **Lokalisation** (ungünstige Lokalisationen sind Rücken, Arme, Nacken, Schulter) und vom **Geschlecht** (Männer haben eine ungünstigere Prognose als Frauen) abhängig. Bei einem In-situ-Melanom zeigt sich nach Exzision meist eine komplette Remission. Ist die Basalmembran durchbrochen, so haben Tumoren, die < als 1 mm sind eine gute Prognose (5 JÜR > 90%) und Tumoren die > 3 mm sind eine schlechte Prognose (5 JÜR < 50%).

Frage: Was wissen Sie zum **Basaliom?**

Antwort: Das Basaliom ist die **häufigste Neoplasie des Alters**. Der Tumor wird als **semimaligne** bezeichnet, da er zwar ein invasives Wachstum, jedoch keine Metastasierung aufweist. Als **Hauptrisikofaktor** gilt eine chronische UV-Exposition, seltener chemische Kanzerogene. **Prädilektionsstellen** sind Gesicht (Nase, Ohr, Wange), seltener der Stamm. **Klinisch** zeigt sich zu Beginn ein meist hautfarbenes, transparentes, glänzendes Knötchen, das sich später in einen zentral eingesunkenen Tumor mit Randwall verwandelt. Die **Therapie** besteht in einer Totalexzision, danach ist eine komplette Remission zu erwarten.

Frage: Wie sieht das **klinische Bild** einer **Psoriasis** aus?

Antwort: Bei der Psoriasis, auch **Schuppenflechte** genannt, findet man scharf begrenzte, entzündlich gerötete Plaques mit einer charakteristisch silbrig glänzender Schuppung. Befallen sind vor allem die Kopfhaut sowie die Streckseiten der großen Gelenke.

Frage: Welche Psoriasisphänomene kennen Sie?

Antwort: Es gibt drei Phänomene der Haut, die typischerweise bei der Psoriasis auftreten:
- das **Kerzenwachsphänomen:** Kratzt man an einem psoriatischen Plaque, so zeigt sich eine lamelläre Schuppung, die wie Kerzenwachs aussieht.
- das **Phänomen des letzten Häutchens:** Bei weiterem Kratzen an einem psoriatischem Plaque bleibt ein dünnes Häutchen an der Basis des Plaques stehen.
- das **Auspitzphänomen:** Bei weiterem Kratzen eröffnet sich der Papillarkörper und es entstehen punktförmige Blutungen.

Kann man diese Psoriasisphänomene auslösen, so ist das nahezu beweisend für das Vorliegen einer Schuppenflechte.

☐ ☐ ☐ ❓ **Frage:** Um welche Hautveränderung handelt es sich bei dem vorliegenden Bild?
☺ 😐 ☹

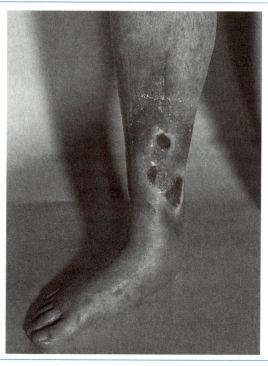

Abb. 13.2: Tiefe Geschwüre am Unterschenkel [8]

Antwort: Das Bild zeigt mehrere **Ulcera cruri** am Unterschenkel. Dabei handelt es sich um tiefe, bis ins Korium reichende Epitheldefekte. Diese Geschwüre finden sich v.a. am Unterschenkel älterer Menschen und heilen sehr schlecht ab. Umgangssprachlich wird es meist als **offenes Bein** bezeichnet.

☐ ☐ ☐ ❓ **Frage:** Was ist die **häufigste Ursache** für das Entstehen eines **Ulcus cruris**?
☺ 😐 ☹

Antwort: Das **Ulcus cruris venosum** als schwerste Form der **chronisch venösen Insuffizienz (CVI)** stellt mit bis zu 80% aller chronischen Ulzerationen die häufigste Ursache dar. In den übrigen Fällen entstehen Ulzerationen aufgrund einer arteriellen oder gemischt arterio-venösen Störung und durch andere seltenere Ursachen.

Als grundlegende Erkrankungen liegen dabei oft ein **postthrombotisches Syndrom**, ein **Krampfadernleiden**, ein **Diabetes mellitus**, eine **arterielle Hypertonie** und **Übergewicht** vor. Bei allen diesen Erkrankungen ist die Durchblutung des Gewebes sowohl im Sinne der Mikrozirkulation wie der Makrozirkulation stark gestört. Dies führt zum einen zur Entstehung eines Ulcus cruris, zum anderen ist es auch der Grund für dessen schlechte Heilungstendenz.

Frage: Wie sieht die **Therapie** des **Ulkus** aus?

Antwort: Die Therapie ist schwierig und meist sehr langwierig. Wichtig ist zunächst eine **Ursachenbeseitigung** (Verbesserung der Durchblutung, bessere Einstellung eines Diabetes sowie Blutdruckes) sowie eine **Reduktion der Risikofaktoren** (Übergewicht, Rauchen). Danach sollte zunächst eine **lokale, nicht operative Therapie** versucht werden. Diese kann z.B. bestehen aus Verbänden mit hydroaktiven Wundauflagen, Druckentlastung, Shave-Therapie, Bewegungstherapie mit Lymphdrainage sowie der Therapie mit der Fliegenmade Lucilia sericata. Führt dies nicht zum Erfolg, so schließt sich die **operative Therapie** an. Bei venöser Insuffizienz kann z.B. die Überbrückung insuffizienter Venenabschnitte zur Druckentlastung im venösen System Erfolg bringen. Bei arteriellen Durchblutungsstörungen kann eine Versorgung mittels Gefäßprothese durchgeführt werden. Wichtig ist auch eine entsprechende **Nachbehandlung und Prävention**. Dies kann durch eine Kompressionstherapie mit Stützstrümpfen und Verbänden erreicht werden.

14 Erkrankungen des Nasenrachenraumes, der Ohren und Augen

14.1 Erkrankungen des Rachens

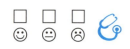

Fallbeispiel: Die 7-jährige Sabine klagt seit 2 Tagen über starke Halsschmerzen und Fieber. Bei der körperlichen Untersuchung zeigen sich deutlich verdickte Halslymphknoten. Der Rachenring ist stark gerötet und die Mandeln zeigen einige weißlich-gelbe punktförmige Beläge. Welche Verdachtsdiagnose stellen Sie und durch welche Erreger wird diese Erkrankung verursacht?

Antwort: Die im Fall beschriebenen Symptome sind typische klinische Zeichen einer **eitrigen Angina tonsillaris**. Die Patienten haben meist Fieber, klagen über starke Halsschmerzen, Schluckbeschwerden und Mundgeruch. Bei der Racheninspektion zeigen sich geschwollene, hochrote Gaumenmandeln mit weiß-gelblichen „Stippchen" oder konfluierenden Belägen. Circa 80% der eitrigen Tonsilliditen sind durch hämolysierende Streptokokken, seltener durch Pneumokokken, Staphylokokken oder Hämophilus influenzae verursacht.

Frage: Welche **Differentialdiagnosen** kommen in Betracht? Nennen Sie mindestens einen Befund, der für die jeweilige Differentialdiagnose spricht!

Antwort: Die wichtigste Differentialdiagnose zur eitrigen Tonsillitis ist die **infektiöse Mononukleose**, die ein ähnliches klinisches Bild zeigt. Auch bei der Mononukleose sind hohes Fieber, geschwollene Halslymphknoten und Halsschmerzen bei vergrößerten, geröteten Mandeln mit Belägen typisch. Die **Diphtherie** ist bei uns zwar sehr selten geworden, wird jedoch ab und an aus osteuropäischen Ländern eingeschleppt. Die Rachendiphtherie geht auch mit einem entzündlich veränderten, weißlich belegten Tonsillarbett, Fieber, Halsschmerzen und geschwollenen regionalen Lymphknoten einher. Weniger häufig treten Formen der **Stomatitis** mit Fieber, schmerzhafter Rachenentzündung, foetidem Mundgeruch und Lymphknotenschwellung auf.

Frage: Welche **Therapie** muss eingeleitet werden? Welche **Komplikation** der Erkrankung kennen Sie, die operativ versorgt werden muss?

Antwort: Die Streptokokken-Angina muss, um schwerwiegende Komplikationen zu vermeiden, umgehend antibiotisch behandelt werden. **Penicillin V** ist dabei das Medikament der Wahl und muss über 10 Tage eingenommen werden. Bei Therapieresistenz kann auf ein Aminopenicillin, penicillinasefestes Penicillin oder Cephalosporin umgestellt werden. Breitet sich die Entzündung auf das peritonsilläre Gewebe aus, kann sich ein **Peritonsillarabszess** entwickelt. Die Tonsille ist dann hochrot und so stark geschwollen, dass sie oft aus dem Tonsillarbett heraustritt. Einseitig verstärkte Schluckbeschwerden und ein Uvulaödem treten meist gleichzeitig auf. Ein Patient mit Peritonsillarabszess muss umgehend zur fachärztlich stationären Behandlung überwiesen werden. Zur Vermeidung weiterer Komplikationen ist oft eine **sofortige Abszessspaltung** nötig.

Frage: Die Mutter eines an **Streptokokkentonsillitis** erkrankten Schülers möchte von Ihnen wissen, wann sie ihr Kind wieder zur Schule schicken kann. Wie beraten Sie die Mutter?

Antwort: Wird mit der antibiotischen Behandlung der eitrigen Tonsillitis umgehend begonnen, so kann das Kind nach ca. 48 Stunden wieder zur Schule gehen, da im Allgemeinen die Infektiosität etwa 24 Stunden nach Beginn der Antibiotikatherapie endet. Der Schüler sollte jedoch fieberfrei und klinisch fit sein und nötigenfalls erneut untersucht werden, bevor er die Schule wieder besucht.

Frage: Bei chronisch rezidivierenden Entzündungen der Gaumenmandeln wird die Tonsillektomie häufig diskutiert. Zählen Sie einige **Indikationen** zur **Tonsillektomie** auf!

Antwort: Die Indikationen zur Tonsillektomie werden nach wie vor kontrovers diskutiert und sollten insbesondere bei Kleinkindern sehr streng gestellt werden. Bei folgenden Symptomen oder Befunden wird im Allgemeinen die Indikation zur Tonsillektomie gestellt:
- **rezidivierende Tonsillitis** mit subjektiven Beschwerden und häufiger Antibiotikatherapie
- Verdacht auf ein **tonsillogenes Herdgeschehen**
- **Sepsis** nach Angina tonsillaris

- **mechanisch behindernde Tonsillenhyperplasie** (kissing tonsils) und dadurch ausgelöstes obstruktives Schlafapnoesyndrom
- Peritonsillarabszess
- Verdacht auf **Malignom**

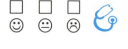

Fallbeispiel: Die Mutter eines Kleinkindes bittet Sie um Rat. Der HNO-Arzt hat zur operativen Entfernung der Rachenmandel (Adenotomie) bei ihrem Kind geraten und die Mutter möchte nun von Ihnen wissen, ob das wirklich nötig ist. Wie beraten Sie die Mutter?

Antwort: Die **Rachenmandel** schützt als teilweise **lymphatisches Organ** den Nasen-Rachen-Raum vor Infektionen. Andererseits können hyperplastische Adenoide auch als **Reservoir für Bakterien und Viren** dienen und so für **rezidivierende Infektionen** im Nasen-Rachen-Raum verantwortlich sein. Deshalb wird die Frage nach der Indikation zur Adenotomie teils kontrovers diskutiert. Je nach Ausmaß der klinischen Symptomatik beim Kind sollte zur Operation geraten werden oder nicht. Im Allgemeinen wird die Indikation zur Operation der Adenoide nach folgenden Kriterien gestellt:

Bei Rachenmandelhyperplasie mit folgenden klinischen Symptomen:
- behinderte Nasenatmung mit Dauerschnupfen und Schnarchen
- Tubenventilationsstörung mit Tubenmittelohrkatarrh, Seromukotympanon und rezidivierender Otitis media
- Sinusitis
- rezidivierende Bronchitis
- Schlafapnoesyndrom
- Zahnstellungsanomalien

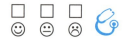

Fallbeispiel: Eine Patientin bittet Sie, die Mundhöhle zu inspizieren, da sie eine sehr schmerzhafte Veränderung an der Wange bemerkt hat. Bei der Inspektion fällt Ihnen eine ca. 3 mm große Ulzeration an der Wangenschleimhaut auf. Wie lautet Ihre Verdachtsdiagnose und was müssen Sie differentialdiagnostisch bedenken?

Antwort: Wenige Millimeter große, schmerzhafte Erosionen oder Ulzerationen der Mundschleimhaut werden auch als **Aphthen** bezeichnet. Deshalb lautet die Verdachtsdiagnose hier: **Stomatitis aphthosa**. Der Allgemeinarzt wird beim Verdacht auf diese Erkrankung den Fall abwartend offen führen und **differentialdiagnostisch** die bakteriell oder mykotisch verursachte Stomatitis mit Ulzeration bedenken. Seltenere Ursachen einer ulzerierenden Stomatitis sind HIV-Infektion, Lues, hämatologische Erkrankungen oder der Morbus Behçet. Bei älteren Patienten, insbesondere bei Rauchern, muss zudem an die Möglichkeit einer malignen Entartung der Mundschleimhaut gedacht werden.

Frage: Wie therapieren Sie bei der Patientin?

Antwort: Bei stark schmerzhaften Aphthen können **lidocainhaltige Mundgels** zur lokalen Schmerzstillung eingesetzt werden. Im Allgemeinen wird mit kamille-, salbei-, myrrhehaltigen oder antiseptischen **Mundspüllösungen** behandelt.

Frage: Wann überweisen Sie einen Patienten mit **Heiserkeit** zum Spezialisten?

Antwort: Dauert die Heiserkeit länger als eine, maximal zwei Wochen an, so muss der Patient zur Laryngoskopie zum Facharzt überwiesen werden. Tritt die Heiserkeit plötzlich und ohne Symptome eines grippalen Infektes auf, so muss bei älteren Patienten und insbesondere bei Rauchern umgehend zum Spezialisten überwiesen werden, um Kehlkopftumore oder Stimmbandlähmungen auszuschließen.

14.2 Erkrankungen der Nase und der Nasennebenhöhlen

Frage: Welche Formen der **Rhinitis** kennen Sie?

Antwort: Die **akute Rhinitis** wird meist durch **Viren** ausgelöst und wird vom Patienten in der Regel selbst mit abschwellenden Nasentropfen und Hausmitteln behandelt. Die **chronische Rhinitis** ist kein eigenständiges Krankheitsbild, sondern vielmehr **Ausdruck bakterieller, allergischer oder immunologischer Erkrankungen** oder Systemerkrankungen. Eine Sonderform stellt die chronische Rhinitis durch **Nasentropfenmissbrauch** dar. Die häufigste Form der Rhinitis ist die **allergische Rhinitis**, die saisonal als allergische Reaktion auf Gräser-, Getreide- oder Baumpollen oder ganzjährig z.B. bei Hausstaubmilbenallergie auftritt.

Frage: Nennen Sie einige **Ursachen** der **chronischen Rhinitis**.

Antwort: Der chronische Schnupfen ist meist Symptom bakterieller, viraler, immunologischer oder allergischer Erkrankungen. Die häufigsten Ursachen des chronischen Schnupfens sind:
- **Sinusitis** maxillaris und frontalis
- **Adenoide** und **Fremdkörper** in der Nase bei Kindern
- **trockene Luft** und Staubbelastung
- **Nebenwirkungen** von Medikamenten und Hormonen

- **Veränderungen der Anatomie** der Nase (Septumdeviation)
- **systemische und immunologische Erkrankungen** (Wegenersche Granulomatose, Tuberkulose, endokrine Störungen, Neoplasien)
- **Allergien** vom Typ III und IV

Fallbeispiel: Eine Patientin berichtet über anhaltenden Schnupfen mit verstopfter Nase. Obwohl sie schon seit fast 5 Wochen Nasenspray verwende, halten die Beschwerden noch immer an. Wie beraten Sie und wie behandeln Sie die Patientin?

✚ Der Missbrauch von Nasentropfen wird auch als **Privinismus** bezeichnet. Der Name stammt von den früher viel verwendeten Privin®-Nasentropf

Antwort: Bei der Patientin ist eine **chronische Rhinitis** durch **Missbrauch von abschwellenden Nasentropfen** eingetreten. Nach längerem, regelmäßigem Gebrauch von abschwellenden Nasentropfen tritt eine Art Gewöhnung bzw. Abhängigkeit ein. Die reaktive Hyperämie der Nasenschleimhaut, die 4–6 Stunden nach Anwendung von Nasentropfen auftritt, führt zur Ödembildung und erneutem Anschwellen der Nasenschleimhaut. Die Betroffenen werden zum wiederholten und vorzeitigen Anwenden des Mittels veranlasst. Die Behandlung der Patienten ist schwierig und besteht in erster Linie im **Absetzen der Nasentropfen**. Das Absetzen wird erleichtert, indem man vorübergehend nur noch ein Nasenloch freitropft, durch das man weiterhin gut Luft bekommt. Ist das nicht getropfte Nasenloch bereits entwöhnt und frei durchgängig, dann kann das zweite Nasenloch entwöhnt werden. Unterstützend kann mit **Inhalationen** und **pflegenden Nasensalben** therapiert werden.

Frage: Welche **Beschwerden** äußern Patient mit **Entzündungen der Nasennebenhöhlen**?

Antwort: Die Patienten mit Nasennebenhöhlenentzündung berichten vor allem über **Kopfschmerzen**, die je nach Ort der Entzündung im Bereich der Kieferhöhlen, im Stirnbereich oder hinter den Augen lokalisiert sein können und sich **beim Bücken** oder beim **Niesen** und **Pressen verstärken**. Über den **Wangen** und der **Stirn** sind die betroffenen Patienten oft **klopfempfindlich**, die **Nase** ist meist **verstopft** und fördert eitriges Sekret. Zudem berichten die Patienten mitunter über **allgemeines Krankheitsgefühl, Abgeschlagenheit** und **Fieber**.

Frage: Welche **gefährlichen Verläufe** oder **Komplikationen** muss der Hausarzt bei der Behandlung eines Patienten mit **Sinusitis** bedenken?

Antwort: Eine nicht oder nicht ausreichend behandelte Sinusitis kann im Verlauf **chronifizieren** oder lokal fortschreiten und zur **Osteomyelitis** von Oberkiefer oder Stirnbein bzw. zum **Durchbruch** in die Orbita oder ins Schädelinnere führen und dort zu entsprechenden Komplikationen führen.

Frage: Was schlagen Sie für die **Therapie** einer **akuten Sinusitis** vor?

Antwort: Die Verabreichung **abschwellender Nasentropfen** erleichtert den Sekretabfluss aus den Nebenhöhlen, ebenso wie **Inhalationen** von Kamillendampf oder Solelösungen. **Rotlichtbestrahlungen** unterstützen und beschleunigen die Abheilung der Entzündung. Zur **Sekretolyse** muss die Trinkmenge erhöht werden und kann medikamentös z.B. mit Acetylcystein oder pflanzlichen und homöopathischen Präparaten behandelt werden. Zur **Schmerzbekämpfung** und entzündungshemmenden Therapie werden NSAR, wie ASS oder Ibuprofen, verordnet. Bei anhaltenden oder zunehmenden Beschwerden und bei Fieber muss der Einsatz von **Antibiotika** erwogen werden. Dabei sollte möglichst nach Antibiogramm, beispielsweise mit Breitspektrumpenicillin, Cephalosporinen, Makrolidantibiotika oder bei Therapieresistenz mit Gyrasehemmern behandelt werden. Selten müssen die Nebenhöhlen vom Facharzt **punktiert** und **gespült** werden.

Frage: Ein Patient berichtet über gehäuft auftretendes **Nasenbluten**. Welche möglichen **Ursachen** müssen Sie abklären?

Antwort: Die Ursache können **lokale Veränderungen** an der Nasenschleimhaut sein. Ein **Trauma**, Belastung durch **trockene Luft** oder Staubexposition können anamnestisch leicht eruiert werden, **Tumoren** oder **Fremdkörper** müssen durch Inspektion der Nasenhaupthöhle ausgeschlossen werden. Neben den lokalen Veränderungen können auch **systemische Erkrankungen** Nasenbluten auslösen. Die häufigsten Ursachen sind ein zu **hoher Blutdruck** und **Blutgerinnungsstörungen** bei hämorrhagischer Diathese oder durch gerinnungshemmende Medikamente.

Frage: Wie soll sich ein Patient mit Nasenbluten verhalten, um das Nasenbluten zu stillen?

Antwort: Nasenbluten kann in den meisten Fällen vom Patienten selbst gestillt werden, eine ärztliche Behandlung ist nur in Ausnahmefällen nötig. Der Patient wird zunächst beruhigt und dazu instruiert, wie er das Nasenbluten richtig stillt. Dazu soll er **aufrecht sitzen** und **Oberkörper** und **Kopf** leicht **nach vorne gebeugt** halten. Gleichzeitig **drückt** der

Patient mit Daumen und Zeigefinger einer Hand die **beiden Nasenflügel gegen die Nasenscheidewand** und übt so Druck auf den Kiesselbachschen Lokus aus, von dem die Blutung in den allermeisten Fällen ausgeht. Dabei hat sich bewährt, den **Nacken** gleichzeitig mit **Eiskompressen** zu kühlen.

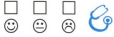

> **Fallbeispiel:** Sie werden im Nachtdienst ins Altenheim gerufen, da ein Patient schon seit fast 20 Minuten aus der Nase blutet. Trotz Erstmaßnahmen der Schwester mit Druck auf die Nasenscheidewand und Kältekompressen im Nacken lässt sich die Blutung nicht stillen. Der Blutdruck des Patienten ist normal. Was tun Sie, um die Blutung zu stillen?

Antwort: Falls die Erstmaßnahmen bei Nasenbluten nicht greifen, muss die **Nase tamponiert** werden. Dies ist auch im Nachtdienst und ambulant im Altenheim gut möglich. Gegebenenfalls kann die Tamponade auch mit **Hämostatika** oder mit einem **Vasokonstringens** (z.B. Privin®-Tropfen) versetzt werden. Ist die Blutung auch so nicht zu stillen, so muss der Patient in fachärztliche, ggf. stationäre Behandlung überwiesen werden. Der Spezialist kann meist durch gezielte **Verätzung** oder **Thermokauterisation** am Kiesselbachschen Lokus die Blutung stillen. Eine operative Blutstillung durch Gefäßunterbindung ist in den seltensten Fällen nötig.

14.3 Erkrankungen der Ohren

> **Fallbeispiel:** Ein 25-jähriger Patient sucht Sie in der Sprechstunde auf, da er seit ein paar Tagen, nachdem er beim Schwimmen war, im rechten Ohr einen Druck verspürt und nicht mehr so gut hört. Welche Ursache vermuten Sie für die beschriebenen Beschwerden und woran müssen sie differentialdiagnostisch denken?

Antwort: Der häufigste Grund für plötzlich auftretende Hörminderung und Druckgefühl im Ohr ist die **Verstopfung des äußeren Gehörgangs** mit einem **Zerumenpfropf**. Durch Reinigungsversuche des Gehörgangs mit Wattestäbchen wird von den Patienten das Ohrschmalz oft weiter in den Gehörgang geschoben und zusammengedrängt. Beim Baden oder Duschen quillt der Schmalzpfropf dann auf und verschließt so den Gehörgang vollständig. Durch Inspektion des Gehörganges lässt sich die Diagnose leicht stellen. Ist der äußere Gehörgang unauffällig, so müssen andere Ursachen bedacht werden. Ein **Hörsturz** beispielsweise kann mit ähnlichen Symptomen einhergehen, ist aber meist von Tinnitus oder Schwindel begleitet. **Tubenventilationsstörungen** mit Mittelohrkatarrh oder **Mittelohrentzündungen** können von Schallleitungsschwerhörigkeit und Druckgefühl im Ohr begleitet sein. Seltene Ursachen wie **Verletzungen** oder **Barotrauma** können anamnestisch ausgeschlossen werden.

> **Frage:** Wie helfen Sie einem Patienten mit **Cerumen obturans?**

Antwort: Verstopfende Zerumenpfropfen können durch **Ohrspülung** leicht entfernt werden. In den Allgemeinarztpraxen werden spezielle Ohrspülspritzen, mit kurzem Gummischlauch präparierte Einmalspritzen oder umfunktionierte Mundduschen zur Ohrspülung verwendet. Dabei wird mit dosiertem Wasserstrahl und körperwarm temperiertem Wasser vorsichtig gespült, bis sich der Zeruminalpfropf aus dem Gehörgang löst. Am **Tag vor dem Spülen** können **glycerinhaltige Ohrentropfen** oder etwas **Olivenöl** in den Gehörgang getropft werden, damit sich der Ohrpfropf leichter lösen lässt. Von Manipulationen mit Wattestäbchen am äußeren Gehörgang muss dem Patienten abgeraten werden.

✚ Das Spülwasser muss beim Ohrenspülen körperwarm temperiert sein, da zu kaltes oder zu warmes Wasser die Bogengänge reizt und Schwindel auslöst.

> **Frage:** Welche **Gefahren** birgt das **Spülen der Ohren** und wann ist die Ohrspülung kontraindiziert?

Antwort: Durch das Spülen der Ohren können Reizungen des Gehörgangs auftreten und **Gehörgangsentzündungen** ausgelöst werden. Bei zu festem Wasserstrahl besteht zudem die Gefahr, das **Trommelfell** beim Spülen zu **perforieren**. Als absolute **Kontraindikation** für die Ohrspülung gilt eine **bekannte Trommelfellverletzung** oder **bestehende Perforation**.

> **Fallbeispiel:** Ein Patient klagt über Druck und leichte, ziehende Schmerzen am rechten Ohr. Beim Sprechen verspürt er ein Knacken im Ohr und er hört insgesamt etwas schlechter. Vor einer Woche war er bei Ihnen wegen eines grippalen Infekts in Behandlung. Die Otoskopie zeigt ein mattes, leicht eingezogenes Trommelfell mit durchscheinenden Blasen. Welche Verdachtsdiagnose stellen Sie?

Antwort: Druck und Völlegefühl in Folge eines Infektes der oberen Luftwege, die zusammen mit einem Ohrgeräusch oder Knacken im Ohr auftreten, sind Zeichen eines **Tubenmittelohrkatarrhs**. Im Spiegelbefund zeigt sich das Trommelfell matt, retrahiert und mit durchscheinendem Flüssigkeitsspiegel oder Blasen als Ausdruck eines Ergusses im Mittelohr. Durch den Erguss besteht meist eine Schallleitungsschwerhörigkeit.

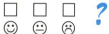

✚ Beim „Politzern" wird ein Gummiballon mit aufgesetzter, durchbohrter Metallolive dicht an ein Nasenloch angesetzt und das andere Nasenloch zugehalten. Während der Patient einen K-Laut (z.B.: Kuckuck) sagt, drückt der Arzt kräftig den Ball, wodurch die Luft durch die Tube bis ins Mittelohr einströmt.

Frage: Wie wird die Erkrankung behandelt?

Antwort: Zur Normalisierung der Tubenbelüftung werden **abschwellende Nasentropfen** verordnet. Zusätzlich können vor allem bei Kindern **homöopathische Präparate** verordnet werden. **Tubendurchblasung** mit dem Politzerball, **Soleinhalationen** oder **Wärmebestrahlungen** helfen die Tubenbelüftung zu regulieren. Bei Kindern neigt die Erkrankung zu chronifizieren, sodass unter Umständen eine **Parazentese** des Trommelfells mit Einlage eines **Paukenröhrchens** oder die Sanierung des Nasenrachenraums durch **Adenotomie** nötig werden kann.

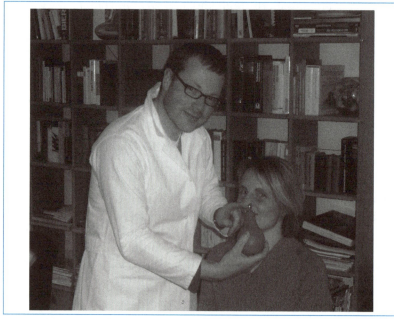

Abb. 14.1: Politzer-Verfahren

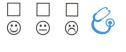

Fallbeispiel: Der HNO-Arzt hat einem 6-jährigen Jungen wegen eines Schnupfens mit Tubenventilationsstörung ein abschwellendes Nasenspray verordnet. Die Mutter ist beunruhigt, weil sie gehört hat, dass der Einsatz von Nasensprays schädlich sein kann. Was raten Sie der Mutter?

Antwort: Tatsächlich können bei längerem, unkontrolliertem Einsatz von abschwellenden Nasensprays Schäden und topische Störungen an der Nasenschleimhaut auftreten. Werden diese Medikamente aber gezielt und nicht länger als 7–10 Tage verwendet, so überwiegen die positiven gegenüber den negativen Auswirkungen. Sie können die Mutter deshalb beruhigen und zu einem kontrollierten Einsatz des Nasensprays auffordern.

14.3 Erkrankungen der Ohren

Frage: Nennen Sie **Symptome** einer **akuten Mittelohrentzündung!**

Antwort: Patienten mit akuter Mittelohrentzündung berichten über stechende, teils pochende **Schmerzen**, verbunden mit einer **Schallleitungsschwerhörigkeit** oder **Ohrgeräuschen** im betroffenen Ohr. Oft tritt die Otitis media während oder nach einem akuten Infekt der oberen Luftwege oder einem Virusinfekt, wie Influenza oder Masern, auf. Das Allgemeinbefinden der erkrankten Patienten ist in der Regel reduziert, **Fieber** und **Kopfschmerzen** begleiten die Erkrankung. Bei Säuglingen und Kleinkindern sind die Symptome der Otitis media meist nicht so offensichtlich. In dieser Altersgruppe stehen **hohes Fieber**, **Unruhe** mit unklarem Schreien, „Ohrzwang" mit **ständigem Greifen nach dem erkrankten Ohr** oder gar eine gastrointestinale Symptomatik mit Bauchschmerzen im Vordergrund. Deshalb muss bei Kindern mit diesen Symptomen stets eine Ganzkörperuntersuchung, einschließlich Otoskopie durchgeführt werden.

Frage: Beschreiben Sie die **Trommelfellbefunde**, die Sie im Verlauf einer Mittelohrentzündung beobachten können!

Antwort: Die erste Veränderung am Trommelfell bei akuter Otitis media zeigt sich durch **vermehrte Gefäßinjektion am Hammergriff**, die im Verlauf zunimmt und sich auf das gesamte Trommelfell ausbreitet. Bei fortschreitendem Infekt zeigt sich das Trommelfell **diffus gerötet** und beginnt sich **vorzuwölben**. Die Vorwölbung nimmt zu und das **Trommelfell** kann letztlich **spontan perforieren**. Das ablaufende, eitrige Sekret kann dann im Gehörgang inspiziert werden.

Frage: Welche gefährlichen Verläufe muss der Hausarzt bei der Behandlung der akuten Mittelohrentzündung bedenken?

Antwort: Ernsthafte **Komplikationen der Otitis media** sind heutzutage zwar seltener geworden, folgende gefährliche Verläufe müssen jedoch bei der Erkrankung bedacht werden:
- Mitbeteiligung und Entzündung des Mastoids
- chronische Otitis media mit chronischer Schleimhauteiterung und zentralem Trommelfelldefekt oder mit chronischer Knocheneiterung und Cholesteatom
- Infektionen des Innenohrs (Labyrinthitis) mit bleibender Schwerhörigkeit
- otogene Meningitis
- otogene Hirnabszesse, Sinusthrombosen und Sepsis

Frage: Was wissen Sie über die **Therapie** der Otitis media?

Antwort: Neben **analgetischer** und **fiebersenkender** Therapie werden **abschwellende Nasentropfen** zur Verbesserung der Tubenventilation verordnet. Die Indikation zur Gabe von **Antibiotika** wird nach wie vor **kontrovers** diskutiert. Sicherlich muss nicht jede Mittelohrentzündung mit Antibiotika behandelt werden. Da in der Mehrzahl der Fälle **Viruserkrankungen** zugrunde liegen, ist eine Antibiotikatherapie zunächst nicht immer sinnvoll. Kommt es jedoch zur **bakteriellen Superinfektion** und einer bakteriell-eitrigen Vorwölbung des Trommelfells, so wird die Erkrankung **antibiotikapflichtig**. Dabei kommen Breitspektrumpenicilline, Cephalosporine oder Makrolidantibiotika zum Einsatz. Bei Patienten mit guter Abwehrlage und gutem Allgemeinzustand kann durchaus nur symptomatisch oder unterstützend mit Naturheilverfahren behandelt werden, allerdings muss der Hausarzt den Patienten engmaschig überwachen und umso mehr auf der Hut vor gefährlichen Komplikationen sein.

Fallbeispiel: Eine Mutter will wissen, warum Sie ihrem Sohn mit Mittelohrentzündung keine Ohrentropfen verordnen. Wie beraten Sie die Mutter?

Antwort: Ohrentropfen beinhalten meist Kombinationen aus Lokalanästhetika, Kortikoiden und/oder antibiotisch wirksamen Substanzen. Ihr Einsatz ist bei der Mittelohrentzündung nicht sinnvoll, da sie das Mittelohr nicht erreichen und so unwirksam bleiben. Bei Entzündungen des äußeren Gehörgangs ist der Einsatz von Ohrentropfen sinnvoll, da bei dieser Erkrankung Lokalanästhetika zur Schmerzlinderung und Kortikoide zur Entzündungshemmung und Abschwellung eingesetzt werden müssen.

14.4 Erkrankungen am Auge

Frage: In die Allgemeinpraxis kommen regelmäßig häufig Patienten mit dem Beratungsproblem **rotes Auge**. Welches sind die **häufigsten Ursachen**?

Antwort: Die häufigste Ursache eines roten Auges ist die **infektiöse**, viral oder bakteriell ausgelöste, oder die **nicht infektiöse**, mechanisch, chemisch oder allergisch bedingte, **Konjunktivitis**. Seltener kommen die **Entzündung von Hornhaut** (Keratitis) oder der **Iris** (Iridozyklitis) als Grund für ein gerötetes Auge vor. Verbunden mit starken Schmerzen und Allgemeinsymptomen kann das rote Auge Zeichen eines **akuten**

Glaukomanfalls sein. Eine lackartige, scharf abgegrenzte, flächige Rötung der Bindehaut ist Ausdruck einer **harmlosen**, durch Niesen, Husten, Pressen oder Trauma ausgelösten **Unterblutung** und wird als **Hyposphagma** bezeichnet.

> **Frage:** In einer Familie sind zwei Kinder an einer **bakteriell-eitrigen Konjunktivitis** erkrankt. Wie beraten Sie die Familie bezüglich Ansteckungsgefahr und hygienischer Maßnahmen?

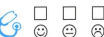

Antwort: Die bakterielle Konjunktivitis ist **ansteckend** und kann zum Beispiel durch Körperkontakt übertragen werden. Deshalb sollten in der Familie **hygienische Maßnahmen** zur Vermeidung einer Ansteckung ergriffen werden. Dazu gehört das **Verwenden eigener Handtücher** und **Waschlappen** oder von **Papiertaschentüchern** und **häufigeres Händewaschen.** Inniger Körperkontakt sollte vorübergehend vermieden werden. Gegebenenfalls muss eine Befreiung der Kinder von Gemeinschaftseinrichtungen oder Schule erwogen werden.

> **Fallbeispiel:** Ein älterer Patient kommt wegen einer stark schmerzhaft entzündlichen Schwellung im Wimpernbereich des Unterlids am rechten Auge in die Sprechstunde. Bei der Inspektion zeigt sich ein zentraler gelblicher Eiterhof. Welche Erkrankung vermuten Sie und wie therapieren Sie?

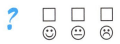

Antwort: Eine akute eitrig-bakterielle Infektion der Drüsen des Augenlids äußert sich durch die im Fall beschriebenen Symptome und wird als **Gerstenkorn** oder **Hordeolum** bezeichnet. Therapiert wird mit **desinfizierenden** oder **antibiotischen Augensalben** und ggf. bei eitriger Einschmelzung mit Entlastung durch **Stichinzision.**

> **Frage:** Ein Patient berichtet über **Schleier-** und **Schattensehen**. An welche harmlosen und gefährlichen Erkrankungen müssen Sie denken?

Antwort: Schattensehen, das sich mit den Augenbewegungen verändert und nachschwingt, wird durch **Glaskörpertrübungen** verursacht. Diese Beeinträchtigungen sind harmlos und verschwinden meist spontan. Schatten- und Schleiersehen in Verbindung mit Lichtreizerscheinungen (Rußregen) sind jedoch meist Ausdruck eines **Netzhautrisses** oder einer beginnenden **Netzhautablösung**. Diese Patienten müssen umgehend in fachärztliche Betreuung zur operativen Versorgung überwiesen werden.

Frage: Bei welchen **Allgemeinerkrankungen** muss der Allgemeinarzt mit einer **Augenbeteiligung** rechnen?

Antwort: Die häufigsten durch Allgemeinerkrankungen verursachten Augenveränderungen, die in der Hausarztpraxis gesehen werden, sind die **diabetische** und die **hypertensive Retinopathie**. Darüber hinaus kommen bei folgenden Allgemeinerkrankungen gehäuft Augenbeteiligungen vor:
- **Gefäßerkrankungen:** z.B. Arteriosklerose
- **Stoffwechselerkrankungen:** z.B. Fettstoffwechselstörungen, endokrine Störungen und Morbus Wilson
- **Neurologische Erkrankungen:** z.B. multiple Sklerose, Myasthenia gravis
- **Rheumatische Krankheitsbilder:** z.B. Arteriitis temporalis, chronische Polyarthritis und Reiter-Syndrom
- **Blutkrankheiten:** z.B. Leukämie, Morbus Hodgkin und hämorrhagische Diathesen
- **Infektionskrankheiten:** z.B. Masern, Influenza, Tuberkulose, HIV-Infektion

15 Neurologische und psychiatrische Erkrankungen

15.1 Schwindel

Frage: Je nachdem, ob der Patient dem beklagten Schwindel eine Richtungskomponente zuordnen kann oder nicht, werden grob zwei Arten von Schwindel unterschieden. Nennen Sie diese **Schwindeltypen** und die von den Patienten dabei beschriebenen **Beschwerden!**

Antwort: Schwindel mit einer vom Patienten angegebenen Richtungskomponente bezeichnet man als **systematischen Schwindel**, dessen Ursache meist vestibulären Ursprungs ist. Der Patient gibt dabei Schwankschwindel, Drehgefühl, Liftgefühl oder einseitige Fallneigung an. Beim **unsystematischen Schwindel** sind verschiedenste Ursachen möglich, der Patient gibt keine Richtungskomponente an und klagt über Unsicherheit, Benommenheit oder Taumelgefühl.

Frage: Nennen Sie mindestens 4 medizinische Fachgebiete, in deren Bereich sich die Ärzte mit Schwindel beschäftigen und nennen Sie jeweils einige **Beispiele für Schwindelursachen** aus dem jeweiligen Fachgebiet!

Antwort: Schwindel ist eine der häufigsten Beratungsursachen in der Allgemeinpraxis und die Differentialdiagnose ist meist komplex und sehr schwierig. Trotz enger Zusammenarbeit mit den verschiedenen Spezialisten gelingt eine eindeutige Zuordnung und exakte Abgrenzung der Schwindelursache oft nicht. Die kooperierenden Fachgebiete und Beispiele für Schwindelursachen aus dem jeweiligen Fachgebiet sind:

internistisch-kardiologisches Fachgebiet	Hypertonie, Hypotonie, vermindertes Herzzeitvolumen bei Rhythmusstörungen, Herzinsuffizienz, Vitium oder koronare Herzkrankheit
otologisches Fachgebiet	Neuritis vestibularis, benigner-paroxysmaler Lagerungsschwindel, Morbus Menière
Neurologie, Psychiatrie	Hirnstamm- oder Kleinhirnschäden z.B. nach Schlaganfall, Akustikusneurinom, Multiple Sklerose, epileptische Anfälle, psychischer Schwindel

Augenheilkunde	Augenmuskelstörungen, Refraktionsanomalien, fehlende Fusion z.B. bei Müdigkeit oder beim Schielen
Orthopädie	pseudoradikuläres HWS-Syndrom, Blockierungen von Kopfgelenk und HWS

Tab. 15.1: Häufige Differentialdiagnose des Schwindels

15.2 Kopfschmerz

Frage: Welche Formen von **primären Kopfschmerzen** kennen Sie?

Antwort: Zu den primären Kopfschmerzformen gehören die **klassische Migräne**, der **Spannungskopfschmerz, Mischbilder** dieser beiden Kopfschmerzformen und der Cluster- oder **Bing-Horton-Kopfschmerz.**

Frage: Kopfschmerzen haben häufig **extrazerebrale Ursachen**. Nennen Sie mindesten 5 davon!

Antwort: Zervikalsyndrome oder **Distorsionen der Halswirbelsäule** mit pseudoradikulär ausstrahlenden Schmerzen zählen zu den häufigsten extrazerebralen Verursachern von Kopfschmerzen. Ebenso kommen **infektbedingte Kopfschmerzen** z.B. bei Sinusitis oder bei Virusinfekten häufig vor. Daneben spielen auch die durch **Hyper-** oder **Hypotonie** bedingten, im Rahmen von **Augen-** oder **Zahnerkrankungen** und, durch **Neuralgien** ausgelöste Kopfschmerzen eine nicht unerhebliche Rolle.

Frage: Es ist bekannt, dass eine Reihe von Medikamenten Kopfschmerzen verursachen können. Zählen Sie bitte einige dieser Medikamente auf!

Antwort: Paradoxerweise werden durch **Analgetika** oder durch **nichtsteroidale Antirheumatika** häufig Kopfschmerzen ausgelöst. Bekannt ist auch, dass durch die Verabreichung von **Nitraten** kaum beeinflussbare Kopfschmerzen auftreten können. Daneben können seltener auch folgende Medikamente Kopfschmerzen verursachen:
- Hormone wie Östrogene und Gestagene
- Antiarrhythmika, Kalzium-Antagonisten und Herzglykoside
- Benzodiazepine, Barbiturate und Muskelrelaxantien
- Glukokortikoide, Lipidsenker, Diuretika, Theophyllin und manche Antibiotika

Frage: Wann überweisen Sie Patienten mit Kopfschmerzen zum Spezialisten?

Antwort: Treten bei älteren Patienten erstmalig ungewohnte Kopfschmerzen auf, bestehen neu aufgetretene Dauerkopfschmerzen oder nehmen die Kopfschmerzen beständig an Intensität zu, so sollten die Patienten einem Neurologen zugewiesen werden. Auch wenn von den Patienten Begleitsymptome, psychische Veränderungen oder begleitende neurologische Ausfälle beschrieben werden, muss weiter überwiesen werden. Schlagartig auftretende, heftige Kopfschmerzen müssen zum Ausschluss einer Subarachnoidalblutung umgehend weiter vom Spezialisten abgeklärt werden.

Fallbeispiel: Eine 28-jährige Frau sucht Sie in der Sprechstunde wegen seit einigen Stunden bestehender heftiger, streng halbseitiger Kopfschmerzen auf. Sie berichtet, dass sie ihr Mann gebracht habe, weil sie wegen starker Übelkeit nicht selbst fahren konnte. Sie ertrage das Tageslicht kaum und sei sehr geräuschempfindlich. Zu Beginn der Schmerzen habe Sie ein starkes Flimmern vor den Augen gehabt. Welche Erkrankung vermuten Sie bei der Patientin, welche gefährlichen Differentialdiagnosen dieser Erkrankung müssen Sie bedenken und wie gehen Sie therapeutisch vor?

Antwort: Die geschilderten Kopfschmerzen, verbunden mit vegetativen Begleiterscheinungen treten typischerweise bei der **Migräne** auf. Gefährliche Erkrankungen, die es **differentialdiagnostisch** zu bedenken gilt, sind die **akute Subarachnoidalblutung** oder die **Arteriitis temporalis** und deren Folgen. Behandelt wird die Migräneattacke mit **Antiemetika** und **Analgetika**. Klassischerweise werden 20 mg Metoclopramid oder Domperidon zusammen mit 1000 mg Acetylsalicylsäure verabreicht, alternativ kann auch Paracetamol oder Ibuprofen gegeben werden. Bei schweren Attacken sind Schmerzmittel wie Diclofenac oder Metamizol wirksam. Alternativ können auch Ergotaminpräparate oder Sumatriptan Anwendung finden. Bei gehäuften Migräneattacken kann eine **Migräneprophylaxe** mit Betablockern oder Pizotifen erwogen werden. Jedoch haben auch alternative Methoden, zum Beispiel die **Akupunktur** hier ihren Stellenwert.

15.3 Chronische Schmerzen und Schmerztherapie

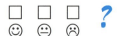

Frage: Auf welche Art und Weise kann der Arzt die **Intensität** der vom Patienten angegebenen **Schmerzen** einschätzen?

✚ Bei der Verwendung der Schmerz-Analogskala trägt der Patient auf der „smilie"-Skala den momentan empfundenen Schmerz ein, der Arzt kann analog dazu den numerischen Wert ablesen.

Antwort: Der Hausarzt kann die Intensität von Schmerzen einerseits durch die Schilderung und Beschreibung des Schmerzes seitens des Patienten, durch seine eigene klinische Einschätzung und durch die Erfassung von Erfolg oder Misserfolg der bisherigen Schmerztherapie einschätzen. Eine **visuelle Schmerz-Analogskala** hilft dem Arzt dabei, die subjektiv vom Patienten empfundenen Schmerzen in einer numerischen Skala zu erfassen. So kann die Intensität von Schmerzen besser verglichen und der Schmerzverlauf besser beurteilt werden.

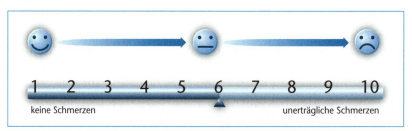

Abb. 15.1: Visuelle und numerische Schmerz-Analogskala

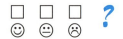

Frage: Nennen Sie bitte mindestens 4 **Faktoren**, welche die **Schmerzintensität** bei Patienten mit chronischen Schmerzen **beeinflussen** können!

Antwort: Die vom Patienten verspürten Schmerzen sind nicht allein Ausdruck der körperlichen Empfindung selbst, sondern spiegeln auch die seelische Reaktion auf das Empfundene wider. Gerade bei chronisch schmerzkranken Patienten können folgende Faktoren und Symptome die Schmerzintensität beeinflussen:
- Depression, Angst und Sorgen
- Traurigkeit, Introvertiertheit, Isolation
- soziale Abhängigkeit
- Schlaflosigkeit
- fehlende Zuwendung und mangelndes Verständnis

15.3 Chronische Schmerzen und Schmerztherapie

Frage: Welche **Grundregeln** müssen Sie als Hausarzt bei der Behandlung von Patienten mit **chronischen Schmerzen** beachten?

Antwort: Zunächst muss der Hausarzt, meist in Zusammenarbeit mit den Spezialisten, die **Schmerzursache** genau abklären. Ist eine kausale Therapie der Schmerzen nicht möglich, kann je nach gefundener Ursache ein spezieller Behandlungsplan mit **Analgetika** und entsprechender **Begleitmedikation** entwickelt werden. Die Schmerzmedikamente werden individuell dosiert und je nach Schmerzintensität kontrolliert angepasst. Der Arzt informiert seinen Patienten über mögliche Nebenwirkungen der Schmerzmittel und versucht deren Entstehung entgegenzuwirken. Patienten mit chronischen Schmerzen sollen ihre Schmerzmittel regelmäßig, nach einem festen Zeitschema und nach dem Prinzip der Antizipation einnehmen. Damit die Schmerztherapie zum Erfolg führt, darf das ausgewählte Analgetikum nicht zu schwach sein und die Schmerzintensität vom Arzt nicht unterschätzt werden. **Opioidhaltige Schmerzmittel** finden deshalb in der modernen Schmerztherapie zunehmend auch bei starken chronischen Schmerzen nicht maligner Genese ihren Einsatz. Die Angst vieler Ärzte vor der Suchterzeugung durch Opiate ist meist unbegründet, da der Schmerzpatient weniger ein Verlangen nach psychischen Effekten als nach Schmerzlinderung verspürt. Allerdings gilt zu beachten, dass bei manchen Schmerzformen, wie z.B. beim neuropathischen Schmerz, nicht opioidhaltige Schmerzmittel oder Substanzen aus der Gruppe der Begleitmedikation genauso gut wirken wie Opiate, aber wegen geringerer Nebenwirkungen den Opiaten überlegen sein können.

Ziel einer **modernen Schmerztherapie** ist eine rasche Schmerzlinderung zu Beginn der Behandlung. Im weiteren Verlauf wird die Menge der Analgetika der verbleibenden Schmerzintensität angepasst, bis der Patient ausreichende Schmerzlinderung erfährt.

✚ Das Prinzip der Antizipation besagt, dass die zeitlichen Dosierungsintervalle von Schmerzmitteln kürzer sein müssen als die Dauer ihrer schmerzstillenden Wirkung. So ist eine dauerhafte Schmerzfreiheit gewährleistet und ein Auslöschen der Schmerzerinnerung möglich. Denn die Erinnerung an den im Schmerzgedächtnis gespeicherten Schmerz ist meist heftiger als der akute Schmerz selbst.

Frage: Skizzieren Sie kurz das **WHO-Stufenschema** der **medikamentösen Schmerztherapie** und geben Sie Beispiele zu Medikamenten der jeweiligen Behandlungsstufe!

Antwort: Das Stufenschema der WHO zur Therapie chronischer Schmerzen stellt eine Orientierungshilfe zur Planung einer Schmerztherapie dar. Letztlich muss aber die Schmerztherapie für jeden Patienten individuell angepasst werden und es können dabei auch Stufen übersprungen werden. Begleitmedikation, nichtmedikamentöse Intervention oder begleitende supportive Therapien erlauben mitunter eine Dosisreduktion oder ein Zurückschreiten im Stufenplan.

WHO-Stufenplan der Therapie chronischer Schmerzen		
Stufe 1	nicht-opioidhaltige Analgetika	Paracetamol, Acetylsalicylsäure, Ibuprofen, Diclofenac, Metamizol, Flupirtin, COX-2-Hemmer
Stufe 2	nicht-opioidhaltige und schwache, opioidhaltige Analgetika	Tramadol, Tillidin/Naloxon, Codein, Dihydrocodein
Stufe 3	nicht-opioidhaltige und starke, opioidhaltige Analgetika	Morphinhydrochlorid, Morphinsulfat, Oxycodon, Hydromorphon, Buprenorphin, Fentanyl

Tab. 15.2: WHO-Stufenplan der Therapie chronischer Schmerzen

Frage: Welche Medikamentengruppen werden als **Komedikation** in der **Schmerztherapie** eingesetzt?

Antwort: Häufig werden zusammen mit Opiaten **Antiemetika** und **Laxantien** eingesetzt, um die Opiatnebenwirkungen zu mildern. **Antidepressiva** und **Antikonvulsiva** sind als Begleitmedikamente beim **neuropathischen Schmerz** indiziert. Zur Linderung von **Knochenschmerzen**, z.B. bei Knochenmetastasen oder bei Osteoporose werden Medikamente wie **Calcitonin** oder **Bisphosphonate** zur Regulation des Kalziumstoffwechsels unterstützend eingesetzt.

Frage: Nennen Sie einige gängige **supportive Schmerztherapieformen** neben der medikamentösen Schmerztherapie!

Antwort: Neben einer medikamentösen Schmerztherapie können folgende supportive Therapieansätze das Behandlungskonzept bei chronischen Schmerzen ergänzen:
- therapeutische Lokalanästhesie und Nervenblockaden
- physikalische Therapie mit Krankengymnastik, Bewegungstherapie, Massage, Wärme-, Kälte- oder Elektrobehandlung
- Akupunktur
- Chirotherapie
- psychologische oder verhaltenstherapeutische Therapie

15.4 Müdigkeit

Frage: Welche **abwendbar gefährlichen Verläufe** können hinter dem Beratungsergebnis **Müdigkeit** stecken?

Antwort: Müdigkeit kann Ausdruck von körperlichen und seelischen oder daraus kombinierter Störungen sein. Die genaue Ursache lässt sich oft nicht ergründen, der Arzt muss aber stets schwere, körperliche Erkrankungen, wie **Anämie, Schilddrüsenfunktionsstörungen** oder **Tumorleiden** als abwendbar gefährliche Verläufe bedenken. Genauso können behandlungsbedürftige **psychische Erkrankungen**, wie z.B. Depression und Angststörung, gefährliche Verläufe des Beratungsergebnisses Müdigkeit darstellen.

> **Frage:** Müdigkeit ist in der Allgemeinpraxis häufig Beratungsursache bzw. Beratungsergebnis. Beschreiben Sie kurz eine sinnvolle hausärztliche **Diagnostik!**

Antwort: Eine **ausführliche Anamnese**, die neben den somatischen Beschwerden auch die seelische Situation beleuchten soll, bildet die Grundlage der Diagnostik. Bei anamnestischen Auffälligkeiten kann gezielt **körperlich untersucht** werden, in den übrigen Fällen wird ein Ganzkörperstatus erhoben. Abhängig von Auffälligkeiten in der Anamnese und bei der körperlichen Untersuchung werden **Laboruntersuchungen** durchgeführt. Das Laborscreening sollte immer ein Blutbild, die Blutsenkung, den Serumblutzucker, µGT- und TSH-Wert beinhalten.

15.5 Bakterielle Meningitis

> **Frage:** Fälle von **bakterieller Meningitis** sind in der Allgemeinpraxis nicht regelmäßig häufig. Trotzdem muss der Allgemeinarzt bei jedem unklaren Fieber eine Meningitis als abwendbar gefährlichen Verlauf bedenken. Nennen Sie die **klinischen Zeichen** einer bakteriellen Meningitis!

Antwort: Heftiger **Kopfschmerz, Klopfschmerzhaftigkeit der Wirbelsäule** und die **Nackensteifigkeit** sind typische klinische Kennzeichen der bakteriellen Meningitis. Gerade bei Kindern oder bei älteren Menschen können diese Zeichen aber auch schwach ausgeprägt sein oder gar fehlen. **Hohes Fieber, Inappetenz, Erbrechen, Lichtscheu** und **Geräuschempfindlichkeit** oder vorangegangene bakterielle Atemwegsinfektionen können auf eine Meningitis hinweisen. **Kleinkinder** zeigen oft nur eine allgemeine Verschlechterung ihres Zustands mit **Trinkschwäche, starker Berührungsempfindlichkeit** und **zunehmender Eintrübung**. Bei der klinischen Untersuchung können die folgenden Meningitiszeichen positiv sein:
- Kernig-Zeichen
- Brudzinski- Zeichen

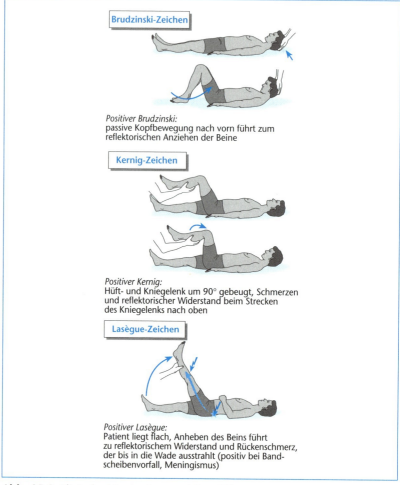

Abb. 15.2: Klinische Meningismuszeichen [2]

- Lasègue-Zeichen
- Kniekussphänomen

Großflächige Blutungen der Haut und Schleimhäute sind Zeichen einer schweren Meningokokkenmeningitis mit Waterhouse-Friderichsen-Syndrom.

> **Merke:** Jeder Patient mit Verdacht auf eine Meningitis muss umgehend stationär eingewiesen werden!

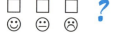

Frage: Welche **Komplikationen** können im Verlauf einer **eitrigen Meningitis** auftreten?

Antwort: Zu den neurologischen Komplikationen gehören Hirnabszess, Hirnödem, septische Sinusvenenthrombose, Hydrozephalus und neurologische Spätschäden. Daneben droht der septische Schock mit Verbrauchskoagulopathie und bei der Meningokokkenmeningitis die Ausbildung eines Waterhouse-Friderichsen-Syndroms.

15.6 Schlaganfall

Frage: Nennen Sie einige **Ursachen** des **Schlaganfalls!**

Antwort: Etwa 85 % der Schlaganfälle werden durch eine **zerebrale Ischämie** und ca. 15 % durch **intrazerebrale Blutungen** ausgelöst.
- Ursachen der ischämischen Formen sind **embolische Verschlüsse** durch arterielle Thromben bei Arteriosklerose oder beim chronischen Vorhofflimmern, durch **Gefäßstenosen** verursachte hämodynamische Störungen oder zerebrale **Mikroangiopathien**. Seltener sind **Vaskulitiden, Migräne, Polyglobulie** oder **Medikamente** die Ursache einer zerebralen Ischämie.
- Die häufigste Ursache der Hirnblutungen ist die **chronisch arterielle Hypertonie**. Daneben können auch **zerebrale Aneurysmen, Angiome, Tumore** oder **Gerinnungsstörungen** zu Hirnblutungen führen.

Fallbeispiel: Sie werden von einer Patientin zu einem dringenden Hausbesuch gerufen, da ihr 76-jähriger Ehemann plötzlich vom Sofa gefallen sei, nicht mehr aus eigener Kraft aufstehen könne und seither nur unverständliche Laute von sich gibt. Bei der körperlichen Untersuchung zeigt sich eine brachiofazial betonte sensomotorische Hemiparese mit Aphasie. Der Blutdruck ist auf Werte um 180/90 mmHg erhöht, der Puls arrhythmisch mit einer Frequenz von 105/min. Welche Erkrankung vermuten Sie als Ursache dieser Symptome und wie behandeln Sie den Patienten?

Antwort: Die plötzlich aufgetretene Halbseitenlähmung mit der beschriebenen Aphasie kann am ehesten als Zeichen eines **Schlaganfalls** gedeutet werden. Der tachyarrhythmische Puls des Patienten könnte Hinweis auf eine **kardial-embolische Ursache** sein. Die neurologische Symptomatik lässt dabei auf einen **zerebral-ischämischen Insult** im Versorgungsgebiet der **Arteria cerebri media** schließen.

Aufgrund der Verdachtsdiagnose mit Bild eines Schlaganfalls muss der Patient umgehend in eine **stationäre internistische** bzw. **neurologische Abteilung** mit Möglichkeit der CT-Diagnostik eingewiesen werden. Deshalb alarmiert der Hausarzt nach Überprüfung der Vitalparameter zunächst den **Rettungsdienst** und **Notarzt** und versorgt den Patienten bis zu dessen Eintreffen mit **intravenösem Zugang** und, wenn möglich, mit **Sauerstoff**. Der **Blutzuckerwert** wird kontrolliert und der **Blutdruck** des Patienten allenfalls vorsichtig gesenkt, wenn er auf Werte über 220 mmHg systolisch ansteigt.

15.7 Depression

Frage: Depressive Krankheitsbilder gehören zu den häufigsten Erkrankungen in der Allgemeinarztpraxis, aber nur bei jedem vierten dieser **depressiven Patienten** wird die Erkrankung richtig erkannt! Was könnte die Ursache dafür sein?

Antwort: Für den Hausarzt ist es manchmal schwierig, das Bild einer depressiven Erkrankung als solches zu erkennen, da dieses Krankheitsbild, abgesehen von den schweren Episoden, **keine eindeutige Symptomatologie** aufweist. Depressive Patienten klagen oft nur über **somatische Beschwerden**, wie Rückenschmerzen, Schlafstörungen, Herzbeschwerden oder Globusgefühl und **allgemeine psychische Symptome**, wie Müdigkeit, innere Unruhe oder allgemeinen Antriebsmangel. Zudem wird der Hausarzt von den Patienten nicht selten dazu gedrängt, organbezogene Erklärungen für die geschilderten Beschwerden zu liefern. Viele der leichteren Formen der Depression bewegen sich am Rande des Normalen und werden möglicherweise deshalb nicht als solche erkannt.

Frage: Mit vorgegebenen Leit- oder Einstiegsfragen beginnt der Hausarzt die Anamnese bei den Patienten, bei denen er eine Depression vermutet. Welche **eigen-** oder **fremdanamnestischen Daten** sind für die Diagnostik des **depressiven Syndroms** wichtig?

Antwort: Im Anamnesegespräch wird der Hausarzt nach möglichen **Auslösern**, akuten Ereignissen oder chronischen Belastungen fragen. Dauerhafte seelische Belastungen durch sog. „life-events" stellen reaktive Faktoren dar, nach denen der Arzt den Patienten befragen muss. Der Hausarzt wird mögliche **organische** oder **medikamentöse Faktoren** eruieren, nach **familiärer Disposition** und nach dem bisherigen Krankheitsverlauf fragen. Letztlich ist die Frage nach **akuter Suizidgefahr** oder nach **früheren Suizidplänen** oder **-versuchen** für den weiteren Verlauf von großer Wichtigkeit.

Frage: Nennen Sie einige **prädisponierende Fakten**, welche die **Suizidgefahr** erhöhen!

Antwort: Patienten mit Depressionen sind generell vermehrt suizidgefährdet. Warnsymptome in der präsuizidalen Phase sind **ängstlich-agitiertes** oder **aggressives Verhalten, schwere Schuldgefühle** oder **länger andauernde Schlafstörungen**. Weitere prädisponierende Faktoren sind:
- biologische Krisenzeiten (Pubertät, Wochenbett, Klimakterium)
- unheilbare Krankheiten
- fehlende Lebensinhalte
- Vereinsamungssituationen im Alter
- Alkoholismus und Drogenabhängigkeit

> **Merke:** Jede Suizidankündigung muss ernst genommen werden! Bei akuter Suizidalität muss der Patient stationär, am besten in einer psychiatrischen Klinik, behandelt werden.

Frage: Welche Möglichkeiten hat der Hausarzt zur **Therapie depressiver Krankheitsbilder?**

Antwort: Während der Hausarzt bei der Therapie der schweren Depression meist mit dem Spezialisten kooperiert, behandelt er leichte und mittelschwere Krankheitsbilder in der Regel eigenständig. Zu den Behandlungsmöglichkeiten gehören neben den **psycho- und soziotherapeutischen Maßnahmen** mit stützenden Gesprächen und verbaler Kurzintervention vor allem die **medikamentösen Therapieoptionen**. Hier reicht die Palette von den Johanniskrautpräparaten, deren Wirksamkeit mittlerweile ausreichend belegt ist, über die trizyklischen Antidepressiva und MAO-Hemmer bis hin zu den modernen selektiven Serotonin-Wiederaufnahmehemmern (SSRI).

15.8 Alkoholkrankheit

Frage: Neben der Behandlung von Alkoholkrankheit ist es eine wichtige Aufgabe des Hausarztes, eine Suchterkrankung überhaupt zu erkennen, da der Suchtkranke zur Bagatellisierung bzw. Verleugnung seiner Erkrankung neigt. Beschreiben Sie die **Symptome** körperlicher und psychischer Art, die eine länger bestehende **Alkoholkrankheit** vermuten lassen!

Antwort: Die körperliche und/oder psychische Abhängigkeit von Alkohol äußert sich beim Patienten zunächst durch eine beim Alkoholkonsum empfundene **psychische Erleichterung** und allmähliche **Erhöhung der Alkoholtoleranz**. Im weiteren Verlauf zentriert sich das Denken des Suchtpatienten auf den Alkoholkonsum, er trinkt heimlich und es treten erste **amnestische Lücken** auf. In einem weiteren Stadium entwickelt sich ein zunehmender **Kontrollverlust**, das heißt, der Patient kann nach Genuss geringer Mengen Alkohol nicht mehr mit dem Trinken aufhören. Der Suchtkranke wird **unfähig zur Abstinenz**, bagatellisiert seinen Alkoholkonsum und lehnt jede Hilfe ab. Es kommt mehr und mehr zu Schwierigkeiten in Beruf und Familie, **Wesensveränderungen** treten auf und **Entzugszustände** entwickeln sich. Im weiteren Suchtverlauf kommt es zu **prolongierten Räuschen, somatischen Veränderungen**, wie Gesichtsödeme, Teleangiektasien und Störungen der Leberfunktion oder ZNS-Schädigungen.

Frage: Welche Möglichkeiten hat der Hausarzt, seine Verdachtsdiagnose Alkoholkrankheit zu erhärten?

Antwort: Der Hausarzt kann zur Klärung des Verdachts den **Patienten** im Gespräch direkt mit der Problematik **konfrontieren** oder **fremdanamnestisch** über das soziale Umfeld Informationen einholen. Letztlich können **Laborwertkontrollen** von γ-GT, Blutbild mit MCV und Triglyceriden den Verdacht erhärten.

Frage: Beschreiben Sie bitte kurz die 4 **Phasen des Therapieverlaufs** beim Alkoholkranken und nennen Sie die klinische Einrichtung, in der die jeweilige Therapiemaßnahme durchgeführt wird!

Antwort: In der **Kontaktphase**, während der ein Alkoholkranker ambulant beim Hausarzt betreut wird, geht es um Krankheitserkennung und schrittweiser Motivation zur Behandlung. Die darauf hin folgende **Entgiftungsphase** findet bei chronischer Intoxikation und Gefahr von stärkeren Entzugserscheinungen in einer stationären Einrichtung, meist im Akutkrankenhaus, aber nur selten ambulant statt. Zur **Langzeitentzugstherapie** hält sich der Suchtpatient während der Entwöhnungsphase in einer spezialisierten Fachklinik auf. Die weitere **Nachsorge** und **Rezidivprophylaxe** wird ambulant in Selbsthilfegruppen oder bei psychosozialen Beratungsstellen durchgeführt.

16 Erkrankungen des Bewegungsapparates und Verletzungen

16.1 Kreuzschmerzen

Frage: Mehr als 80% der von Patienten in der Allgemeinpraxis beklagten Kreuzschmerzen können als unkomplizierter Kreuzschmerz klassifiziert werden. Nennen Sie einige seltenere Ursachen für **Kreuzschmerzen**, die vom Allgemeinarzt stets differentialdiagnostisch bedacht werden müssen.

Antwort: Neben den **unkomplizierten** Kreuzschmerzen haben die durch Reizung der lumbalen Nervenwurzel verursachten, **radikulären** Kreuzschmerzen die größte Bedeutung. Seltener treten **komplizierte** Kreuzschmerzen durch **Frakturen**, **Tumore**, **Entzündungen** und **Abszesse** auf. Außerdem können Kreuzschmerzen auch von **extravertebralen Veränderungen** ausgelöst sein. Hier spielen neben den Aneurysmen der Aorta auch Darmkoliken, Nierenerkrankungen oder Harnwegsinfektionen eine Rolle.

Frage: An welche abwendbar gefährlichen Verläufe muss der Hausarzt denken, wenn er einen Patienten mit vermeintlich unkomplizierten Kreuzschmerzen behandelt?

Antwort: Da gefährliche Verläufe oder Komplikationen beim Kreuzschmerz verhältnismäßig selten auftreten, ist die Gefahr für den Hausarzt groß, sich in falscher Sicherheit zu wiegen und komplizierende Faktoren, die auf gefährliche Ursachen hinweisen, zu übersehen. Dabei wird sicher die **Nervenwurzelreizung mit radikulärer Symptomatik** am einfachsten auszuschließen sein und in den allermeisten Fällen bedacht. In die Wirbelknochen **infiltrierte** oder **metastasierte Tumoren** lösen oft auch ohne Frakturen schon Kreuzschmerzen aus und müssen bei Persistenz oder Zunahme der Beschwerden unter Therapie bedacht und ausgeschlossen werden. **Frakturen durch Trauma** können leicht anamnestisch ausgeschlossen werden, allerdings müssen auch **Spontanfrakturen bei Osteoporose** oder bei **Tumorerkrankungen** bedacht werden. Zu bedenken ist hier auch die Möglichkeit einer instabilen Wirbelkörperfraktur mit der Gefahr einer **Kompression des Rückenmarks** mit bleibenden neurologischen Schäden.

Frage: Die deutsche Gesellschaft für Allgemeinmedizin (DEGAM) unterscheidet in ihren Kreuzschmerz-Leitlinien akute von rezidivierenden und chronischen Kreuzschmerzen. Wie sind die einzelnen Formen definiert?

Antwort: Halten die Kreuzschmerzen weniger lang als 12 Wochen an, so spricht man von **akuten Kreuzschmerzen**. Treten die Schmerzen nach 6 Monaten Beschwerdefreiheit erneut auf, werden sie als **rezidivierende Kreuzschmerzen** bezeichnet und länger als 12 Wochen anhaltende Kreuzschmerzen werden als **chronisch** bezeichnet.

Frage: Welche Symptome und Befunde weisen beim Kreuzschmerz auf eine **Wurzelreizung** hin?

Antwort: Beim lumbalen Wurzelreizsyndrom klagt der Patient über im Dermatom **ausstrahlende Schmerzen**, die meist heftiger beschrieben werden als die Kreuzschmerzen selbst. Mitunter berichten die Patienten auch über **Gefühlsstörungen** oder schlimmstenfalls über **Lähmungserscheinungen**. Durch die neurologische Untersuchung werden **Parästhesien** oder **Kraftminderungen** verifiziert. **Reflexauffälligkeiten** oder ein positiver Lasègue-Test weisen ebenfalls auf eine radikuläre Symptomatik hin.

Frage: Welche Erkrankungen oder Veränderungen können dem **unkomplizierten Kreuzschmerz** zugrunde liegen?

Antwort: Schmerzsyndrome im Bereich der Lendenwirbelsäule können durch **degenerative Veränderungen** der Wirbelkörper oder der Facettengelenke in diesem Bereich, durch **Blockierungen** bzw. Reizungen der Ileosakralgelenke, aber auch durch **muskuläre Dysbalance** an Lendenwirbelsäule, Becken oder Beinen ausgelöst werden. Hierbei resultiert durch **Irritation der nervalen Strukturen** der kleinen Wirbelgelenke bzw. der Ileosakralgelenke einer **pseudoradikulären Schmerzausstrahlung**. Man ordnet diese Schmerzsyndrome den unkomplizierten Kreuzschmerz-Formen zu.

Frage: Wann veranlassen Sie beim Kreuzschmerzpatienten eine **Röntgenaufnahme** der Lendenwirbelsäule?

Antwort: Können die Beschwerden des Patienten zunächst als akute unkomplizierte Kreuzschmerzen klassifiziert werden, so muss nicht dringend zur Röntgendiagnostik überwiesen werden. Ergeben sich allerdings aus der Anamnese oder der klinischen Untersuchung Risikofaktoren für chronische Verläufe, Anhaltspunkte für komplizierende Faktoren oder halten die unkomplizierten Kreuzschmerzen trotz Therapie über einen längeren Zeitraum an, so müssen die Schmerzen radiologisch abgeklärt werden.

Frage: Wie behandeln Sie einen Patienten mit unkomplizierten Kreuzschmerzen?

Antwort: Primäres Behandlungsziel beim Patienten mit Kreuzschmerzen ist eine rasche Schmerzreduktion und somit der Erhalt der Mobilität des Patienten. **Medikamentös** können zur Schmerzbekämpfung nicht-steroidale-Antirheumatica (NSAR), wie Diclofenac, Ibuprofen oder COX-2-Hemmer, eingesetzt werden und, falls erforderlich, unterstützend mit Muskelrelaxantien, z.B. mit Tetrazepam behandelt werden. Sind die Rückenschmerzen durch Blockierungen an der Wirbelsäule oder an den Ileosakralgelenken verursacht, kann vom geübten Arzt **manualtherapeutisch** behandelt werden. Auch naturheilkundliche Therapieansätze wie **Neuraltherapie** oder **Akupunktur** haben neben **physiotherapeutischen Maßnahmen** durchaus ihren Stellenwert in der Behandlung von Kreuzschmerzen.

Fallbeispiel: Ein 37-jähriger LKW-Fahrer berichtet Ihnen über seit ca. 1 Woche bestehende Kreuzschmerzen mit Ausstrahlung in das linke Bein. Seit dem heutigen Tage bemerke er eine Schwäche im linken Fuß, er sei schon ein paar Mal gestolpert, da sich der Fuß nicht mehr richtig hochziehen lässt. Bei der Untersuchung zeigt sich der Lasègue-Test links positiv, die grobe Kraft der Heber des medialen linken Fußrandes abgeschwächt und der Fersenstand links unmöglich.
An welche Ursache der Rückenschmerzen und an welche abwendbar gefährlichen Verläufe denken Sie?

Antwort: Am wahrscheinlichsten liegt den beschriebenen Beschwerden eine **Kompression der Nervenwurzel L5 links**, beispielsweise durch einen **Bandscheibenvorfall**, zugrunde. Gefährliche **Komplikationen**, wie die Entwicklung eines **Kaudasyndroms** mit zunehmenden neurologischen Ausfällen und Störungen von Mastdarms und Blase oder das Entstehen **irreversibler Schäden** an den **neuralen Strukturen** sind zwar selten, müssen vom Hausarzt aber stets bedacht werden.

Wurzel	Reflexausfall	Kennmuskel	Eingeschränkte Funktion	Dermatome
L4	PSR	M. tibialis anterior M. quadriceps femoris	Streckung im Kniegelenk und Fußhebung (Dorsalflexion), Fersenstand	
L5	–	M. extensor hallucis longus	Großzehenhebung, Hebung des medialen Fußrandes, Fersenstand	
S1	ASR	M. triceps surae	Hebung des lateralen Fußrandes, Zehenstand, Hüftabduktion, Plantarflexion	

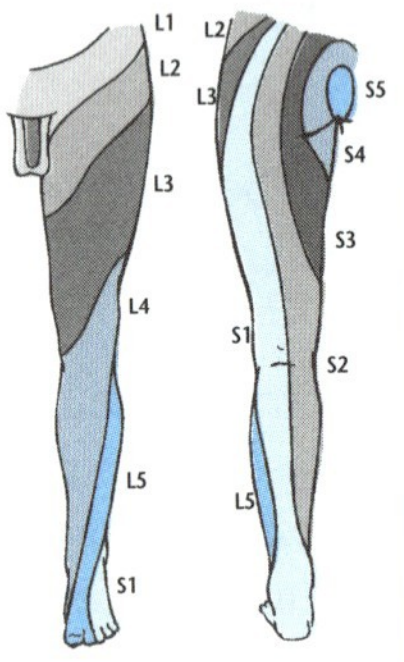

Abb. 16.1: Höhenlokalisation beim lumbalen Bandscheibenvorfall [2]

Frage: Was muss der Hausarzt bei der Führung von Patienten mit chronischen Kreuzschmerzen beachten?

Antwort: Patienten mit chronisch rezidivierenden Kreuzschmerzen suchen den Hausarzt und die verschiedensten Fachärzte mit mehr oder weniger regelmäßiger Häufigkeit auf, um eine Linderung ihrer Schmerzen zu erfahren. Der Hausarzt sollte dabei seiner **Koordinierungsfunktion** gerecht werden und die Befunde und therapeutischen Maßnahmen der Fachkollegen disponieren, dokumentieren und ergänzen. Der Hausarzt übernimmt die Überwachung der medikamentösen, schmerzlindernden Behandlung, koordiniert nötige operative Eingriffe und leitet krankengymnastische Therapie und ggf. Reha- oder Kurmaßnahmen ein. Er motiviert den Patienten und unterstützt ihn bei der Wiedereingliederung ins Arbeitsleben und ggf. bei der Einleitung von Umschulungen oder Rentenverfahren.

16.2 Arthropathien und Periarthropathien

Frage: Welche **Ursachen** der **Koxarthrose** kennen Sie?

Antwort: Degenerative Veränderungen des Hüftgelenks mit schmerzhafter Einschränkung der Beweglichkeit, die ohne Vorerkrankungen oder Verletzungen entstanden sind, werden als **primäre** oder **ideopathische Koxarthrose** bezeichnet. Hüftarthrosen, die auf dem Boden von Vorerkrankungen der Hüfte entstehen, werden den **sekundären Formen** zugerechnet. Zu den präarthrotischen Erkrankungen der Hüfte zählen:

- Hüftdysplasie, Morbus Perthes, Epiphysiolysis capitis femoris
- rheumatische Erkrankungen
- bakterielle Koxitis
- Frakturen und posttraumatische Hüftkopfnekrosen

> **Frage:** Patienten mit **Hüftgelenks-Endoprothesen** werden postoperativ unter anderem auch vom Allgemeinarzt betreut. An welche **Komplikationen** müssen Sie denken, wenn bei dem Patienten erneut Schmerzen im operierten Bein auftreten?

Antwort: In der unmittelbar postoperativen Phase müssen **Wundheilungsstörungen** und **Infektionen** im Operationsgebiet, **Hämatom-** oder **Serombildungen** bedacht werden. **Luxationen** einer Totalendoprothese (TEP) sind in der Regel äußerst schmerzhaft und gehen mit einer Fehlstellung des Beins einher. Zu bedenken gilt auch die erhöhte Gefahr der Entwicklung einer **Thrombose** und dadurch verbundener Schmerzen. Längere Zeit nach der TEP-Implantation können auch **Prothesenlockerung** oder **Verkalkungen** um die Prothese und das künstliche Gelenk zu Schmerzen führen.

> **Frage:** Bei der Behandlung der **chronischen Polyarthritis** ist die kollegiale Zusammenarbeit des Hausarztes mit einem Rheumatologen unabdingbar. Zusammen muss ein Behandlungsplan für den Patienten erstellt und diesem erläutert werden. Welche **Behandlungsprinzipien** könnte ein solcher Plan beinhalten?

Antwort: Bei den, vom Patienten geäußerten Beschwerden, stehen meist die Schmerzen an vorderster Stelle. Zur **Schmerzbekämpfung** wird symptomatisch schmerzlindernd mit NSAR-Analgetika oder bei stärkeren Schmerzen mit Opioid-Analgetika behandelt. Zur Verstärkung der entzündungshemmenden Wirkung der NSAR können Kortikosteroide im akuten Schub eingesetzt werden. Zur Abmilderung des Krankheitsverlaufes kann eine **Basistherapie**, zum Beispiel mit Sulfasalazin, Immunsuppressiva wie Methotrexat®, mit Chloroquin oder mit Goldpräparaten eingeleitet werden. Zur **Erhaltung der Mobilität** ist für den Patienten die **physikalische Therapie** und **Krankengymnastik** essentiell wichtig. Während im akuten Schub physikalische Maßnahmen und passive Krankengymnastik zur Schmerzreduktion und zum Erhalt der Gelenkfunktion beitragen, werden im schmerzfreien Intervall aktive Bewegungsübungen durchgeführt und ein Eigenübungsprogramm zur Verbesserung der Beweglichkeit erlernt. **Ergotherapie** und **technische Hilfsmittel** erleichtern dem Patienten mit chronischer Polyarthritis die Bewältigung des alltäglichen Lebens. **Alternative Behandlungsmethoden** können erheblich zur Schmerzlinderung beitragen. Dazu gehören Verfahren wie Chirotherapie, Akupunktur, Phytotherapie oder

Ernährungsmedizin. Letztlich spielen mit fortschreitender Erkrankung auch zunehmend **operative Therapieverfahren** mit Synovektomie, gelenksrekonstruktiven Maßnahmen, Arthrodese oder vollständigem Gelenksersatz eine Rolle.

Frage: Schulterschmerzen werden in der Allgemeinarztpraxis oft unspezifisch als **Periarthropathia humeroscapularis** (PHS) klassifiziert. Welche **Ursachen** verbergen sich häufig hinter dieser Diagnose?

Antwort: Hinter der Diagnose PHS verbergen sich Krankheitsbilder unterschiedlicher Ätiologie. **Myotendinosen** der **Rotatorenmanschette** führen zu einer relativen Enge im Subakromialraum der Schulter und sind daher oft die Auslöser der Beschwerden. Zu diesen Myotendinosen zählen in erster Linie **entzündliche Veränderungen** der **Supraspinatussehne** und seltener der **Sehnenansätze** des **Musculus infraspinatus**. Häufig führt auch die **Entzündung** der **subacromialen Bursa** zu massiv schmerzhaft eingeschränkter Beweglichkeit der Schulter. Weniger oft zeichnen **Veränderungen** der **langen Bizepssehne** und **Verkalkungen** oder **Risse** der **Rotatorenmanschette** für die Schulterschmerzen verantwortlich.

Frage: Welche **Therapieansätze** kennen Sie als Hausarzt bei der **PHS**?

Antwort: Neben der medikamentösen Schmerztherapie mit **NSAR** werden zur Behandlung der PHS häufig **lokale Infiltrationen**, bei Bedarf kombiniert mit **Glukokortikoiden**, durchgeführt. **Manuelle Therapie** und **Krankengymnastik** sind ebenfalls wichtige Elemente zur Schmerzlinderung und zum Erhalt der Beweglichkeit der Schulter.

16.3 Verletzungen und Verbrennungen

Frage: **Prellungen** und **Zerrungen** von **Muskeln** und **Gelenken** werden nicht selten vom Hausarzt diagnostiziert. Welche **gefährlichen Differentialdiagnosen** müssen bei diesem Beratungsergebnis bedacht werden?

Antwort: Hinter einer vermeintlichen Prellung oder Zerrung von Muskeln und Gelenken können sich auch schwerwiegende Verletzungen verbergen. Hier sind einige der zu bedenkenden Verletzungen aufgelistet:
- Fraktur von Knochen und Gelenken, Gelenkknorpelfraktur
- Gelenkerguss und Verletzungen der Gelenkbinnenstrukturen

16.3 Verletzungen und Verbrennungen

- Luxation eines Gelenks
- Band- und Kapselverletzungen
- Muskelfaserriss, Muskelriss oder Riss einer Faszie
- Sehnenverletzungen

Frage: Welches ist die **häufigste Bandverletzung** beim Menschen?

Antwort: Verletzungen des Bandapparates am **oberen Sprunggelenk** zählen zu den häufigsten Bandverletzungen beim Menschen. Meist liegt der Verletzung ein harmloses Unfallereignis mit Umknicken des Fußes zugrunde.

Frage: Wie behandelt der Hausarzt das Bild einer **Sprunggelenksdistorsion?**

Antwort: Leichtere Verletzungen mit entsprechend geringen klinischen Symptomen, also fehlendem oder leichtem Hämatom, Schwellung, Druckschmerz oder Bewegungseinschränkung, kann der Hausarzt **abwartend offen behandeln.** Der Patient wird aufgefordert, das Gelenk zu schonen, ggf. zu kühlen und das Bein hoch zu lagern. Salbenverbände mit antiphlogistischen Substanzen können die Linderung von Schmerzen und Schwellung unterstützen. Der Patient wird zur regelmäßigen Kontrolle einbestellt. Bleiben seine Beschwerden über mehrere Tage bestehen oder verschlechtern sie sich, so muss der Hausarzt zur **radiologischen Abklärung** überweisen. Bei schwerem Verletzungsmuster oder dem geringsten klinischen Verdacht auf das Vorliegen einer Fraktur muss der Patient umgehend zur weiteren Diagnostik dem Facharzt zugewiesen werden.

Frage: In die Hausarztpraxis kommen regelmäßig häufig Patienten mit kleineren frischen Schnitt-, Riss- oder Riss-Quetschwunden, die vom Allgemeinarzt mit entsprechenden Kenntnissen primär versorgt werden können. Bei welchen Wunden ist die primäre **Versorgung mit Wundnaht kontraindiziert?**

Antwort: Innerhalb von 6 bis 10 Stunden nach Verletzung ist im Allgemeinen eine Primärnaht nach guter Wundreinigung noch möglich. Bei deutlich **älteren Wunden** ist eine sekundäre Wundversorgung mit offener Wundbehandlung durchzuführen. Ebenso ist bei allen **Bissverletzungen**, bei **massiv verschmutzten** oder bei offensichtlich mit pathogenen Keimen **verunreinigten Wunden** zu verfahren. Wunden, die bereits deutliche Zeichen einer **Infektion** zeigen, dürfen auch nicht mehr primär versorgt werden. Ausnahmen stellen dabei Wunden im Gesicht dar.

Bei Gesichtswunden sollte, wenn möglich, stets eine Primärversorgung angestrebt werden, um die Kontinuität der Strukturen und die Mimik zu erhalten.

Frage: Häufig werden Wunden primär in der Klinik versorgt und der Patient kommt zum Hausarzt zum **Fadenzug**. Nach welcher Zeit entfernen Sie Fäden oder Hautklammern?

Antwort: Für die Entfernung von Fäden und Klammern aus der Haut gibt es kein starres Zeitschema, vielmehr wird der Zeitpunkt des Fadenzugs von der tatsächlichen Wundheilung abhängig gemacht. Die folgende Tabelle zeigt **zeitliche Anhaltspunkte**, nach denen, je nach Beschaffenheit und Lokalisation der Wunde, die Fäden oder Klammern entfernt werden können:

Körperregion/Wundbeschaffenheit	Zeitpunkt der Fadenentfernung
Hals, Gesicht, Handrücken oder bei Kindern	nach 5–7 Tagen
Hohlhand, Fußsohle, streckseitig über Gelenken, bei hoher Wundspannung oder verlangsamter Wundheilung	nach ca. 14–21 Tagen
alle übrigen Wunden	nach ca. 10–14 Tagen

Tab. 16.1: Zeitpunkt von Faden- bzw. Klammerentfernung

Fallbeispiel: Ein 25-jähriger Patient kommt nach einem Fahrradsturz mit einem aufgeschlagenen Knie in ihre Praxis. Bei der Wundinspektion zeigt sich eine tiefe, stark verschmutzte Schürfwunde über dem rechten Knie. Wie behandeln Sie den Patienten?

Antwort: Nach Anamnese und Untersuchung wird der Patient **gelagert** und je nach Notwendigkeit **lokal anästhesiert**. Nach **steriler Abdeckung** folgt die **Säuberung der Wunde**. Dabei werden Nekrosen, ischämische Gewebsanteile, Fremdkörper und grobe Schmutzanteile entfernt. Die Wunde wird ausgiebig gespült und desinfiziert. Verletzungen über dem Knie bergen das Risiko **einer traumatischen Eröffnung der Bursa präpatellaris** und müssen daher mit einer Sonde auf Wundhöhlen und Eintrittspforten zur Bursa untersucht werden. Bei eröffneter Bursa muss der Patient umgehend dem Spezialisten zur Bursektomie überwiesen werden. Nach der Reinigung wird die Wunde ggf. mit **antiseptischen Salben** oder **Wundgazen** und einem **sterilen Wundverband** versorgt. Der Patient wird zur **körperlichen Schonung** angehalten und zu **Wundkontrollen** einbestellt. Letztlich ist der **Impfstatus** des Patienten zu überprüfen, und fehlende Tetanusimpfungen sind zu vervollständigen.

Frage: An welche abwendbar gefährlichen Verläufe muss der Hausarzt denken, wenn er einen Patienten mit **Verbrennungen** behandelt?

Antwort: Bei der Behandlung von Verbrennungen muss stets mit der Möglichkeit einer **Wundinfektion** gerechnet werden. Bei schweren Verbrennungen ist schlimmstenfalls auch mit einer **protrahierten Sepsis** durch Infektion der Verbrennungswunde zu rechnen. Zur Vermeidung einer **Tetanusinfektion** ist auch bei Verbrennungen der Impfstatus zu kontrollieren und ggf. zu vervollständigen. Bei Verbrennungen von mehr als 15 % der Körperoberfläche beim Erwachsenen und ca. 8–10 % der Körperoberfläche beim Kind ist mit dem Eintreten einer **Verbrennungskrankheit** mit der Gefahr von unterschiedlichen Regulationsstörungen von Organen und Organsystemen und der Entwicklung eines **Schocks** zu rechnen. Die Patienten müssen dann unverzüglich in ein Verbrennungszentrum verlegt werden. Tieferreichende Verbrennungen können nach Abheilung zu **Keloidbildung** neigen, bei oberflächlichen Verbrennungen können nach Abheilung **Hypo-** oder **Hyperpigmentation** auftreten.

Frage: Wie werden die **Schweregrade** von **Verbrennungen** eingeteilt?

Antwort: Das Verbrennungsausmaß wird in Prozent der Körperoberfläche angegeben. Die Schweregrade der Verbrennungen werden nach Intensität der Schädigung, Verbrennungstiefe und klinischer Symptomatik eingeteilt. Bis zum Grad II a heilen die Verbrennungen folgenlos ab, höhergradige Schädigungen heilen mit Narbenbildung oder bleibenden Defekten ab. Folgende Tabelle zeigt eine Einteilung der Schweregrade bei Verbrennungen:

Verbrennungsgrad	Klinische Symptome	Intensität der Schädigung
Grad I	Rötung, Schwellung, leichte bis starke Schmerzen	oberste Epidermis
Grad II a	Rötung, bullöse Hautabhebung, starke Schmerzen	Epidermis und Teile des Koriums
Grad II b	graue oder weißliche Haut, Nekrosen, tiefe dermale Wunde mit Blasen, geringe Schmerzen	Epidermis, Korium und Subkutis sind vollkommen zerstört
Grad III	graufleckige, ggf. schwarze Haut mit Ischämie bis zur Verkohlung, Analgesie	auch tiefere Schichten (Muskulatur und Knochen) sind betroffen

Tab. 16.2: Einteilung der Verbrennungsgrade

Frage: In den Sommermonaten kommen oft Patienten mit **Insektenstichen** in die Praxis. Beschreiben Sie kurz die allgemeine **Behandlung** von Insektenstichen!

Antwort: Stiche von Bienen und Wespen, seltener von Mücken oder Zecken, können allgemeine allergische Reaktionen oder lokale Entzündungserscheinungen und Infektionen hervorrufen. Bei Bienen oder Zeckenstichen müssen unter Umständen noch **Stachel** oder Reste des Saugrüssels entfernt werden. Systemische allergische Reaktionen müssen entsprechend mit **Antihistaminika** oder ggf. mit **Kortikoiden** behandelt werden. Für den Arzt gilt dabei, eine allergische Schocksituation als abwendbar gefährlichen Verlauf zu bedenken. Zur **lokalen Behandlung** kommen kühlende, antiphlogistische und juckreizstillende, ggf. antiseptische Maßnahmen in Frage. In der Praxis haben sich z.B. Umschläge mit Rivanol®-Lösung bewährt. Bei phlegmonöser Ausbreitung einer Infektion muss eine **Antibiotikatherapie** und ggf. Ruhigstellung der Extremität auf einer Schiene erwogen werden. **Zeckenstiche** fordern eine zusätzliche **Beratung** des Patienten zum Krankheitsverlauf beim Erythema migrans einer Borelliose, bzw. zur Impfprophylaxe der Frühsommer-Meningoenzephalitis (FSME). Grundsätzlich sollte auch der **Tetanusimpfstatus** kontrolliert werden.

Frage: Bei welchen Verletzungen wird ein **Rucksackverband** angelegt?

Antwort: Ein Rücksackverband zieht die Schultern des Patienten nach dorsal. Er wird zur konservativen Behandlung von **Klavikulafrakturen** oder ggf. **Verletzungen des Akromioklavikulargelenks** verwendet.

17 Sonographie

Frage: In welchen Organen können Tumoren sonographisch entdeckt werden?

Antwort: Als Ultraschall bezeichnet man Schall mit einer Frequenz, die über 20 kHz liegt, also oberhalb der Hörgrenze. Die Ausbreitung der Ultraschallwellen ist umso besser, **je fester** und **unelastischer** die einzelnen Materieteilchen miteinander verbunden sind. Bei Knochen, Steinen oder Luft kommt es allerdings zu einer so hohen Echointensität und Reflexion, dass darunter liegende Strukturen mangels Schallenergie nicht mehr zur Darstellung kommen. Für die sonographische Untersuchung gut geeignete Organe sind demnach **Leber, Gallenblase, Pankreas, Nieren, Harnblase, Prostata, Uterus** und **Ovarien**. In Knochen und luftgefüllten Darmschlingen lassen sich Strukturen mittels Ultraschall nur ungenügend darstellen.

Fallbeispiel: In Ihrer Praxis stellt sich eine 86-jährige Frau wegen zunehmendem körperlichen Verfall, einer starken Gewichtsabnahme von 20 kg in den letzten 6 Monaten sowie ziehenden Schmerzen im Mittelbauch vor. Leber und Gallenblase stellen sich wie in folgender Abbildung dar. Wie beschreiben Sie den Befund in Ihrem sonographischen Bericht?

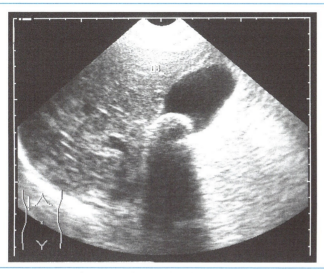

Abb. 17.1: Sonographie von Leber und Gallenblase

tipp Hier will der Prüfer eine Beschreibung des Befundes. Selbst bei eindeutiger Diagnose sollte man erst den Befund nach den allgemeinen Kriterien beschreiben. Dazu gehört sowohl eine Beschreibung des pathologischen Befundes als auch des Normalbefundes. Eine Diagnose sollte erst ganz am Schluss genannt werden.

Antwort: Der Befundbericht sollte Aussagen enthalten über:
- **Echogenität:** echoarm (Lymphome, Stauungsleber), echoreich (Konkremente, Knochen, Luft, Hämangiome), echofrei (Flüssigkeit)
- **Gewebestruktur:** homogen (fein strukturiert), gering heterogen (mittelgrob strukturiert), heterogen (grob strukturiert)
- **Kontur:** glatte Oberfläche (gesunde Gewebe), wellige oder höckerige Oberfläche (z.B. Leberzirrhose), isolierte Vorwölbungen (z.B. bei raumfordernden Prozessen wie Malignomen oder Zysten)

Im vorliegenden Ultraschallbild sieht man die **Leber** mit einer **homogenen Echostruktur**. Die Echogenität sollte die gleiche wie bei der Niere sein. Da die Niere nicht gleichzeitig auf dem Bild dargestellt ist, kann keine Aussage zur Echogenität getroffen werden. Die Leber zeigt eine **glatte Oberfläche**, die **Lebervenen** sind **nicht dilatiert**. Die **Gallenblase** ist in ihrer Längsachse dargestellt. Im echofreien Lumen findet sich am **kaudalen Ende** eine **runde, homogene, echoreiche Raumforderung** mit **dorsaler Schallauslöschung**. Der Befund in der Gallenblase ist typisch für das Vorliegen eines **solitären Gallenblasensteins**.

Merke: Der Befundbericht enthält primär Befunde und keine Diagnosen! Die Ergebnisse technischer Untersuchungen sind allein für sich nicht diagnostisch beweisend. Manche Krankheiten sind allerdings sonographisch so eindeutig zu erfassen, dass direkt aus dem Befund die Diagnose gestellt werden kann.

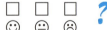

Frage: Beschreiben Sie zwei Artefakte, die im Bereich der Gallenblase (↙ Abb. 17.1) zu sehen sind.

Antwort: Im Ultraschallbild fällt auf, dass **dorsal des Gallenblasensteines** kein Echomuster vorhanden ist. Dieses Phänomen kommt dadurch zustande, dass bei hohen Dichteunterschieden an akustischen Grenzflächen sämtliche Ultraschallimpulse reflektiert werden. Diese Impedanzunterschiede finden sich zum Beispiel an Grenzflächen zwischen Gewebe und Konkrementen, Luft und Darmwand oder Muskeln und Knochen. Durch die absolute Reflexion aller Impulse an solchen Grenzflächen können weiter distal gelegene Strukturen mangels Schallenergie nicht mehr dargestellt werden. Diesen Artefakt nennt man **dorsale Schallauslöschung**. Weiter **lateral an der Gallenblase** findet sich ein weiterer, umgekehrter Artefakt: die **distale Schallverstärkung**. Durch die geringe oder fehlende Schallreflexion in Geweben geringer Dichte führt die bildverarbeitende Elektronik eine Verstärkung durch. Dies führt zu einer helleren Abbildung des Gewebes hinter einer echoarmen/echofreien Struktur.

Frage: Bei der gleichen Patientin stellt sich die rechte Niere wie folgt dar. Was fällt Ihnen an diesem Bild auf und auf was kann der pathologische Befund hinweisen?

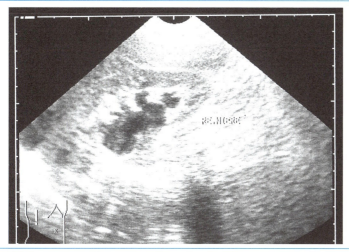

Abb. 17.2: Sonographie der Niere

Antwort: Der **rechte Flankenschnitt** zeigt einen **Längsschnitt der rechten Niere**. Der kaudale Nierenbereich ist teilweise luftüberlagert und damit nur eingeschränkt beurteilbar. In den **zentralen Nierenechos** zeigen sich bezogen auf die Kelchgruppen **konfluierende echoarme Areale**. Der Befund ist vereinbar mit einem **fortgeschrittenen Harnstau** mit **Dilatation des Nierenbeckens**. Ursache dafür kann z.B. eine Harnabflussstörung durch Kompression des Ureters z.B. bei einem Unterbauchtumor sein. Dies lässt sich auch mit der vorliegenden Anamnese mit Abdominalschmerzen und starker Gewichtsabnahme vereinbaren.

Frage: Sie haben bei einem Patienten den Verdacht auf einen **Pankreaskopftumor**. Das Pankreas selbst können Sie sonographisch aber leider bei diesem Patienten nicht eindeutig darstellen. Welcher andere **pathologische Befund** kann Ihnen einen Hinweis auf die Erkrankung liefern?

Antwort: Durch die retroperitoneale Lage des Pankreas und dessen geringe Organdicke kann die Darstellung des Pankreas vor allem bei Meteorismus und Adipositas schwierig sein. 75 % der Pankreaskopfkarzinome führen aber zu einer **Obstruktion der Gallenwege**. Sonographisch sind beim gesunden nur die extrahepatischen Gallenwege darstellbar.

Der Ductus hepatocholedochus kann als echofreie, bandförmige Struktur ventral des rechten Pfortaderhauptastes dargestellt werden. Sein Durchmesser beträgt beim Gesunden maximal 6 mm. Die intrahepatischen Gallenwege sind nur bei einer Dilatation darstellbar. Ein **indirekter Hinweis** auf einen **Pankreaskopftumor** kann also eine **Erweiterung** des **Ductus hepatocholedochus** sowie der **intrahepatischen Lebervenen** sein.

18 Checkliste für den letzten Tag vor der Prüfung

Am letzten Tag vor der Prüfung hat es sich bewährt, noch einmal einen Untersuchungsablauf und die im praktischen Teil der Prüfung geforderte Patientenvorstellung durchzuspielen. Um die Gedanken zu ordnen, bietet sich an, folgende Checkliste eines systematischen Untersuchungsganges durchzuarbeiten.

18.1 Anamnese

Vor der körperlichen Untersuchung und der Sammlung weiterer Befunde wird stets eine ausführliche Anamnese erhoben. Die sorgfältige Erhebung der Anamnese trägt oft mehr zur Erkennung des Krankheitsbildes bei, als körperliche oder technische Untersuchungsbefunde. Nachdem sich der Untersucher beim Patienten vorgestellt hat, wird das Anamnesegespräch häufig mit der Frage nach dem **aktuellen Befinden** begonnen. Bei der Erfassung der einzelnen Beschwerden fragt der Untersucher zur genauen Analyse nach:
- Lokalisation und Ausstrahlung
- Art und Charakter
- Ausprägungsgrad, Intensität
- Zeitpunkt, zeitlicher Abfolge und Verlauf
- Auslöser und Verstärker oder Begleiterscheinungen

der beschriebenen Beschwerden.

Nach der Erfassung der aktuellen Beschwerden werden nun **frühere Erkrankungen** abgefragt. Dies kann in chronologischer Reihenfolge oder nach einem festen Schema (z.B. alle Organe von Kopf bis Fuß) erfolgen. **Familien-** und **Sozialanamnese** ergänzen die Erhebung der Vorgeschichte ebenso wie die Frage nach:
- **Gewichtsentwicklung, Appetit,** Durst, **Schlaf, Stuhlgang** und Miktion
- zurzeit eingenommenen **Medikamenten**
- Alkohol- und Nikotinkonsum

18.2 Die körperliche Untersuchung

Trotz zunehmender Technik in der modernen Medizin stellt die körperliche Untersuchung nach wie vor einen der wichtigsten Schritte im diagnostischen Vorgehen dar. Dabei benutzt der Untersucher in erster Linie seine Sinne, um Hinweise auf eventuelle Krankheiten zu sam-

meln und einen Überblick über den Zustand des Patienten zu bekommen. Die Untersuchung beinhaltet:
- **Inspektion:** Anschauen des Patienten
- **Palpation:** Abtasten des Körpers
- **Auskultation:** Abhören mithilfe des Stethoskops
- **Perkussion:** Abklopfen und Beurteilung des Klopfgeräuschs

Auf diese Weise wird der gesamte Körper, von Kopf bis Fuß bzw. Organsystem für Organsystem, „gecheckt" und so ein **„Status präsens"** (aktueller Zustand) erstellt.

Um nichts zu übersehen, sollte der Patient bis auf eine kurze Hose unbekleidet sein. Es hat sich bewährt, die körperliche Untersuchung nach einem **festen Schema** vorzunehmen. Bei der Patientenvorstellung kann man nach diesem Schema dann eine kurze Stellungnahme zu jeder Körperregion bzw. zu jedem Organsystem abgeben.

Allgemeinzustand	gut – reduziert – moribund
Bewusstsein	voll orientiert – verwirrt – somnolent – komatös
Ernährungszustand	adäquat – adipös – kachektisch
Haut / Schleimhäute	Exsikkosezeichen – Ödeme – Exanthem – Ikterus – Zyanose – Anämie – Pigmentierung – Behaarung – Abszesse – Wunden – Narben
Kopf und Hals	Pupillen – Hirnnervendruckpunkte – Beweglichkeit – venöse Stauung – Struma – Stimme – Mundgeruch
Thorax	Form – Deformitäten – Brustdrüse
Lunge	Perkussionsbefund – Auskultationsbefund
Herz / Kreislauf	Blutdruck – Puls – Seitendifferenz – Rhythmus – Herzgeräusche – Perkussionsbefund – Auskultationsbefund
Abdomen	Inspektion – Raumforderungen – Aszites – Perkussion – Palpation – Auskultation (Darmgeräusche) – Schmerzpunkte – Bruchpforten
Extremitäten	Fehlstellungen – Beweglichkeit – Spastik – Ödeme
Wirbelsäule	Deformitäten – Klopfschmerz – Beweglichkeit
Nervensystem	Reflexe – Sensibilität – Kraft – Koordination
Genitale	Hautinfektionen – Rötungen – Ausfluss

Rektal	Sphinktertonus – Prostata – Tumoren – Schmerzen – Blut am Fingerling
Lymphknoten	nuchal – zervikal – supraklavikulär – axillär – inguinal

Tab. 18.1: Schema zur körperlichen Untersuchung

18.3 Die wichtigsten Laborwerte

Exakte Laborwerte werden sicherlich nicht im Mittelpunkt einer mündlichen Prüfung stehen. Allerdings ist es nicht nur für die Prüfung, sondern auch in der späteren täglichen Arbeit hilfreich, die wichtigsten Standardwerte zu wissen. In der folgenden Tabelle sind die in der Allgemeinmedizin am häufigsten **Normwerte** aufgeführt:

Allgemein	
Blutdruck	120/80 mmHg
Ruhepuls	60-80 Schläge/min
Temperatur	36,8–37,4 °C (rektal)
Body mass index	20–24 kg/m²
Blutbild	
Hämoglobin	12,3–15,3 g/dl (Frauen) 13,5–17,5 g/dl (Männer)
Hämatokrit	36–45% (Frauen) 42–50% (Männer)
Leukozyten	4400–11300 pro µl
Thrombozyten	140 000–400 000 pro µl
Elektrolyte	
Natrium	135–144 mmol/l
Kalium	3,6–4,8 mmol/l
Kalzium	2,2–2,65 mmol/l
Retentionswerte	
Kreatinin	0,6–1,1 mg/dl
Harnstoff	10–50 mg/dl

Gerinnung	
INR	0,9–1,15 INR
Quick	80–130 %
Metabolismus	
Gesamt-Cholesterin	120–240 mg/dl
LDL-Cholesterin	< 150 mg/dl
HDL-Cholesterin	Frauen: > 45 mg/dl; Männer: > 35 mg/dl
Triglyzeride	< 200 mg/dl (nach 12 h Nahrungskarenz)
Gesamt-Bilirubin	< 1,1 mg/dl
Serum-Glukose	55–100 mg/dl
HbA1$_c$	3,2–6,4 %
Glukose im Urin	< 160 mg/l
Harnsäure	2,3–6,1 mg/dl (Frauen) 3,6–8,2 mg/dl (Männer)
Hormone	
TSH	0,2–3,5 mU/l
Thyroxin (T4)	0,5–2,3 ηg/dl
freies Trijodthyroxin (FT3)	3,0–6,0 pg/ml
Sonstiges	
Blutkörperchensenkungsgeschwindigkeit	Frauen: < 50 Jahre: < 20 mm/h > 50 Jahre: < 30 mm/h Männer: < 50 Jahre: < 15 mm/h > 50 Jahre: < 20 mm/h
C-reaktives Protein (CRP)	0,068–8,2 mg/l
Eisen	23–165 µg/dl (Frauen) 35–168 µg/dl (Männer)
Ferritin	30–200 mg/l
Glutamat-Oxalacetat-Transferase (GOT/ASAT)	Frauen: < 15 U/l Männer: < 19 U/l
Glutamat-Pyruvat-Transaminase (GPT/ALAT)	Frauen: < 19 U/l Männer: < 23 U/l
γ-Glutamyl-Transferase (γ-GT)	Frauen: 4–18 U/l Männer: 6–28 U/l

Alkalische Phosphatase (AP)	< 170 U/l
Amylase	< 120 U/l
Prostata Spezifisches Antigen (PSA)	< 2,7 ng/ml
CEA	< 5 µg/l

Tab. 18.2: Wichtigste Laborwerte in der Allgemeinmedizin

18.4 Die Beurteilung von Befunden technischer Untersuchungen

In der Allgemeinmedizinprüfung werden den Prüflingen erfahrungsgemäß immer wieder EKG-Streifen, Befunde von Langzeitblutdruckmessungen, Lungenfunktionsuntersuchungen und manchmal auch Röntgenbilder vorgelegt. Immer häufiger sind die Prüflinge aufgefordert, auch Sonographiebilder und Bilder von Patienten mit typischen klinischen Veränderungen oder Hauterkrankungen zu beurteilen. Zu den gezeigten Untersuchungsergebnissen sollte der Prüfling eine ausführliche und differenzierte Befundbeschreibung geben und daraus abgeleitete mögliche Differentialdiagnosen aufzählen. Die folgende Tabelle bietet Anhaltspunkte für eine **systematische Befundbeschreibung**.

EKG	Lagetyp, Rhythmus, Herzfrequenz, Zeitintervalle (PQ – QRS – QT), Veränderungen von P-Welle, Kammerkomplex, ST-Strecke, T-Welle
Langzeitblutdruckmessung	Tagesmittelwert, Nachtmittelwert, nächtlicher Blutdruckabfall, Blutdruckspitzen (Häufigkeit der Werte über 140/90 mmHg)
LUFU	Lungenvolumina (z.B. Vitalkapazität, FEV1), Lungenfunktionsflüsse, Fluss-Volumen-Kurve (Obstruktion/Restriktion/Emphysem), Artefakte
Röntgen Thorax	Knöcherner Thorax und Rippen, Form und Größe des Herzschattens, Hilusbereich, Lungenfeinzeichnung, Rundherde, Zwerchfelle
Sonographie	Befundbeschreibung: Form, Lage, Größe, Echomuster (echofrei – echoarm – echoreich), Binnenstruktur, Beziehung zur Umgebung; Schallphänomene: dorsale Schallverstärkung, -auslöschung, Zystenrandschatten, Artefakte

Tab. 18.3: Beurteilung von Befunden technischer Untersuchungen

Index

A

Abwartendes Offenlassen 3
abwendbar gefährlicher
    Verlauf 3, 80, 93, 122,
    173, 182, 189, 197
ACE-Hemmer 65, 76
Acrodermatitis chronica atrophicans 148
Adenom-Karzinom-Sequenz 102
Adenotomie 166
Adipositas 114
Adnexitis 124
α-Glucosidasehemmer 111
akute Gastritis 95
akute Pankreatitis 105
Alkoholkrankheit 187
Allergie 153
Allergiediagnostik 85
Anämie 183
Angina tonsillaris 8, 164
Antidiabetika 111
Aphthen 166
Appendizitis 98
Arbeitsschutz 18
Arbeitsunfähigkeit 16
Arbeitsunfähigkeitsbescheinigung 16
Arbeitsunfall 15
arterielle Hypertonie 59, 68, 74, 130
    Definition 59
    Diagnostik 59, 61
Ärztekammer 21
ärztlicher Notfalldienst 22
Asplenie 45
Asthma bronchiale 84, 90
    Differentialdiagnose 90
    Schweregrad 86
    Therapie 87
Atemwegsinfektionen 80
Atopische Dermatitis 158
Aufklärungspflicht 11
Auge, rotes 174
Ausstreichschmerz 99
Autoimmunthyreoiditis
    Hashimoto 118

B

Bandscheibenvorfall 191
Bandverletzung 195
Basaliom 161
Bauchschmerzen 97
benigne Prostatahyperplasie 127
Beratungsergebnisse 4, 6
Beratungsursache 4
Berufsgenossenschaft 18
berufstheoretische
    Forschung 3
Berufsunfähigkeit 17
besondere Heilbehandlung 14
Betarezeptorenblocker 65, 68, 70, 76
Biguanide 111
Blutdruckmessung
    24-Stunden 61
    ambulante 61
    Tag-Nacht-Rhythmik 62
Blutung oberer Gastrointestinaltrakt 98
Blutung unterer Gastrointestinaltrakt 101
BMI
    siehe Body mass index
Body mass index 114
Borrelia burgdorferi 148
Broca-Index 114
Bronchialkarzinom 92
Bronchitis 81
    akute 80, 81
    spastische 80
Bronchopneumonie 7, 75
Bundesagentur für Arbeit 18

C

Candida 157
Cerumen obturans 8, 171
Cholangitis 105
Cholelithiasis 104
chronisch obstruktive Lungenerkrankung 89, 90
Coma diabeticum 107
Compliance 3
Courvoisier-Zeichen 106

D

Dekubitus 32
Depression 186
Diabetes mellitus 68, 107, 130
    Typ II 107
Diabetisches Fußsyndrom 110
Diabetisches Ulkus 110
Diagnose 4
Diarrhoe 149
Dickdarmkarzinom
    siehe Kolonkarzinom
Diphtherie 53, 131, 164
    -Impfung 53
Diuretika 76
Dreitagefieber 146
Durchfallerkrankung 149
Durchgangsarzt 14
Dyspnoe 75

E

Echogenität 200
Echostruktur 200
Effloreszenzen 152
EKG 66, 70
    Belastungs-EKG 69
    Langzeit-EKG 71
Embryopathie 49
Endokarditisprophylaxe 78
Endokarditisrisiko 77
Epiglottitis 28
Eradikationsschema 97
Erbrechen 27, 98
erlebte Anamnese 3
Erwerbsunfähigkeit 17
Erysipel 155, 156
Erythema infectiosum 142

Erythema migrans 50, 148
Exanthema subitum
 siehe Dreitagefieber

F
Fadenzug 196
Fälleverteilung 6
Fehldiagnosen 5
Festbeträge 21
Fieber 24
Fieberkrampf 26, 43, 146
Fremdkörperaspiration 29
Früherkennungsuntersuchung 37
Frühsommer-Meningoenzephalitis 148
 -Impfung 50
FSME
 siehe Frühsommer-Meningoenzephalitis
funktionelle Herzbeschwerden 78
Fußpilz 156

G
Gallenblasenkarzinom 105
Gelbfieberimpfung 54
gesetzliche Krankenversicherung 20
Gesundheitsberatung 9
Gesundheits-Check-up 39
Gicht, chronische 113
Gichtanfall, akuter 113
Gichttophi 114
Gingivostomatitis 145
Glaskörpertrübungen 175
Glaukomanfall 175
Glinide 111
Glitazone 111
Glucosetoleranzstörung 109
Glukosetoleranztest 107
grippaler Infekt 80
Grundimmunisierung 44
Gürtelrose 145

H
Haemophilus influenzae 28
 Typ b 28
 -Impfung 53
Hämorrhoiden 102

Harnsediment
 Bestandteile 120
Harnsteinleiden 125
Harnwegsinfekt 119
 komplizierter 122
 rezidivierend 122
Hausbesuch 9, 34
Hausbesuchstasche 10
HbA1c 112
Heilmittel 21
Heiserkeit 8, 167
Helicobacter-pylori-Infektion 97
Hepatitis-A-Impfung 54
Hepatitis-B-Impfung 55
Herpes progenitales 145
Herpes-simplex-Infektion 145
Herpesviren 143
Herzinsuffizienz 73, 177
 Linksherzinsuffizienz 68
 Rechtsherzinsuffizienz 76
 Symptome 74
 Therapie 76
Herzklappenerkrankungen 77
Herzrhythmusstörungen 68, 71, 74
Hilfsarzt 14
Hilfsmittel 20
Himbeerzunge 136
Hinterwandinfarkt 67
Hordeolum 175
Hühnereiweißallergie 48
Hypercholesterinämie 68
Hyperglykämie 107
Hyperosmolares Koma 107
Hypertonie 177
 Pseudohypertonie 63
 Therapie 63
 therapieresistente 65
Hypoglykämie 112
Hypoglykämischer Schock 108
Hyposphagma 175
Hypothyreose 118
Hypotonie 78, 177

I
Ikterus 103
Immunisierung, aktive 44

Immunisierung, passive 44
Impfausweis 41
Impfbestätigung 40
Impfkalender 42
Impfleistung 40
Impfpflicht 47
Impfreaktion 43, 47, 48
Impfschäden 47
Impfstatus 196
Impfziel 40
Influenza 134
Influenzaimpfung 56
Inkontinenzhilfsmittel 33
Insektenstiche 198
Interdigitalmykose 156
Ischämischer Fuß 108

J
Jugendschutzuntersuchung 38

K
Kalziumantagonisten 65, 70
Kaposi-Sarkom 143
Keuchhusten
 siehe Pertussis
Kindstod, plötzlicher 30
Klavikulafraktur 198
Kolondivertikulitis 100
Kolonkarzinom 102
Konjunktivitis 175
Kopfschmerzen 168, 178, 183
koronare Herzkrankheit 66, 74, 177
 Therapie 70
Kostenerstattungsprinzip 13
Koxarthrose 192
Krankengeld 16, 20
Krankengut 5, 6
 unausgelesenes 5, 6
Krankheitsbilder 4
Kreuzschmerzen 189
 Therapie 191
Kur 14

L
Langzeitbehandlung 3
Langzeitbetreuung 66
Lanz-Punkt 99

Lebendimpfstoffe 44
Leichenschau 34
Leistungskatalog der gesetzlichen Krankenversicherung 36
Linksappendizitis 100
Lipoproteinämie 115
Loslassschmerz 99
Lungenembolie 76
Lungenemphysem 90
Lungenödem 73, 75
Lungentuberkulose 7
Lyme-Borreliose 50, 147
Lyme-Meningitis 50

M
Makroangiopathie 108
Malignes Melanom 160
Mallory-Weiss-Läsionen 98
Mallory-Weiss-Syndrom 97
Masern 137
Masernenzephalitis 138
McBurney-Punkt 99
Meläna 97
Meldepflicht 11
Meningitis 25, 149
  bakterielle 183
Meningoenzephalitis 149
metabolisches Syndrom 109
Migräne 178
Mikroangiopathie 108
Mikrohämaturie 121
Mononukleäre Zellen 133
Mononukleose 81, 132, 164
Müdigkeit 182
Mumps 146
Mumps-Masern-Röteln-Impfung 49
Mumpsorchitis 124
Myokardinfarkt 70

N
Naevuszellnaevus 159
Nahrungsmittelintoleranzen 27
Nasenbluten 8, 169
Nasentropfenmissbrauch 168
Netzhautablösung 175
Neuroborreliose 148

Neurodermitis
  siehe Atopische Dermatitis
Neuropathischer Fuß 108
Niereninsuffizienz 130
Nierenkolik 125
Nierenzyste 129
Non-Responder 49

O
Obstipation 100
Obstruktive Atemwegserkrankungen 84
Ohrspülung 171
Orchitis 147
Ösophagusvarizen 97
Osteoporose 189
Otitis media 8

P
Pankreaskarzinom 106
Pankreaskopftumor 201
Patienten 31
Patientenverfügung 34
Perianalvenenthrombose 103
Periarthropathia humeroscapularis 194
Peritonsillarabszess 165
Pertussisimpfung 52
Pfeiffersches Drüsenfieber 133
Pflegestufen 12
Pflegeversicherung 12, 14
Pharyngitis 8, 80
Pleuraerguss 75
Pneumokokken 53
  -Impfung 52
Pneumonie 80, 82, 134
  atypische 84
Pockenschutzimpfung 47
Polioimpfung 51
Poliomyelitis 51
Politzer-Verfahren 172
Polyarthritis, chronische 193
Prävention 36
  Primärprävention 36
  Sekundärprävention 70
Präventionsprogramm 23
Prellungen 194
Pricktest 154
Prostatahyperplasie 65

Prostatakarzinom 128
Prostatitis 123
Protonenpumpenhemmer 96
Pseudokrupp 28
Psoriasis 161
Pyelonephritis 122

R
Rachenmandelhyperplasie 166
Radiojodtherapie 118
Rechtsvorschriften 10
Refluxkrankheit 96
Refluxösophagitis 95
regelmäßig häufiger Fall 6
Reha 14
Rehabilitationsträger 19
Rentenversicherung 14
Retinopathie 176
Rettungsdienst 22
Rhinitis 167
Rhinoconjunctivitis allergica 154
Ringelröteln 142
Rotatorenmanschette 194
Röteln 139
  -Impfung 49
Rötelnembryopathie 139
Rucksackverband 198

S
Sachleistungsprinzip 13
Salmonellenenteritis 150
Sarkoidose 7
Scharlach 135
Schattensehen 175
Schilddrüsenautonomie 118
Schlaganfall 185
Schmerz-Analogskala 180
Schmerzen 33
Schmerztherapie 180
  Stufenplan 182
Schuppenflechte
  siehe Psoriasis
Schwangerschaft 45
Schweigepflicht 11
Schwindel 177
Screeninguntersuchung 38
seborrhoische Dermatitis 30

Sekundärprävention 36
Sensitivität 37
Sepsis 25
Sinusitis 8, 80, 167, 168
Sonographie 199
Soor 157
soziale Rehabilitation 11
sozialmedizinischer Dienst 11
Sozialversorgung 10
Spezifität 37
Sphinkterinsuffizienz 96
Spirometrie 84
Sprunggelenksdistorsion 195
Sterbebegleitung 33
Stomatitis 164
  aphthosa 166
Struma 117
Subarachnoidalblutung 179
Suizidgefahr 186
Sulfonylharnstoffe 111
Symptom 4
Symptomgruppe 4

T
Tertiärprävention 36
Tetanus 46
Tetanusimpfung 45

Thrombozytenaggregations-
  hemmer 68, 70
Tiffeneau-Wert 86
Tinea corporis 156
Tinea pedis 156
Tod 33, 35
  nicht natürlich 35
Todeszeichen 34
  sichere 34
Tonsillitis 80
Totimpfstoffe 44
TRH Stimulationstest 117
TSH basal 117
Tubenmittelohrkatarrh 8, 171
Tuberkulose 83

U
Ulcus cruris 162
Ulcus duodeni 96
Ulcus ventriculi 96
Ulkusblutung 98
Ulkuskrankheit 96
Ultraschall 199
Unfallversicherung 18
Urosepsis 123, 125

V
Varizellen 144
Varizellen-Zoster-Virus 143
Verbrennungen 194, 197
Verbrennungsgrade 197
Verbrennungskrankheit 197
Verletzungen 194
Vitalkapazität 86
Vorhofflimmern 72
Vorsorgeuntersuchungen 23, 39
Vulvovaginitis 145

W
Windeldermatitis 30
Windpocken 143
Wundinfektion 197
Wundversorgung 195

Z
Zecken 50
Zerrungen 194
Zyanose 75

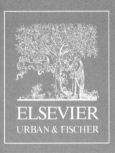

Praxisleitfaden Allgemeinmedizin

Bestellen Sie in Ihrer Buchhandlung oder unter www.elsevier.de bzw. bestellung@elsevier.de

Tel. (0 70 71) 93 53 69
Fax (0 70 71) 93 53 93

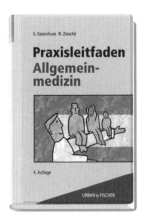

4. Auflage 2003.
1.678 S., 218 s/w Abb.,
322 Tab., PVC
ISBN 3-437-22441-7
€ 73,–

Gesenhues / Ziesché

Praxisleitfaden Allgemeinmedizin

Alle wichtigen Fachgebiete in einem Buch gebündelt:
- Im Fokus: Innere Medizin, kleine Chirurgie, Orthopädie, Pädiatrie, Geriatrie
- Relevante Themen aus: Dermatologie, Neurologie, Psychosomatik, Gynäkologie, HNO, Augenheilkunde
- Pragmatische Entscheidungshilfen, konkret und praxisnah
- Tipps zur Praxisorganisation und Abrechnung
- Adressen von Selbsthilfegruppen, Tumorzentren u.v.m

Neu in der 4. Auflage:
- Palliativmedizin
- Individuelle Gesundheitsleistungen
- Naturheilkundliche Therapiehinweise

Pressestimmen:

„*Ein für den allgemeinmedizinisch Interessierten im Studium und vor allem für die Praxisarbeit sehr zu empfehlendes Werk.*"
Fachschaft Medizin, Universität Hamburg
www.med-board.medizinstudent-hamburg.de

„*... enthält alles, was man als Allgemeinmediziner wissen sollte und ist sicher ein guter Wegweiser in der alltäglichen Praxisarbeit.*"
Iatrogen - Rezensionsblatt, Fachschaft Medizin, Universität Regensburg

„*Studierende der Medizin und Ärzte dürften an dem Werk ihre Freude finden.*"
Deutsches Medizin Forum, www.medizin-forum.de

„*.... sehr brauchbares Buch für den Schreibtisch vieler Kollegen.*"
Medical Tribune

Medizinische Fachliteratur
Wissen was dahinter steckt. Elsevier.

www.elsevier.de